科普中国行动·家庭医生丛书

中医

4

高血压那些事

主　　编　李建平
本册主编　张学智

中医治

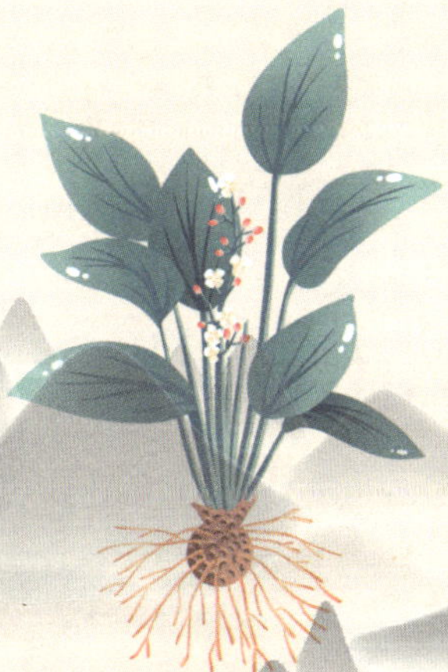

天津出版传媒集团
天津科学技术出版社

以医学科普，济世救人

序

党的二十大报告将“健康中国”作为我国2035年发展总体目标的一个重要方面，提出“把保障人民健康放在优先发展的战略位置，完善人民健康促进政策”。

当前我国心脑血管疾病发病持续处于攀升阶段，全面防治心脑血管疾病是实现“健康中国2030”的重要部分。要对心脑血管病加以治疗和预防就要先从预防治疗高血压开始。

为了响应国家号召，为“健康中国”行动添点柴加点油，我们组织了全国各地三甲医院、各地医学院的同仁，编写出版了这套丛书。

整部丛书涵盖了高血压病的全周期，分别单独成册，组成一个内容联系紧密的系列丛书。丛书由7本书组成，分别是《高血压那些事·常识篇》《高血压那些事·诊断治疗篇》《高血压那些事·预防保健篇》《高血压那些事·中医治疗篇》《高血压那些事·营养食谱篇》《高血压那些事·病例详解篇》《高血压那些事·患者500问》。

在撰写这套丛书时，我们始终秉持着一个简单而明确的目标：用通俗易懂的语言，让读者轻松了解高血压的复杂性，学会如何在日常生活中有效管理疾病。我们深知，高血压不仅仅是一个血压数值的变化，它更是我们身体是否健康的一个警示信号。掌握有关高血压的科学知识，不仅能帮助我们更好地控制血压，还能预防许多严重的心脑血管疾病，提升生活质量。

本丛书从高血压的各种基本概念入手，配以各种可爱优美的漫画，以浅显直白的语言逐步深入探讨高血压疾病的各个方面。无论您是刚刚被诊断为高血压，还是已经与之共处多年的患者，本书都能为您提供科学、实用的建议，帮助您走出诊疗误区，找到适合自己的健康管理之道。

本丛书不仅适用于高血压患者本人，也能为医务工作者特别是基层一线的医务工作者提供有益的参考。

愿本丛书能成为您健康之路上的一盏明灯，照亮您人生健康长寿的方向。

记住，高血压并不可怕！科学的管理和正确的生活方式将让您享有长久的健康与幸福。

北京大学第一医院副院长
北京大学第一医院主任医师
北京大学医学部博士生导师
美国哈佛大学医学博士后
国家健康科普专家库成员

——[signature]

中医

前言

在这个快节奏的社会中，健康问题逐渐成为人们关注的焦点，高血压作为一种常见的慢性疾病，对全球人民的健康构成了重大威胁。根据世界卫生组织的统计，高血压不仅患病率高，如果长期不加以控制，还会对心脏、大脑等关键器官造成不可逆的损害。面对这一普遍且复杂的健康挑战，尽管现代医学提供了众多药物疗法，但更多人开始转向寻求一种更全面、更自然的治疗方案——中医。

中医，这一历经千年的医学体系，在疾病预防和治疗上积累了丰富的经验。它不仅关注疾病的症状，更重视人体内环境的平衡与和谐。在中医的整体观念指导下，通过针灸、中药、饮食调整等多种治疗手段的综合运用，高血压患者不仅能提高生活质量，还能有效控制血压。

本书旨在为读者提供一个全面了解如何运用中医智慧管理高血压的平台。我们将深入探讨高血压的中医病因病机，介绍不同体质患者的高血压的辨证施治原则，并分享一些简单易行的家庭自我调理方法。特别是中药，作为中医治疗的重要组成部分，其独特之处在于能够根据个体差异，为患者量身定制最合适的治疗方案。从平肝潜阳到补益气血，本书将详细介绍一系列经典中药方及其应用技巧，帮助读者在家中也能进行有效的自我健康管理。

此外，书中还将收录一些真实案例分析，帮助读者更好地理解中医治疗高血压的实际效果。通过这些生动的案例，我们希望能够增强读者对中医治疗高血压的信心，并鼓励大家在医生的指导下尝试这些温和而有效的治疗方法。

打开这本书，您将开始一段探索之旅，发现古老智慧与现代疾病之间的联系。愿每位读者都能在其中找到适合自己的健康之道，实现身心的和谐统一。让我们一起，共同开启一段关于生命与健康的美好旅程。

编写委员会

主编

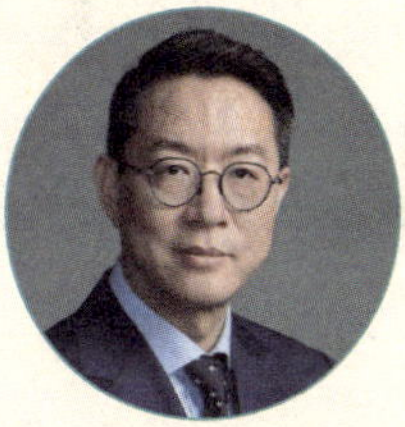

李建平

北京大学第一医院副院长、北京大学第一医院主任医师、北京大学医学部博士生导师、美国哈佛大学医学博士后、国家健康科普专家库成员。

分册主编

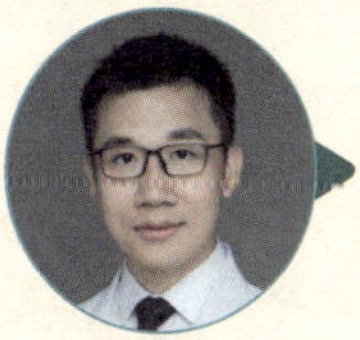

翁浩宇

《高血压那些事 · 常识篇》主编

《高血压那些事 · 预防保健篇》主编

《高血压那些事 · 病例详解篇》主编

北京大学第一医院心血管内科副主任医师，北京大学医学部博士。临床擅长冠心病、冠心病介入治疗、心脏瓣膜病、肺动脉高压等疾病的诊治。

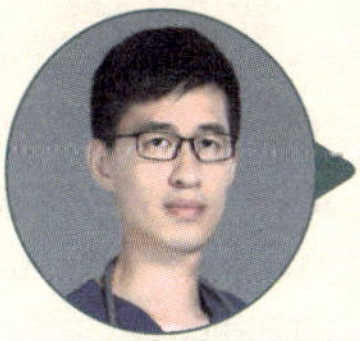

刘志浩

《高血压那些事 · 诊断治疗篇》主编

《高血压那些事 · 患者 500 问》主编

北京大学第一医院主治医师，北京大学临床医学博士、博士后。擅长冠心病介入治疗，以及高血压、心律失常、心力衰竭、心肌病等疾病的诊治。

张学智

《高血压那些事 · 中医治疗篇》主编

岐黄学者，医学博士、教授、主任医师、博士生导师。现任北京大学中西医结合研究所所长，北京大学中西医结合学系副主任，北京市中西医结合临床研究所常务副所长。国家重点专科中医老年病学术带头人，北京市复合型中医药学术带头人。北京地区首届群众喜爱的中青年名中医。

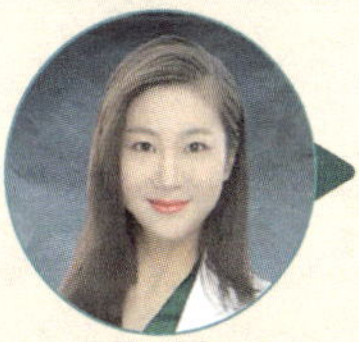

窦 攀

《高血压那些事 · 营养食谱篇》主编

北京大学第一医院临床营养科副主任医师，中国营养学会理事，北京医学会临床营养分会委员，北京市健康科普专家，中国科协“青年人才托举工程”托举人才，第七届“敬佑生命 · 荣耀医者”科普人文奖获得者。

编委（按姓氏笔画排序）

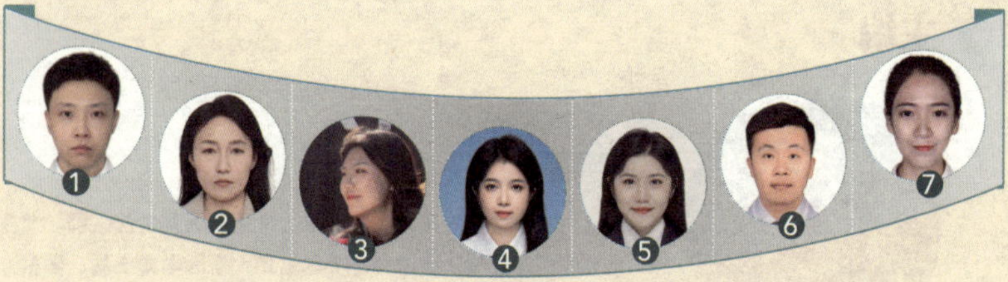

❶ 王晓岑

男，医师，天津市心脏学会体外循环专业委员会委员。本科毕业于青岛大学临床医学系，硕士毕业于河北北方学院人体解剖与组织胚胎学专业。从事临床工作 8 年，曾就职于北京丰台右安门医院心脏介入科，并于中国人民解放军总医院（301 医院）完成进修。现就职于中国人民武装警察部特色医学中心胸心血管外科，主要擅长心脏大血管的诊疗。

❷ 齐彩芝

女，北京中医药大学中医学中药专业。

❸ 闫悦

女，英国爱丁堡大学医学院公共卫生硕士。专注于高血压及心脑血管领域的科普创作，擅长将复杂的医学知识用通俗易懂的语言传递给大众，致力于提升全民健康意识与疾病预防能力。

❹ 陈彦宇

女，医师，毕业于福建医科大学临床医学系，从事临床工作 5 年。

❺ 陈梦云

女，北京协和医学院医学硕士，本科毕业于郑州大学临床医学系。

❻ 徐家宝

男，养生保健医生，天津中医药大学中医学硕士，长期专注于中西医结合临床营养治疗，擅长高血压及各种老年病的日常保健。

❼ 徐巧茜

徐巧茜，女，医师，广西中医药大学中西医结合临床专业心血管内科方向医学硕士，长期从事血管疾病的中医、中西医结合临床、科研以及药膳研发工作。

目录

CONTENTS

第一章 高血压与中医

第二章 高血压的治疗原则

第三章 如何诊断高血压

第四章 高血压的辨证论治

第五章 中药在治疗高血压中的应用

第六章 针刺疗法

第七章 艾灸

第八章 推拿按摩

第九章 其他特色外治疗法在高血压治疗中的应用

第十章 运动及饮食疗法

第十一章 中医治疗高血压的临床案例分析

附录

以医学科普，济世救人

第一章 高血压与中医

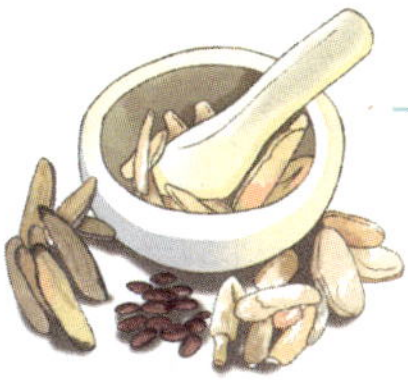

一、中医治疗高血压的起源与发展

高血压常引起眩晕、头痛、心悸等症状，古代虽然没有“高血压”病名，但对其相关症状的诊疗积累了丰富经验。中医古籍中的“眩晕”“头痛”涵盖范围广泛，既包含现代高血压相关证候，也涉及外感、贫血等其他疾病。现在我们以中医发展脉络为纲，重点梳理与高血压密切相关的证治体系。

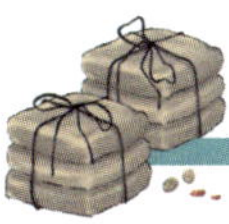

（一）先秦至三国时期

中医关于眩晕和头痛最早的记载出现于殷商时期的甲骨文上，当时被称为“疾首”。通过对甲骨文的进一步整理，归纳出三十多种疾病，其中包括“病旋”，也就是今天的眩晕。

《黄帝内经》是中医学理论的奠基之作，成书于战国至汉代之间。《黄帝内经》认为眩晕的病机以肝为主，且与胆经相表里，与少阳经脉、脾脏及太阴、阳明经有关。这些病机中还包括气血亏虚等类型，应用时需注意区别。

《神农本草经》是我国现存最早的药物学专著，成书于东汉早期。书中记载了多种用于治疗眩晕、头痛的药物，如半夏治“头眩，胸胀”，防风治“大风，头眩痛”，菊花治“头风头眩，肿痛……”，治疗头痛的药物包括细辛、川芎、麻黄、白鲜皮、藁本、厚朴、松萝等。此类外感眩晕多伴恶寒发热，与高血压眩晕的持续发作特点不同。

《伤寒杂病论》的问世，标志着中医学在病因学、病机学、治疗学等方面的重大进步。《伤寒杂病论》认为，除外邪和虚损之外，痰饮也是导致眩晕的重要因素，患者以头重如裹，胸闷呕恶为主要特点，这与与高血压痰浊中阻证高度契合，其创制的苓桂术甘汤等方剂至今仍用于高血压痰湿体质患者。

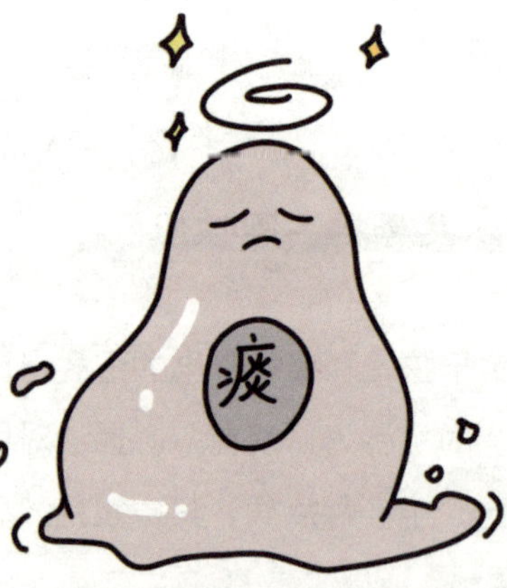

痰浊阻络

（二）魏晋至隋唐时期

从魏晋南北朝到隋唐五代，医学在疾病认识、新药发现和医方创新上都有显著的发展，中医的临床实践也取得了很大的进步。

隋代医学家巢元方所著的《诸病源候论》是我国现存最早的一部病因症候学专著，该书首次系统地提出了“风邪入脑”的理论。作者在书中还提出饮食及生活因素对于眩晕的影响，指出过多食用油腻食物、饮酒及过度房事等行为都会助湿生热，损耗津液，导致湿热在体内蒸腾上升，蒙蔽清窍，从而引发眩晕。与外感头痛多突发且伴表证不同，患者常见舌苔黄腻、体胖痰多，这与当代代谢性高血压特征相符。

晋代王叔和的《脉经》是我国现存最早的脉学专著。《脉经》以脉象来推断脏腑病机，首次确立了寸口脉法的脏腑配属。书

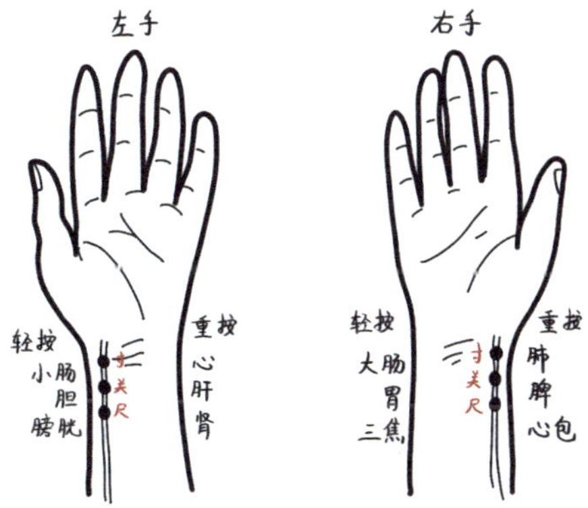

寸口脉法脏腑配属

中还记载有眩晕、头痛可见的多种脉象，如“左手关上脉阳虚”“脉前大后小”“寸口脉浮大而疾”“脉紧”“脉弦”“脉微细而弱”“脉细而数”“脉洪大长”等。其中的弦、紧、细弱、细数、洪大而长等都属于高血压病的常见脉象。

唐代孙思邈所著的《备急千金要方》和《千金翼方》合称为《千金方》，书中有不少治疗眩晕、头痛的方剂。孙思邈擅长使用补气养血祛风的药物治疗头痛，如常用人参、黄芪、白术、当归、茯苓等补气补血之品，并加入防风、独活、川芎等祛风行气药。该书认为，眩晕可由风、痰、热互结所致。这与现代高血压的病机非常类似。

《外台秘要》是一部综合性医著，成书于752年，作者是唐代医学家王焘。书中记载眩晕和头痛的内容，尤其是痰厥头痛和风痰头痛的描述与现代高血压病的临床症状非常类似。

（三）宋金元时期

宋金元时期是一个百家争鸣的时代，除了金元四大家各自的代表思想，还有很多医家著作对眩晕、头痛有所阐述。

李东垣是脾胃学说的创始人，他认为脾胃健康很重要，“内伤脾胃，百病犹生”，脾胃受损会导致人体各种疾病发生。因此治疗时应该注重补脾胃之气，善于使用补气、升阳的方法治疗疾病。他认为脾胃是脏腑的基础，脾胃虚弱，五脏六腑都会受到损伤。眩晕、头痛正是脾胃受损所导致的。

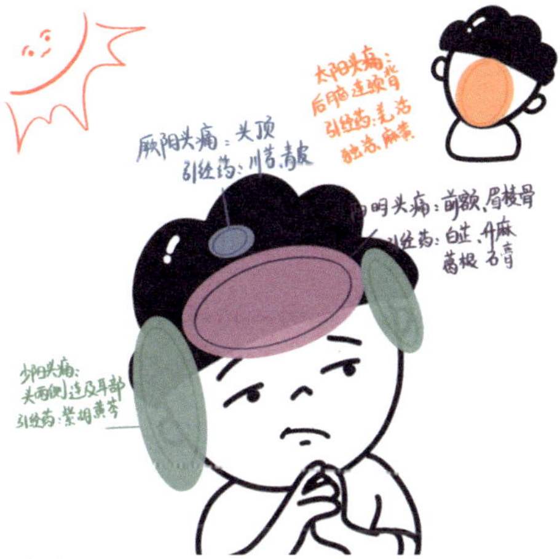

头痛

李东垣将头痛分为内伤头痛与外感头痛，认为内伤头痛会不定时地发作，而外感头痛在外邪侵袭时持续发作，直到外邪被祛除或入里后才会停止。这是两者的区别。

李东垣将头痛分为伤寒头痛、气虚头痛、湿热头痛、寒湿头痛、偏头痛等，根据类型来对症治疗。他详细列出了治头痛的药方，给后来的医生提供参考：太阳头痛，以川芎、羌活、独活、麻黄之类为主；少阳经头痛，以柴胡为主；阳明头痛，以升麻、葛根、石膏、白芷为主；太阴头痛，以苍术、半夏、南星为主；少阴经头痛，以麻黄、附子、细辛为主；厥阴头项痛，吴茱萸汤主之。根据不同头痛类别提出清空膏、彻清膏、川芎散、白芷散、碧云散、清上泻火汤等方剂。李东垣认为眩晕和头痛常因脾胃功能弱、体内痰湿上冲头顶而引发，因此特别强调治疗时要调理脾胃。他创制的半夏白术天麻汤在临床上被广泛应用，至今仍是治疗痰湿型高血压头痛的核心方。

刘完素是“寒凉派”的代表，他基于传统理论和自己的见解，创立了辛凉解表法和表里双解法，使用寒凉药物治疗疾病，为天麻钩藤饮等方的形成奠定了基础。

张从正是“攻邪派”的代表，他在《儒门事亲》中擅长用汗、吐、下三法治疗眩晕和头痛。他认为眩晕由寒痰引起，用独圣散可吐出寒痰。头痛则是因为体内气机不畅，他创造了通腑泄热法，用大承气汤治头痛。这种方法对后来的医生影响很大，现在还有很多人用它来治疗中风和高血压。

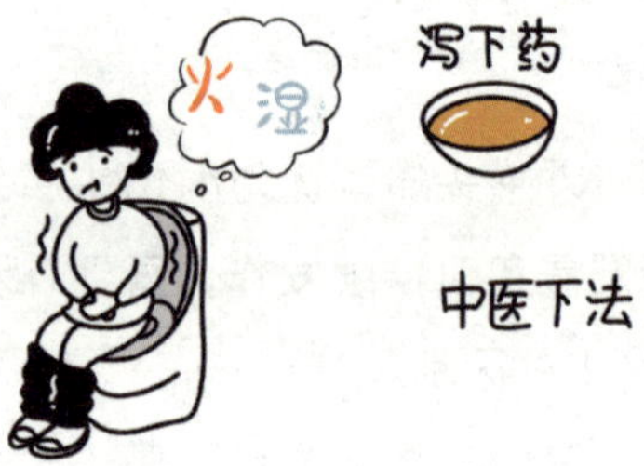

下法

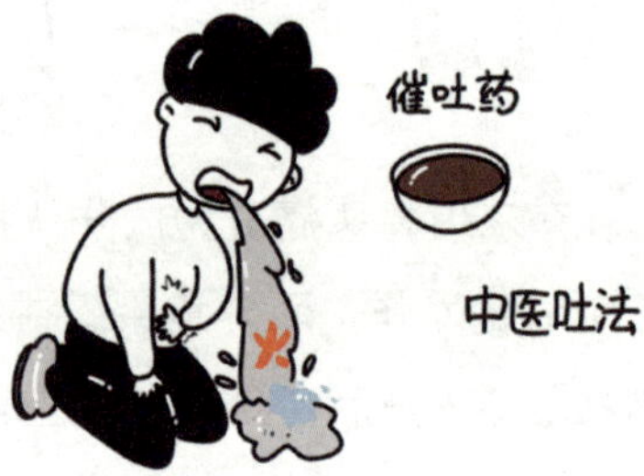

吐法

朱丹溪是“滋阴派”的代表，善于使用滋阴降火法治疗疾病。他认为头痛多由痰火所致，应当以清痰降火为基本治法。

朱丹溪认为眩晕主要是因为体内有痰，治疗时要以祛痰为主，兼用补气和降火。他把痰分为湿痰和火痰两种。湿痰用二陈汤治疗；如果是火痰，就在二陈汤里加点酒黄芩。这种方法对后来的高血压治疗影响很大。

《太平圣惠方》是宋代的大型官修方书，收录了 16834 个古代名方。书中指出眩晕和头痛主要是因为外感风邪。书里有数十种治眩晕的方子，比如杜若散、防风散等，以祛风、除湿和化痰为主。治疗眩晕时，常用的祛风药有防风、川芎等，除祛风外，还兼化湿；化痰则用旋覆花、半夏等。此外特别设立“妇人眩晕”专篇，记载伴有月经失调、更年期潮热的高血压相关眩晕，其中加入了补气血、肝肾和脾胃的药材，如人参、黄芪。书中也有数十种治头痛的方剂，如芎菊散、山茱萸散，以祛风、清热和化痰为主，常用药材有旋覆花、石膏和菊花等。

陈无择是宋代医学家，他在《三因极一病证方论》中把疾病的原因归为三类：内因、外因和不内外因。他认为要治疗疾病首先应该明确病因，才能准确用药。陈无择指出眩晕有三种病因：外因为风寒暑湿等外邪，内因为情绪变化，不内外因为饮食不当、房事过度、失血过多等。书中记载了大豆紫汤、三五七散等 8 种治疗眩晕的方剂。他认为头痛的外因为风寒暑湿，内因为五脏气郁等，不内外因为饮食不当等，同时给出了芎辛汤、藿香散、惺惺散等 14 种治疗头痛的方剂。

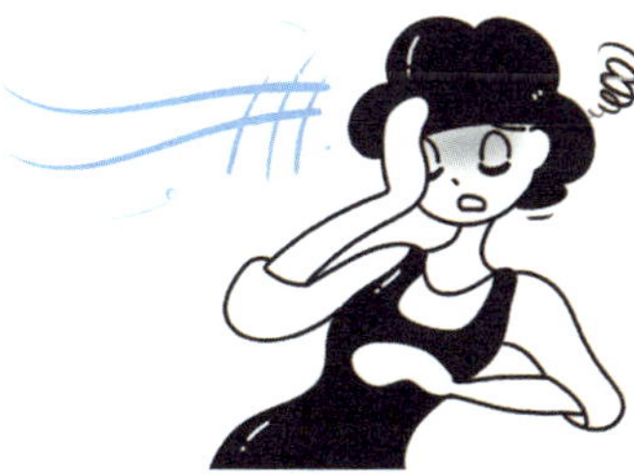

风眩

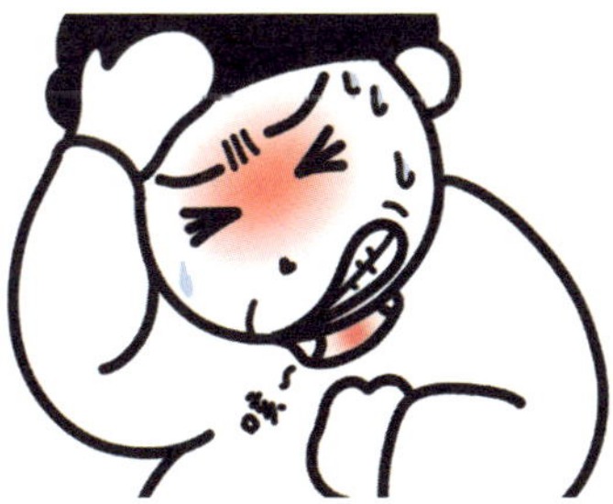

痰眩

王贶在《全生指迷方》中第一次将眩晕作为独立的病症。他把眩晕细分为风眩、痰眩、气眩和劳眩四种。风眩会让人感觉周围在旋转，头重眼花，治疗时可用桃红散。痰眩则伴随着胸闷恶心，这时旋覆花丸是个不错的选择。气眩虽晕但不旋转，人会非常虚弱，可以用流气饮子或草乌头汤来治疗。劳眩时，眼睛难以睁开，且唾液会变得黏稠，芍药黄芪汤是治疗这种眩晕的良药。这本书对后来的医者治疗眩晕有很大帮助，但关于头痛的内容很少。

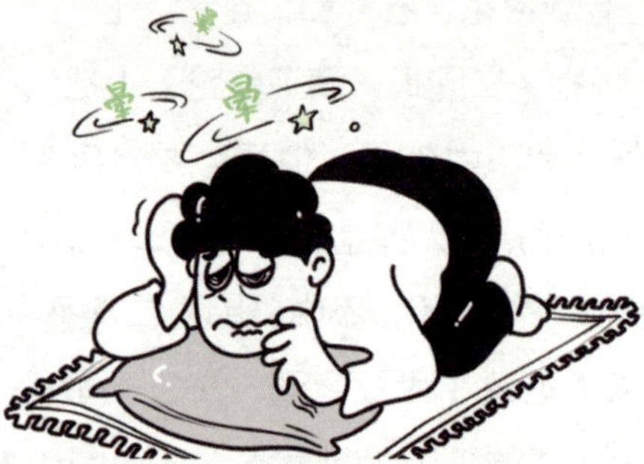

气旋

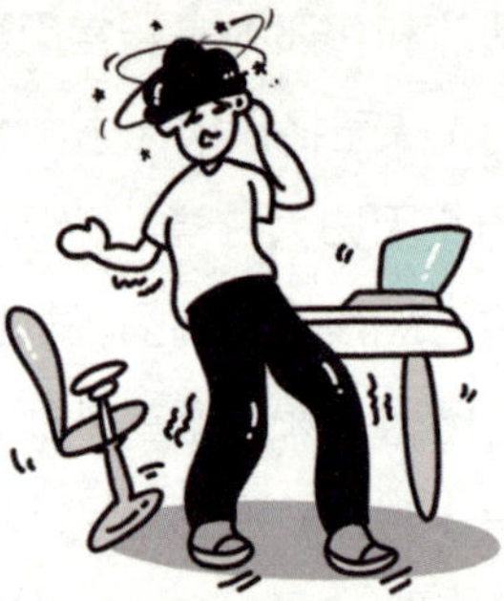

劳眩

（四）明清时期

明清时期温补学派和温病病因学说的出现，命门和阴阳学说的深入研究，以及临床医学的提升，进一步推动了眩晕和头痛的认识与治疗。

王肯堂的《证治准绳》认为头痛由多种因素引起，包括气血逆流、外邪侵袭（如风、寒、暑、湿、痰饮等），以及脏腑功能失调（如气虚、血虚）。头痛的类型分为实证（如邪气羁留、气血紊乱）和虚证（如寒湿侵袭、气血不足）。治疗时要根据具体头痛的原因和症状来选择药物和治疗方法。

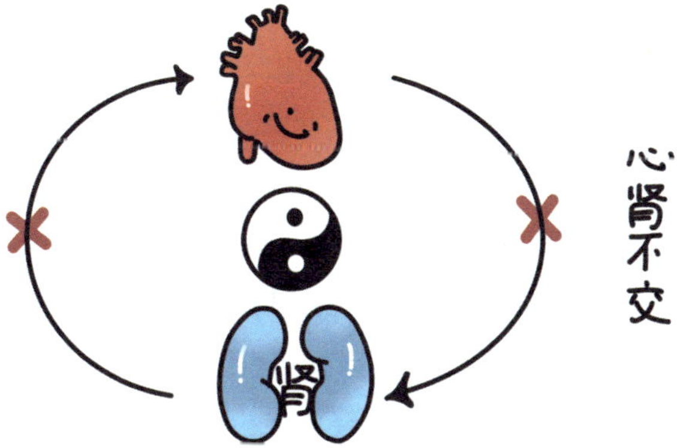

心肾不交

张介宾的《景岳全书》详细讲述中医学理论和各种疾病。张介宾认为，眩晕主要是因为气血虚弱，治疗时以补虚为主，他推荐使用大补元煎、十全大补汤等药物来温补肾阴肾阳，适用于老年高血压、肾性高血压等。当然，他也没有完全否定治痰、清火等方法，但总体上还是认为补虚最重要。

张介宾认为，治疗头痛要先看病了多久和病在哪里，再决定怎么治。刚发病不久，可能是邪气导致的，要驱散邪气。病了很久，可能与元气不足有关，要补元气。但也要根据病人体质和具体症状，灵活治疗。

陈士铎的《石室秘录》提出头痛和眩晕大多与肝肾有关，特别是肝风和肝火导致的头痛和眩晕，根本原因是肾水不足，心肾不交。他主张通过大补肾水并辅以补火之品，以平衡水火，引导火气归源，就能缓解头痛和眩晕。陈士铎强调肝肾同治的重要性，认为这是治疗和预防复发的有效方法。陈士铎很喜欢用川芎，因为它不仅能治头痛，还能配合其他药物平肝气、生肝血，间接促进胆汁的生成。他认为川芎既能散风止痛又不过度损伤元气，是治疗头痛的理想选择。

《临证指南医案》是叶天士的医案记录，收录了他治疗的89类共2569个病例。叶天士认为肝风是体内阳气变动，不同于外来邪气，可能与肾水不足、情绪激动或中阳不足有关。他治疗眩晕时通常会同时调理肝、胆、胃。叶天士根据原因采用不同方法治疗头痛与眩晕，创造性的使用平肝熄风法治疗肝阳上亢型眩晕头痛，羚角钩藤汤等经典方的形成与此密切相关。

《医林改错》为清代医学家王清任所著，书中首次使用活血化瘀方治疗头痛，开创了活血化瘀法治疗头痛的先河。至今仍被广泛应用于临床治疗血瘀型高血压头痛。

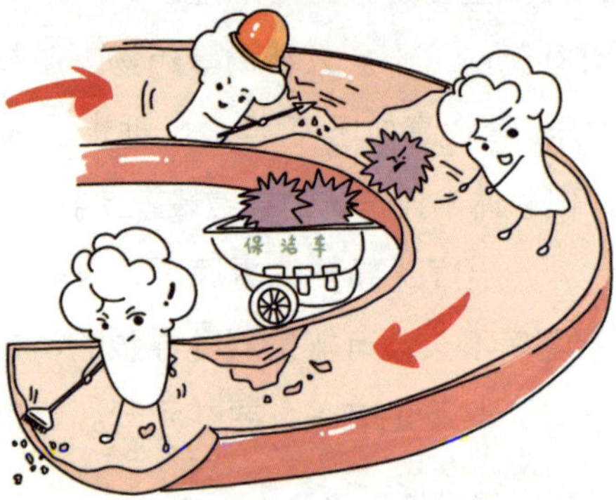

活血化瘀法

古代医家所说的眩晕和头痛，虽然不是完全由现代的高血压引起，但和现代高血压病有很大关系。我们全面学习和总结历代中医对眩晕、头痛的看法和治疗经验，将能帮助我们利用中医的整体治疗方法，提升高血压病的诊疗效果，减少并发症，降低发病率和死亡率，让患者的生活变得更好。

二、中医对高血压病因的认识

（一）情志失调

情志活动，就是我们对周围发生的事情产生的情绪反应。中医把人的情绪分成七种基本类型：喜、怒、忧、思、悲、恐、惊，称为七情。

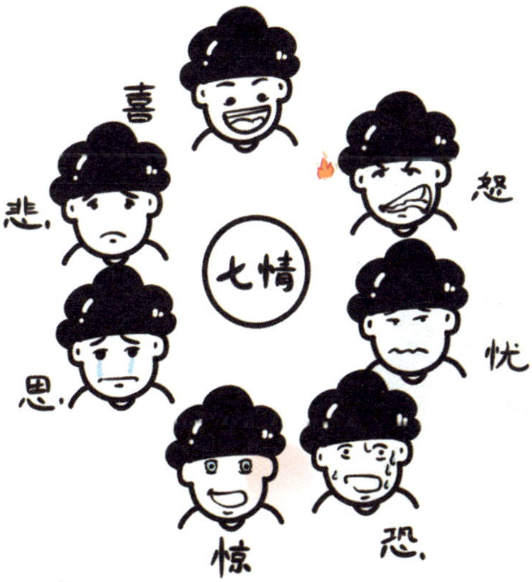

七情

正常情况下，情志随着人的精神活动在一定范围内波动，不会成为致病因素。只有突然、强烈或持久的情志刺激，超过了人体本身的生理活动范围时，才会使人体气机紊乱、脏腑功能失调，从而导致疾病的发生。在高血压的发病中，以过度恼怒和长期忧思产生的影响最大。

1. 过度恼怒

怒气最易伤及肝脏。肝主疏泄，负责调畅全身气机，当怒气生发，肝气上逆，不仅会扰乱气血运行，还会引发一系列病理变化。

急躁易怒，即所谓的“愤怒”“盛怒”或“大怒”，这类情绪爆发时，肝气升腾，犹如火山喷发，导致气血上冲，头部经络受到冲击，出现头晕目眩、头痛等症状。此时，血压亦随之升高，但随着情绪的平复，气血恢复平衡，血压可逐渐恢复正常。

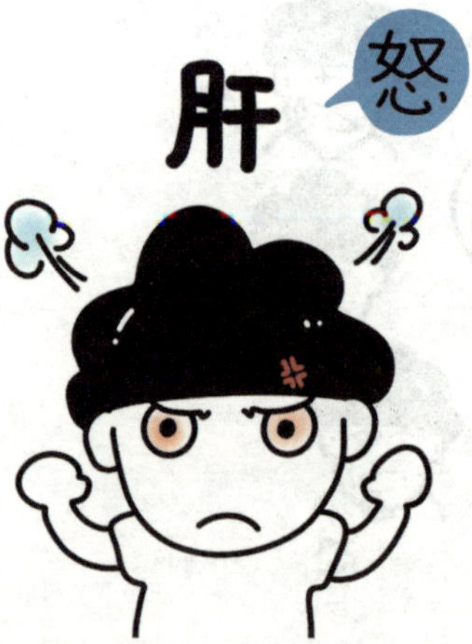

怒伤肝

长期的心理压抑与烦躁不安，即“郁怒”“恚怒”或“忧怒”，虽表面看似波澜不惊，实则内藏暗流。这种慢性情绪压力如同细水长流，日积月累之下，肝气郁结，气血运行受阻，最终转化为实质性的病理变化，导致血压持续升高。此类型高血压的形成，正如古语所云，“冰冻三尺非一日之寒”，治疗需耐心细致，逐步调养，方能见效。

气机不畅不仅局限于气的层面，还会进一步波及血液的正常循环。血液作为生命活动的物质基础，承担着向全身各组织输送氧气和营养成分的重任，其流动状态直接关系到身体各部位的功能状态。在中医理论中，气与血相辅相成，气推动血液运行，而血液则为气的运行提供物质支持，二者共同维持着人体的生理平衡。一旦气机受阻，血液流动亦将受限，形成“气滞血瘀”的病理状态。在这一过程中，血液凝滞于血管之中，无法顺利送达目标组织，长此以往，血液中的代谢废物无法及时排出，新鲜的氧气和营养成分也无法充分供给，从而加重心脏负担，导致血压升高。

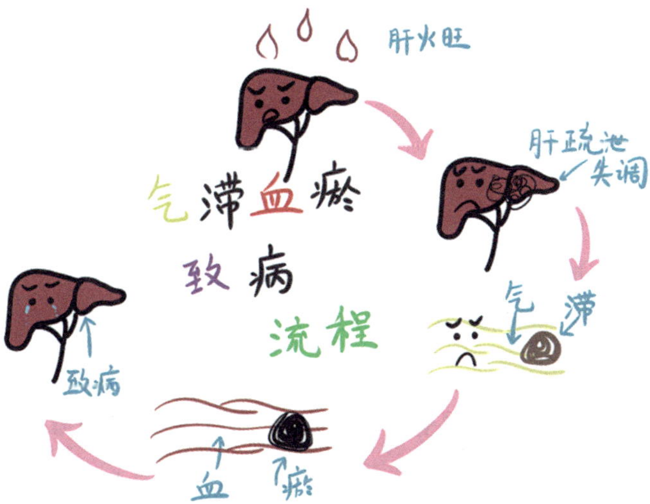

气滞血瘀型高血压

2. 长期忧思

长期的心理压力与忧虑，不仅在精神层面上消耗个体，更在生理层面上对健康产生深远影响。忧思过度首当其冲损害的是脾脏的健康。脾作为后天之本，负责将摄入的食物转化为精微物质，供全身使用，这一过程在中医术语中称为“运化”。当个体长时间处于忧思状态，脾脏的“运化”功能会受到抑制，导致食物消化吸收效率下降，营养物质转化不足，气血生化受阻。气血，作为人体运行的基础动力，其运行不畅将直接影响血压的稳定，进而引发血压波动等一系列健康问题。

忧思过度不仅限于对脾胃功能的直接损伤，更进一步影响到心脏的健康。中医认为，心主血脉，脾主生血，两者相互依存，共同维系着血液循环的正常。当脾脏受损，气血生成减少，心血供应也随之减少，心神失养，出现心悸、失眠、多梦等症状，中医称此为“心脾两虚”。这种状态下，心脏泵血功能减弱，血液循环受阻，血压的稳定性受到威胁。

此外，忧思引起的肝气郁结，不仅影响肝脏自身的疏泄功能，还会通过“木乘土”机制间接损害脾脏，进一步加剧气血运行的不畅。肝脾互为表里，肝气不舒则克脾，脾弱则气血生化无源，最终导致气血两虚，血压波动。

长期的心理压抑与紧张，还会破坏人体的阴阳平衡。中医理论强调阴阳协调是健康的根本，而长期的精神压力往往导致阳气过盛，阴精损耗，表现为心火旺盛、肝阳上亢等现象，这种阴阳失衡状态同样可能成为血压升高的诱因。

（二）饮食不节

不良的饮食习惯，无疑是现代生活中高血压发病率攀升的重要推手之一。当饮食缺乏节制，频繁摄入高脂肪、高盐分的食物，或是过度饮酒，这些行为无疑是对脾胃健康的一次次挑战。脾胃作为人体消化系统的中枢，肩负着将食物转化为能量和营养的重任，其健康状况直接关系到全身机能的正常运转。

若脾胃长期遭受不当饮食的侵袭，其消化吸收能力将大大减弱，食物中的营养成分无法得到有效利用，反而会在体内积聚过多的湿气和痰浊。湿气与痰浊是脾胃功能失调的产物，当这些物质在体内长期滞留，会逐渐化热，上扰头部，引发头晕、头痛等症状，严重影响生活质量。

不仅如此，过量的食物摄入还会给脾胃带来额外负担，导致其无法及时有效地将水分转化为人体所需的津液，这些未能及时转化的水分便会在体内积聚，形成痰湿。痰湿不仅是一种病理产物，更是一个潜在的健康隐患。它会像淤泥般堵塞血管和脉络，阻碍气血的正常运行，长此以往，血液流动受阻，血压随之升高，从而增加了患高血压的风险。

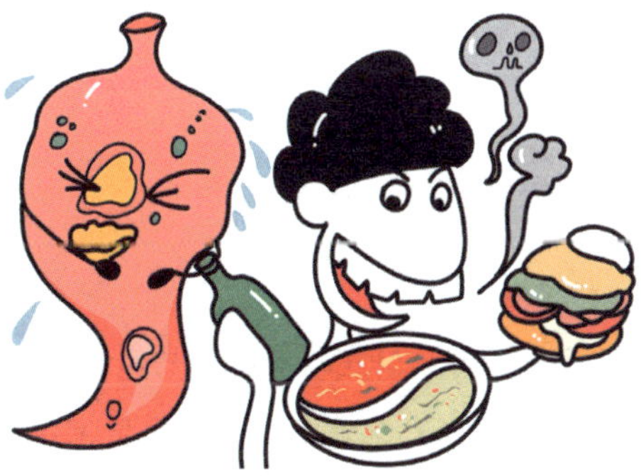

饮食不节

（三）劳逸过度

《黄帝内经》有“久卧伤气，久坐伤肉”的说法。长期保持静止的状态，无论是过度躺着还是久坐不动，都会对身体产生不利影响。当身体缺乏足够的活动，气血的运行就变得滞涩，影响脾胃的正常功能，进而导致痰湿在体内积聚。随着时间的推移，痰湿化热，上扰头部，引发头晕、头痛等症状，同时也可能成为血压升高的潜在因素。

除了久卧久坐之外，劳动过度或过度用脑同样是现代生活中常见的健康隐患。在高强度的体力劳动或长时间的精神紧张状态下，脾胃和肝肾这两个重要脏器承受的压力骤增。脾胃作为后天之本，负责将食物转化为能量和营养，而肝肾则掌管着体内的精血和水液代谢。过度劳累不仅耗损脾胃的能量，使其消化吸收功能减弱，还会加重肝肾的负担，导致肝肾阴虚，肝阳上亢。肝阳上亢是高血压的一个常见病理基础，表现为头晕、耳鸣、面红等症状，严重时可引起血压显著升高。

（四）禀赋不足与体质因素

简单来说，我们每个人的身体条件和健康状态都是与生俱来的，这叫作“先天禀赋”。中医讲肾为先天之本。“肾气”是很重要的一个部分，它决定了我们身体的强弱，而这部分主要来自我们

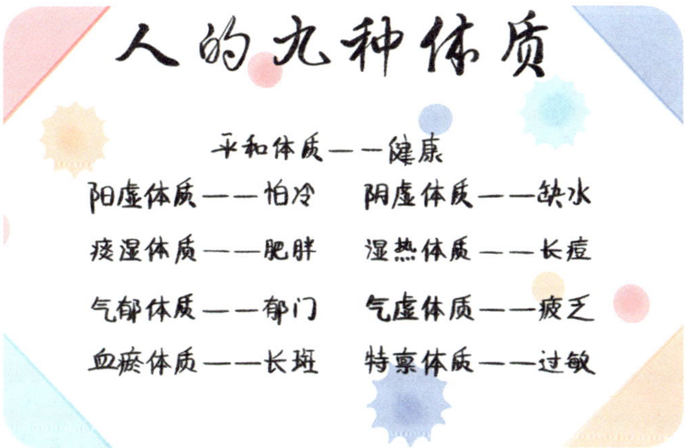

九种体质

的父母。高血压就和这种先天条件有关，和现代医学所说的遗传因素有点相似。

“肾气”里又分肾阴和肾阳，它们两个要相互帮助、互相制约，这样我们的身体才能健康、平衡。肾阴不足，身体就会失去平衡，容易出现阴虚阳亢的情况，这会导致高血压；阳虚阴盛，身体就会失去温暖，容易积累痰湿，这也可能导致高血压。

高血压的发生还和体质有关。中医把人的体质分为平和质、气虚质、阳虚质、阴虚质、痰湿质、湿热质、血瘀质、气郁质、特禀质九种。阳虚体质的人，通常脾肾阳虚，这类人阳气不足，脏腑功能减弱，脾胃运化功能降低，容易生痰湿，导致血压升高。因此，肥胖的人得高血压与痰湿内热有关。阴虚体质的人，通常肝肾阴虚，这类人体内阴液不足，身体偏瘦，容易导致阴不制阳，阳热内生。时间长了，肝阳偏亢，化热生火，上扰清窍，也会导致血压升高。所以说瘦人得高血压与阴虚阳亢有关。

三、中医对高血压病机的认识

（一）从阴阳角度看高血压

高血压的发生是因为人的阴阳平衡已经被打破。中医常说，阴阳失衡是万病之源。那么，什么是阴阳呢?

关于阴阳，《素问·阴阳应象大论》中是这样记载的：“阴阳者，天地之道也，万物之纲纪，变化之父母，生杀之本始，神明之府也。”意思是，阴阳二气的相互作用，造就了天地万物，阴阳二气在相互作用下也推动着世间万物的不断变化和发展。可见，阴阳在自然界中是多么重要。

那么，我们要如何区分阴阳呢?其实也很好区分，比如天为阳，地为阴；向日为阳，背日即为阴；太阳、男性、力量、光明、热等带有向上的、积极的、肯定的、热情的属性均归为阳，而月亮、女性、柔弱、冷等偏向于向下的、静止的、消极的、冷淡的属性则归为阴。

世界上的万事万物，归根结底，都可以用阴阳来分。他们是两种相互对立的能量，一正一负，一左一右，一上一下，一前一后，相互制约，彼此依存。

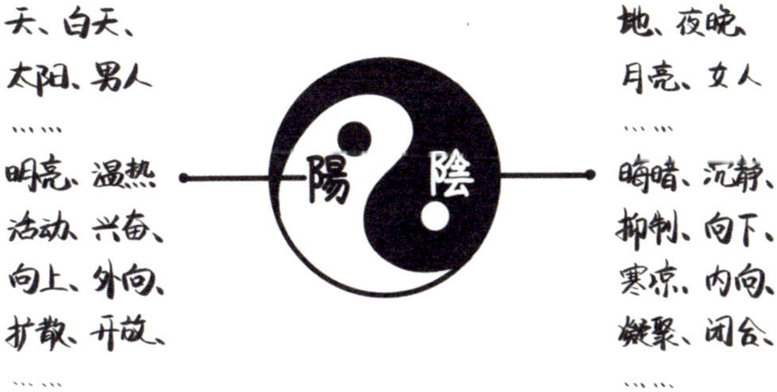

阴阳

生命由阴阳两种相互对立而又统一的能量构成，健康的人体正是建立在阴阳平衡的基础之上。《黄帝内经》说“生之本，本于阴阳”。人生天地间，天在上为阳，地在下为阴，人在中间追求的是阴阳平衡。所以，生命是一种不上不下，阴阳平衡的状态，如果这种平衡状态被打破，会出现各种病理状态。

高血压病其实就是身体阴阳平衡被打破的一种表现。最开始可能是阴不足，阳相对亢盛，阴虚阳亢；随着时间的推移，阳也逐渐不足，最后变成阴阳两虚。

（二）从脏腑角度看高血压

1. 肝与高血压

肝在高血压的发病中是很重要的。现在多数医生都认为，高血压的问题主要是肝脏闹的。肝脏在五行里代表的是木，它的特点就是喜欢动，喜欢向上长。肝脏有个重要功能就是藏血，具有储存血液、调节血液、防止出血的作用。虽然肝属阴，但它的工作方式却很阳刚。

如果肝阴不足，肝阳就会变得相对亢胜，肝阳之气冲到头部，让人头晕。肝阳上亢是导致高血压的一个常见原因。有些人平时精力充沛，如果突然大怒，就会导致肝阳上亢，他就会感到头晕。还有的人平时容易焦虑或抑郁，这些人的肝气通常不太顺畅，慢慢地这些情绪会变成火，这种火会消耗掉体内的阴液，导致肝阴不足，也会出现肝阳上亢的情况。

肝脏就像身体的交通指挥员，负责让气在身体里顺畅流动。气是推动血液流动的力量。如果肝气不顺畅，血液流动就会受阻，可能会形成血块，让人头晕。高血压的发生和肝脏的工作能力是紧密相关的。如果肝脏工作得好，气和血就能顺利流动，高血压就不容易找上门。

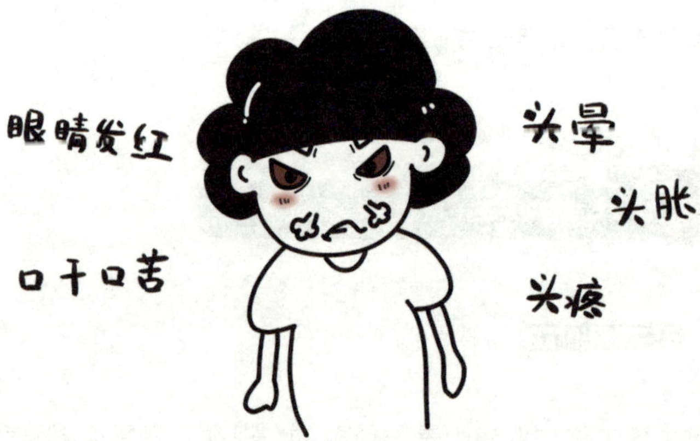

肝阳上亢

2. 肾与高血压

中医认为肾是我们身体的根基，肾气和肾精是决定身体强壮的关键。如果肾气足，人就健康，不容易得病；反之肾气不足，则容易生病。肾藏精，肝藏血，精血来源于相同的物质基础，可以互相转化，共同支持人体的生理活动。肾贮存和保持人体精气，肝调节情绪和气血流动。这两个脏器一疏一藏，关系密切。肝气郁久化热，很容易伤到肾精。肾阴不足，又进一步影响肝阴，导致阴不敛阳，肝阳上亢，引起眩晕。这类的高血压患者通常会有视力减退、失眠、记忆力减退、腰膝酸软等症状。

肾虚也可能会直接导致高血压的问题。肾精能转化为髓，髓分为三种：骨髓、脊髓和脑髓。脊髓连着大脑，大脑由髓聚集而成，所以人们说“脑为髓之海”。肾精充足时，人脑发育良好，人就会思维敏捷，精力旺盛。肾精不足时，髓海空虚，可能会让人耳鸣眩晕，视物模糊，浑身无力，这些都是高血压的症状。年纪大了以后，肾精容易不足，就更容易得高血压。

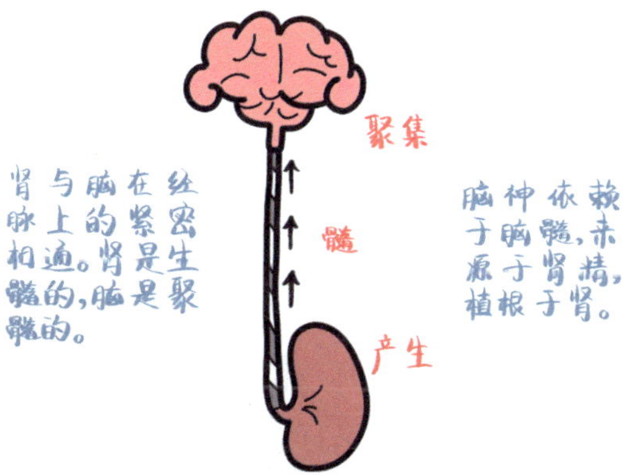

脑为髓之海

肾同时还是身体的水管家，负责管理水分的进出。这对身体保持正常的血压很重要。如果肾的工作出了问题，水分处理不正常，就可能让水气停留在体内，湿气堵塞身体里的通道，这样心脏、肺、脾等其他器官的工作就会受影响，可能会出现心跳加快、呼吸困难、身体肿胀等严重的症状，这些都是高血压可能带来的问题。

3. 脾与高血压

脾对水液有吸收和输布的作用。我们平时喝水以后，水先进入胃，在脾的作用下化为津液被吸收，再经过脾的转输作用，将津液输布到全身，用来滋养和润泽组织器官。脾还会把多余的水液向上运输到肺，经过肺的宣发肃降以及肾的气化作用，化为汗和尿，排出体外。脾是气机升降的枢纽，因此脾在人体水液代谢过程中起着重要的调节作用。脾气如果不足，水液的吸收和输布出现障碍，水液停聚，就会出现水湿痰饮等病理产物。所以有“脾为生痰之源”的说法。痰饮水湿停滞在人体内，可能会引起头痛、眩晕、水肿、浑身无力等症状，这些也是高血压患者常见的症状。

4. 心与高血压

心脏就像是人体的泵，负责把血液送到全身各处。心脏的活力、血液的量、血管的通畅，这些都会影响到血压的水平。如果心脏出了问题，可能会引起高血压，这种情况一般分为两种：虚证和实证。

虚证通常是因为心脏的血液不够，导致肝脏的血液也不足。这样的人除了头晕，还可能心跳快、晚上睡不好、老做梦。实证则可能是因为心脏的火气太大，影响到肝脏，导致心肝火旺。这样的人平时容易着急，如果突然遇到什么让他们情绪激动的事，就容易高血压引发发作。

5. 肺与高血压

肺的宣发肃降作用对于体内津液代谢起着重要的调节作用。肺的宣发作用，使水液向上向外布散，外达皮毛肌肤腠理，并通过汗和呼吸排出体外。肺的肃降作用，使水液向下向内输送，通过肾和膀胱的气化，化为尿液，排出体外。如果肺的宣发肃降功能受到影响，就会导致出现痰饮的病理产物，产生高血压的症状。

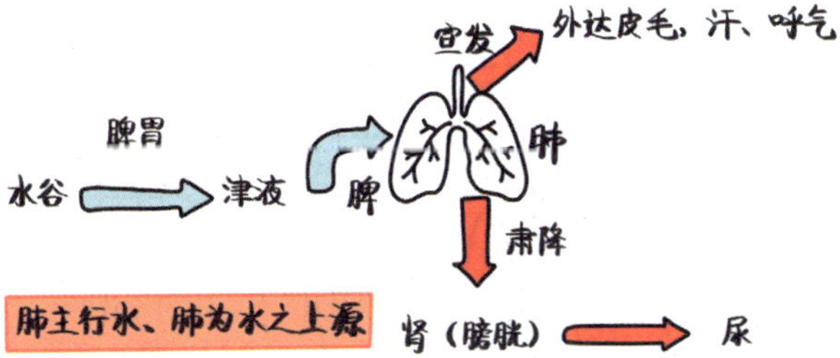

水液的生成和运行

（三）从经络角度看高血压

中医学认为，经络是联系脏腑、体表及全身各处的通道，它贯穿上下，沟通内外，把人体各部分组织器官连接成一个整体，使身体各部分活动保持协调和平衡。

肝经与高血压的关系最为密切。中医认为，肝失疏泄是导致高血压的主要病因之一，现代医学也有研究表明，情绪激动和抑制状态都会影响神经内分泌的调节机制，从而增加患高血压病的风险。

除了肝经，脾胃也很重要，它们是气血的“生产工厂”，肺则像心脏的“帮手”，帮助它推动血液。如果脾气不够，气血就会减少；肺气不足，则气血推动无力。高血压这个病，和人体的气血功能、经络脏腑状态都有关系。要是脾经、胃经、肺经出了问题，就会导致血压波动较大。

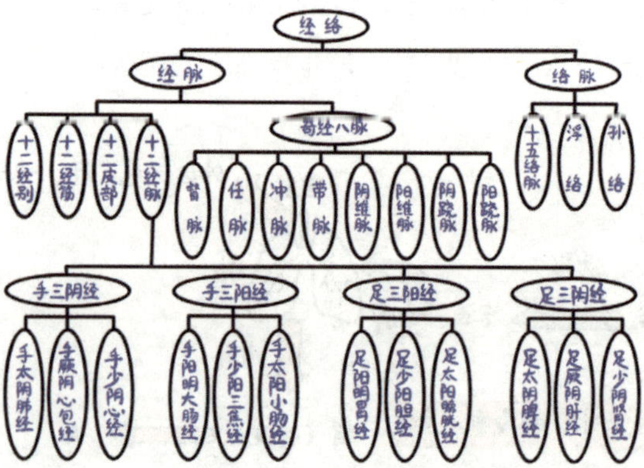

经络

高血压晚期的患者受肾经和膀胱经影响比较大。高血压晚期，靶器官受损多与气血运化失常，水湿停聚相关。人体津液的生化和贮藏，都需要膀胱和肾的参与。膀胱掌管着人体水液的气化，与心、脑、肾密切相关，因此膀胱与肾出现问题，往往伴随着血压升高。

（四）从痰湿角度看高血压

在中医的概念里，“痰”和我们平时说的咳痰、吐痰的痰不完全一样。中医所说的“痰”，是体内不正常积累的水分，这可能是由于生病、情绪等因素导致的。“痰”分两种：一种是呼吸系统产生的，咳出来或吐出来的痰；另一种是看不见、感觉不到的痰。这种无形的痰会在身体里积聚，变得黏稠，影响津液、气血的通行，导致身体出现各种问题。

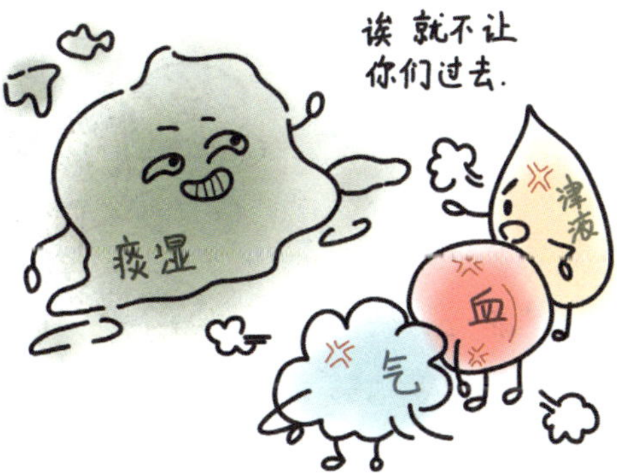

痰湿

“痰”和高血压的关系非同一般。如果身体里有痰阻滞，可能会让人感到头晕。有些人经常头痛，感觉头像被湿毛巾包裹，特别是在阴冷天气更严重，同时可能胸闷、舌苔厚腻，这些症状可能是因为痰湿影响了头部的血液循环。这些头痛、头晕的人中，很多人血压都偏高。这时候只吃降压药可能效果不好，但如果结合中医的方法祛除体内的痰湿，症状可能很快就会减轻或消失。

那么，“痰”是怎么来的呢？中医认为，可能是因为平时思虑过度、工作太累，或者饮食辛辣、油腻，还有烟酒等，这些都可能伤害到我们的脾胃。脾胃受伤，就不能很好地处理身体里的水分，这些水分就会积累起来，变成痰。痰湿多的人，他们的血液通常比较稠，体型偏胖，血管也比较狭窄且弹性不好，这些因素都可能增加高血压的风险。

（五）从瘀血角度看高血压

瘀血是身体的气血流动不畅时在体内形成的病理产物，它可以影响到身体的每一个角落，从内部的脏腑到外部的肌肤。当气血不能顺畅流动时，身体的各个部分可能无法获得充足的养分，功能就会受到影响，导致各种疾病。

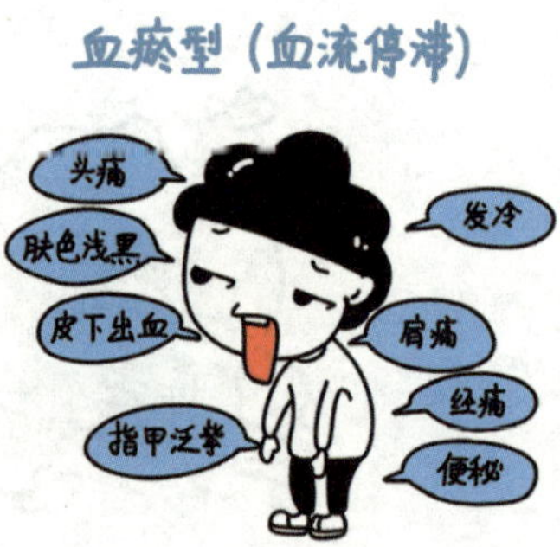

血瘀

血瘀导致的高血压，主要是因为肝肾阴虚、心脾虚弱，使得气血流动不畅、经络受阻。患者可能会有头晕、头顶胀痛、视力模糊、手脚麻木、说话不流畅、心慌气短等症状。舌色偏紫，舌苔薄白，脉搏可能表现为弦滑或沉涩。

长期高血压的患者，无论是否有明显的血瘀症状，都应该考虑使用一些活血化瘀的药物，以保持全身气血的通畅，防止身体受到进一步的损害。

（六）从内风角度看高血压

内风因为和肝的关系密切，又被称为肝风，是指体内阳气过盛而出现的眩晕、动摇、抽搐、震颤等病理状态，类似于自然界风动的状态，所以又被称为内风。

高血压的发生与内风息息相关。健康人的体内阴阳升降有序，气机通畅，气血调和，血压稳定。

长期过量饮酒，常吃油腻的东西，会让脾胃里积聚酒热湿毒，影响脾胃正常工作，久了还会导致肝气郁结，日久化热，让肝的阳气上升。或者长期让不正常的情绪干扰心理，导致肝脏的疏泄功能受到影响，肝气郁结变热，伤害身体的阴液。

长期生病、年老或是体弱，肾气不足，肝肾阴虚，肾阴无法制约肝阳。这些情况都会影响肝、脾、肾的正常工作，特别是肝。身体里气血阴阳不平衡，阴不能制阳，肝阳就收敛不住，容易变得亢奋。这样一来，脑部的血脉就会受影响，气血运行不正常，阴阳升降也会乱套，导致血压升高、波动，出现头痛、眩晕等。到高血压危象时，甚至可能出现突然昏倒、肢体抽搐等。

四、中医对高血压病理特点的认识

（一）早期高血压

高血压形成早期往往与肝脏功能失调相关，如肝疏泻功能失调，导致肝气郁结、肝阳上亢以及冲任失调。

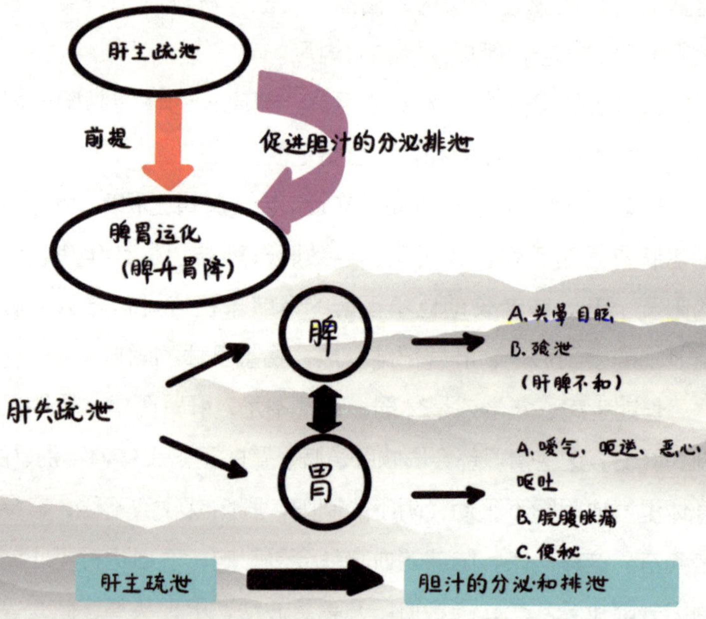

肝主疏泄

肝气的疏泄主要关系到人体气机的升降与调畅，所以只有在肝气疏泄正常的情况下，人才能气血平和，性情舒畅而不生病。如果各种精神刺激引起情志不和，则肝气郁结，郁久化火，耗伤津液，肝阴不足而肝阳亢盛，就会出现头痛、眩晕。肝阳上亢所导致的血压升高，以头痛目涨，并伴随着心烦易怒、面红目赤等症状为特点。

很多早期发现血压升高的患者只在紧张、情绪波动或劳累后出现短暂的血压升高，只要去除这些原因或得到适当治疗，血压就能恢复正常。

（二）中期高血压

高血压到了中期，在早期肝气郁结、肝阳上亢及冲任失调的基础上，进一步发展为肝肾阴虚、阴虚阳亢的病理状态。

长期紧张忧虑，会导致气郁化火，损耗阴血，伤津液，肝阴和肾阴都会不足，久了会让人体阴阳失衡，肝肾阴虚，血压居高不下。也可能是因为肾本来就虚，房事过度，耗伤精血；又或者年老或久病导致肾虚，水不涵木，肝失所养，造成肝肾阴虚，阴虚阳亢，血压持续升高，引起头痛、眩晕等症状。

肾脏还具有主持和调节全身水液代谢的功能。尿液的生成和排泄在维持人体水液代谢平衡中起着关键作用。而尿液的生成和排泄必须依赖肾的气化作用。如果肾气不足，气化功能失常，就可能出现水肿等症状。因此高血压患者中期常常出现水肿。

（三）晚期高血压

当高血压发展到后期，血压会持续处于高水平，这会导致心、脑、肾等器官出现器质性改变，从而出现功能障碍。高血压晚期的病理变化是在中期阴阳失衡的肝肾阴虚、阴虚阳亢的基础上，进一步阴损及阳而表现出阴阳两虚的病理变化，往往还有痰湿、血瘀等病理表现。

高血压晚期，阴阳平衡失调的情况进一步加剧，长期阴虚阳亢的病理变化加剧了阴液的亏虚。时间一长则阳气化生所依靠的物质基础不足，阴损及阳导致阴阳两虚，同时出现阴虚和阳虚的临床表现。这些临床表现和高血压晚期心、脑、肾等器官的器质性损害和功能障碍都有着密切的联系，这是高血压日久发展到一定程度的体现。

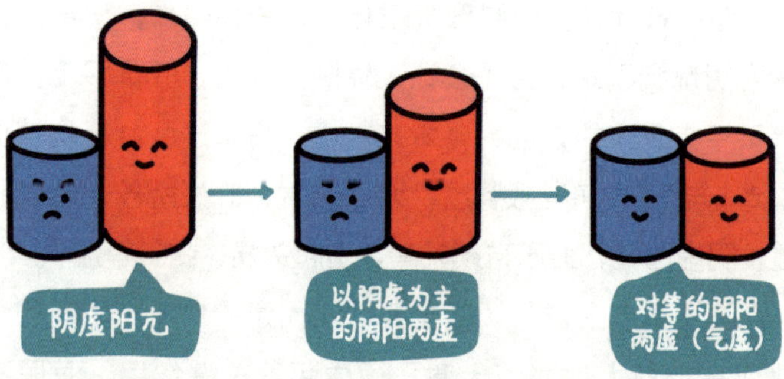

阴虚阳亢到阴阳两虚的病理变化

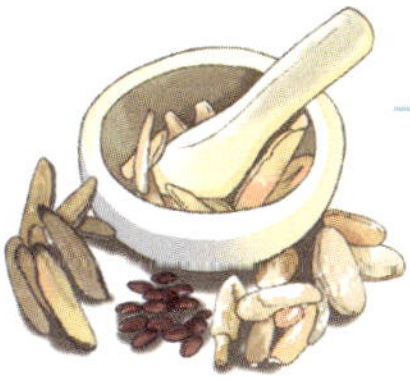

五、中医治疗高血压的特点与优势

（一）中医治疗高血压的特点

1. 辨病与辨证有机结合

治疗高血压病，首先要分清病情的轻重缓急，这是正确进行辨证治疗的前提，要避免“头痛医头，脚痛医脚”。同样是高血压患者，每个人的情况可能都不一样，有的人可能肾脏有问题，有的人心脏不好，还有人可能中风过，在辨证时一定要细心，针对个体差异制定治疗方案。

即使同一证型的高血压，病情发展和身体内部器官受影响的程度不同，也会导致各种复杂的情况。在判断病情的时候，要善于在相似中发现差异，这些细微的差别能帮助我们更准确地判断病情，这对治疗和用药都至关重要，也直接关系到治疗的效果。在用药的时候也要根据病情来确定用药的方向和药量的多少。

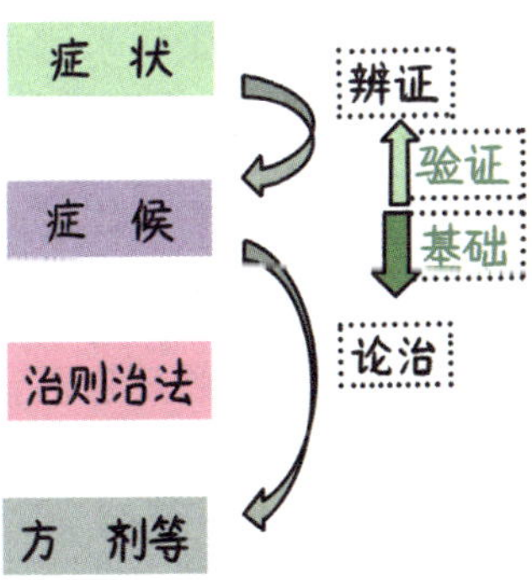

辨证论治

2. 标本兼顾，治病求本，重视整体论治

中医治病讲究从根本上解决问题，更注重长远的效果，而非仅仅解决眼前的问题。

高血压的根本，简单来说，可以分为虚证和实证两大类。虚证主要包括肝肾阴虚、脾虚或阴阳两虚等类型，实证则包括肝风、肝阳、痰浊及血瘀等不同情况。高血压病的早期，主要以肝气郁结、肝阳上亢为主；到了高血压病的中期，常在早期的基础上出现肝肾阴虚、阴虚阳亢的病理变化；而在高血压病的晚期，会进一步出现阴损及阳、阴虚阳亢的病理变化，且容易出现夹痰、夹瘀等病理变化。

在治疗高血压时，我们得明白这个病是分阶段发展的，每个阶段都有其特定的规律。我们不能只想着把血压降下来，还要根据不同情况用不同的方法来治疗，这叫作“同病异治”。血压降下去了，只是说明血压这个指标变好，但不代表头痛、眩晕这些症状消失，更不代表心、肝、肾这些脏器的功能也跟着改善了。

我们的身体就是一个整体，只是单纯的针对症状来治疗是不够的，我们不能只看到表面的问题，而应该深入地去了解问题的本质。治疗的时候，我们得从各种症状中找出那个最关键的、最重要的原因，这样才能更准确的对症下药。我们不能急于求成，追求立竿见影的效果，而是要顺其自然，慢慢地调整，让身体逐渐恢复到一个平衡的状态，这样才是真正的健康。

3. 重视情志对高血压的影响

现代社会，很多人的病其实跟情志有很大关系，高血压也是这样。中医看病，会从情志这个角度来分析高血压，这样能更准确地找到病因，然后用对方法来治疗。

如果一个高血压患者脾气特别大，就要考虑是不是肝的疏泄功能出现了问题，在治疗时加入一些疏肝的药物。如果他平时总是感到害怕，就要考虑到中医“肾主恐”的理论，考虑加入一些补肾的药物。如果一个人是脑力劳动者，想事情想得太多，可能会伤到脾，他的高血压就可能是脾虚引起的痰浊阻络。

总之，对高血压这样的疾病，我们要关注背后的情志因素。通过中医的整体观念，深入了解患者的生活习惯、情绪状态，才能找到真正的病因，从而采取更加个性化、有效的治疗措施。这样的治疗不仅能让血压降下来，还能让我们的身体恢复到一个更加和谐、平衡的状态。

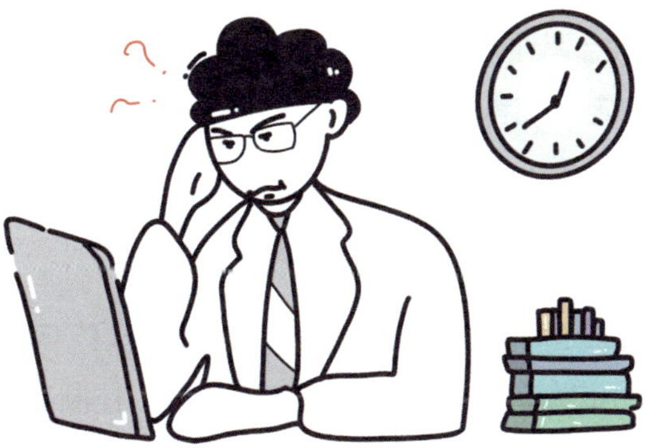

思伤脾

（二）中医治疗高血压的优势

1. 多效性

中医药除了单纯的降压以外，同时还利用整体辨证、个体论治的方法，在改善患者症状，提高生活质量等方面展现出了多效性。

治疗高血压的目的，不仅是要让血压降下来，同时还要减少心脏病、中风这些心脑血管问题的发生和死亡风险。高血压刚开始的时候，可能身体里看不出什么大问题，但时间一长，高血压就会慢慢伤害到心脏、大脑、肾脏和眼睛这些重要的部位。这些由高血压引起的问题，有时候比高血压本身还要危险。所以我们在降血压的时候，还得注意保护那些容易受伤害的器官。

中医通常从患者的具体病症出发，在“既病防变”上下功夫，采取辨证论治的方法，调整内环境，通过多层次、多环节、多靶点进行综合调理，在减轻或逆转靶器官损害，防止严重并发症方面有一定的优势。

2. 前瞻性

现在高血压病的治疗目标逐渐从“越低越好”向“越早越好”转换，这和中医学治未病的思想不谋而合。控制高血压的关键在于早期介入，但用西药治疗早期高血压的患者可能会让他们觉得自己真的病了，这种心理标签会给他们带来压力，不利于

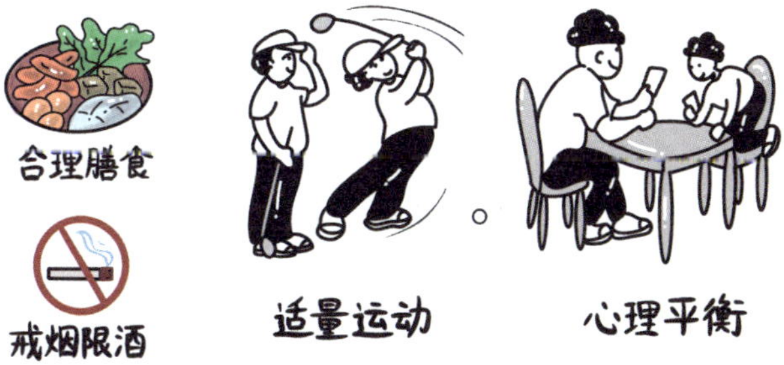

高血压预防

预防高血压。中医通过调理身体，帮助高血压初期的人摆脱那种“我是病人”的心态，更容易进行早期干预。通过中医的方法，很多患者的血压能够回到正常水平，同时他们的症状也会得到改善。

3. 多靶点性

中医药能够从多个角度、多个环节来调整身体内部的不平衡状态。比如说，钩藤的作用就是帮助调整身体里的钙和钾这两种离子的通道，保护大脑里的神经细胞，稳定大脑中的信号传递和新陈代谢。杜仲能够通过抑制腺苷活性，减少钙离子进入细胞，调节一氧化氮和肾素－血管紧张素系统，从而帮助血管放松，增加心脏的血液供应，达到降压的效果。天麻的作用和促进一氧化氮的释放，以及阻断钙离子通道有关。人参的作用包括抗氧化、调节血管舒缩功能、降低血液黏稠度、调整离子通道、影响自主神经的信号传递、改善血脂水平、调节血糖的代谢和控制血糖水平。

4. 稳定持久性

血压的波动是高血压患者容易得冠心病、心力衰竭等心血管疾病的一个重要原因。所以我们在降血压的时候要慢慢来，不能一下子降得太快。中医治病的时候，会结合看病情和分析体质，通过调整身体的阴阳平衡，帮助身体内部环境保持稳定，这样让血压缓慢的下降，对身体的长期健康有积极的影响，治疗的效果比较持久，也比较稳定。

5. 手段多样性

治疗高血压，中医除了用中药，还会用一些传统的非药物疗法来帮助治疗。这些方法包括扎针灸、食疗、拔罐、八段锦、太极拳等。这些非药物疗法和中药一起用，可以更好地稳定血压，减少高血压患者中风和死亡的风险，让治疗效果更持久，改善患者的整体健康状况。

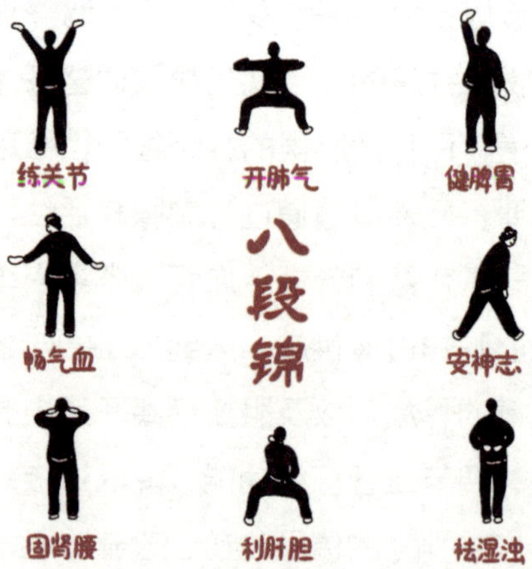

八段锦

第二章 高血压的治疗原则

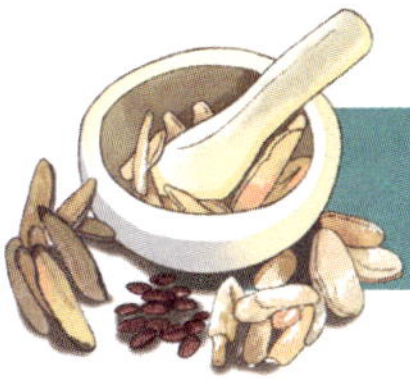

一、高血压早期，实证为主，治疗重点在肝

高血压早期阶段，大多是因为精神刺激、情志抑郁，导致肝失疏泄，出现肝气郁结、肝火上炎、肝阳上亢，甚至肝风内动的证型。这个阶段的高血压病，一般以实证为主，病位在肝，都以头痛、眩晕为主要症状。在治疗时应该分别以疏肝理气、清肝泻火、凉肝息风为基本治法。

（一）疏肝理气法

疏肝理气法适用于高血压早期患者。症状为头痛、头晕，咽干，心烦，胸闷，肋骨胀痛，精神不振，血压变化与情绪波动密切相关，舌苔薄白，脉沉弦。治法应选择疏肝理气佐以活血解郁法。方选柴胡疏肝散。

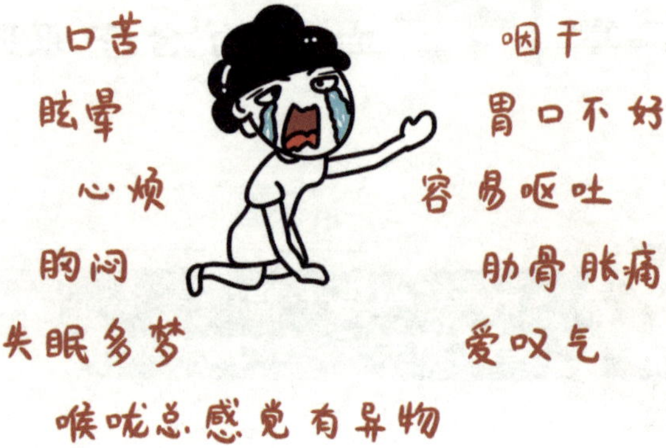

肝气郁结

（二）清肝泻火法

肝郁日久化火，或肝阳疏泄太过导致肝火上炎，都可能出现头痛头胀，眩晕，心烦口苦，胸胁胀满，多梦易惊，小便黄赤，大便秘结，舌红苔薄黄，脉弦数。治宜清肝泻火，方选龙胆泻肝汤。

（三）凉肝熄风法

肝阳过亢可能会出现化火生风，主要表现为剧烈头痛，眩晕，肢体麻木，颈项强硬，烦躁不安，手足抽搐，舌红苔黄，脉弦数等肝经风火上扰的症状，神志出现突然昏倒，肢体偏瘫，痰涎壅盛的中风症状。在治疗时选用凉肝熄风法，首选羚角钩藤汤作为基础方。

二、高血压中期，虚实并存，治疗应兼顾肝肾

高血压病发展至中期，常出现本虚标实，阴虚阳亢的病理变化。有的一开始肝阳有余，进一步导致肝肾阴虚，也有的从肝肾阴亏发展至阴虚不能敛阳，阳动风生，最终导致虚实并见，阴亏阳浮的病理结局。在治疗的时候，要根据患者病因、病理的不同及肝肾所受损伤的侧重，灵活使用滋阴潜阳与滋阴养血、柔肝息风法，大多都能获得很好的疗效。

（一）滋阴潜阳法

在病变过程中，肝阳上亢与肝肾阴虚的程度不同，临床表现也各不相同。一般来说，偏于阳亢的患者，大多由肝郁化火导致的，症状以头胀头痛，烦躁易怒，舌苔黄燥，面红目赤，脉弦数为主，病位在肝，兼有肾虚；偏于阴虚的证型多由肾虚发展而来，症状以腰膝酸软，头晕耳鸣，心烦、失眠，舌红少苔，脉细数为主，病位在肾，兼有阳亢。在治疗时应该根据阴虚和阳亢的轻重主次灵活应用。

1．阳亢重，阴虚轻

中青年患者大多阳亢重，阴虚轻。在治疗时应该以潜阳为主，

滋阴为辅。可以选择天麻钩藤饮作为基础方。

2. 阴虚重，阳亢轻

老年患者大多阴虚重，阳亢轻。在治疗时应该以滋阴为主，潜阳为辅。可以选择三甲复脉汤作为基础方。

3. 阴虚与阳亢均较重

阴虚与阳亢都比较重，无法分辨出主次的患者，首选建瓴汤。

（二）滋阴养血，柔肝息风

由于肝肾阴液耗伤太多，无法制约肝阳，就会形成虚风内动的病理变化。主要表现为头痛眩晕，唇舌发麻，视物模糊，头摇肢颤，半身麻木，肌肉紧张、抽搐、不自主的抽动，舌红少苔，脉弦细数等。这些症状大多是中风的前兆，如果遇到了一定要提高警惕。治疗时首选大定风珠。

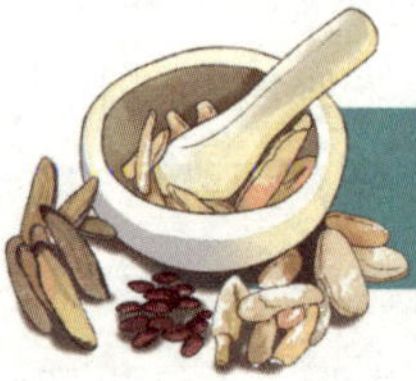

三、高血压后期，虚证为主，治疗重点在肾

高血压晚期的患者，大多年老体弱，肾气虚衰，加上久病，由肝及肾，由实转虚，出现了眩晕、耳鸣等以肾虚为主的症状。在治疗的时候要根据肾阴虚、肾阳虚与阴阳两虚的不同，分别采取相应的治疗方法。

（一）补肾益气法

补肾益气法适用于单纯肾气虚衰所导致的高血压病。肾虚可能由于先天的禀赋不足，也可能由后天劳损过度所导致。主要症状为头晕头痛，耳鸣耳聋，记忆力减退，疲倦，嗜睡，既不耐冷又不耐热，发白，脱发，牙齿浮动早脱，腰膝酸软，头重脚轻，尿频，夜尿多，月经量少或闭经、绝经，舌淡，脉虚弱。在治疗时应以补肾益气为基本治疗方法。首选肾气丸。

（二）滋阴降火法

滋阴降火法适用于阴不制阳，阳气上浮所致的高血压病。由于肾阴亏虚不能制阳，虚阳浮越，主要表现为头晕头痛，面部潮红，心烦口干，失眠健忘，腰酸耳鸣，视物昏花，双目干涩，大便秘结。治疗时可选用左归丸、知柏地黄丸等。

（三）温补肾阳法

温补肾阳法适用于肾阳偏衰的高血压病。肾阳虚衰的形成，可由肾气虚衰发展而来，也可由阴损及阳所导致。主要表现为头晕头痛，耳鸣耳聋，腰膝酸软，疲乏无力，记忆力减退，畏寒肢冷，面色㿠白，小便清长，大便稀溏，舌淡苔白，脉沉迟无力等症。在治疗时应首选右归丸加减。

以上只是对于高血压病的一些基本证型的治疗方法，在实际治疗中可能会遇到更多更复杂的情况，应该注意辨别。此外，对于老年人的高血压问题，治疗的时候要特别注意保持身体内阴阳的平衡，不能让某一方面太过强或太弱。在降低血压的时候，进度要缓和，不能降得太快或太低，否则可能会导致身体的重要器官得不到足够的血液供应，引起其他健康问题。

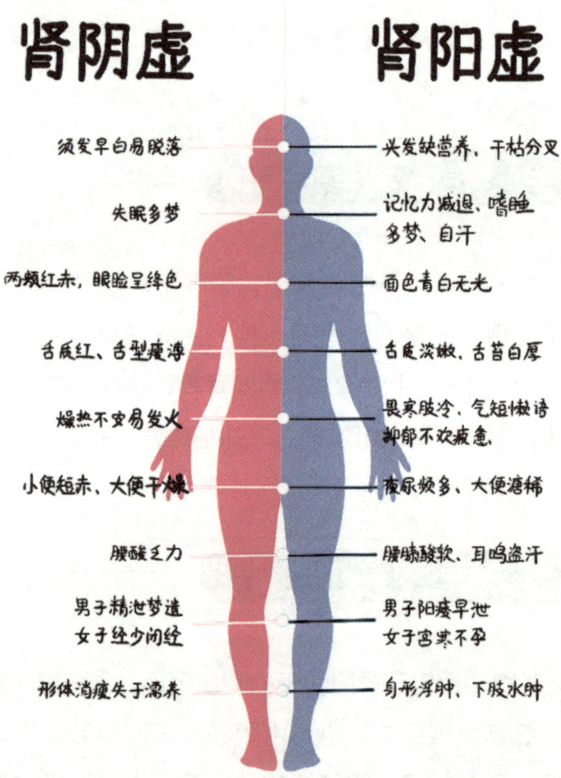

肾阴虚与肾阳虚

第三章 如何诊断高血压

高血压是一个复杂的过程，临床表现可体现于多个方面且千变万化。我们在诊断的时候，要通过望、闻、问、切从不同的角度了解病情和收集临床资料，还要了解病史、家庭、环境、时令、气候等机体以外可能对疾病产生影响的因素，才能做出正确的诊断。既不能简单地把人分割成一个个“系统”，只顾一点，不顾整体，也不能只注意到当前的、局部的、明显的病理改变，而忽视了时、地、人、病的特殊关系，一定要站在整体的高度，从疾病的前因后果、发展演变上综合考虑。

一、望诊

望诊是一种重要的诊断手段，通过观察患者的面部特征、舌象等外在表现来推断内在的健康状况和疾病状态。对于高血压而言，望诊能够提供许多关于患者体质、情绪状态及潜在病理变化的信息。

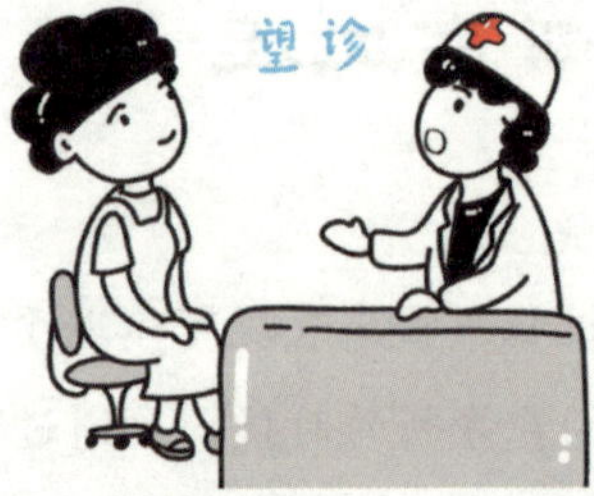

望诊

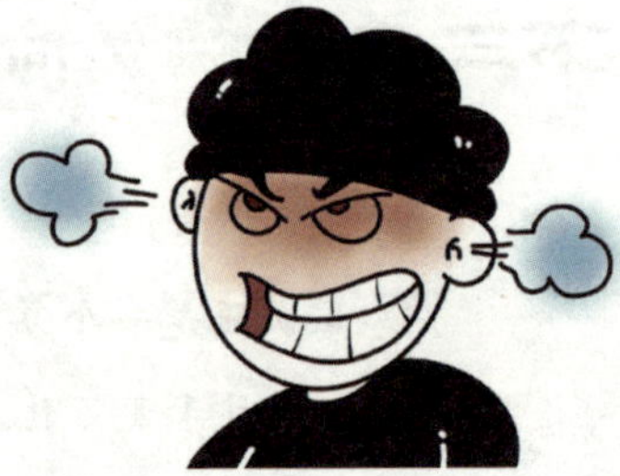

肝阳上亢

（一）面部观察

（1）面色

面色是望诊中的一个重要指标。面色是人的神气外现的重要征象。面部皮肤的颜色和光泽的变化，能比较准确地反应人的健康状态。我国健康人的面色应该是红黄隐隐，明润含蓄。高血压患者常表现为面色红润或暗红，这可能是因为高血压导致的血液循环加速和毛细血管扩张。患者面颊部持续泛红，尤其是午后更为明显，这可能是肝阳上亢的表现，提示体内有过多的热邪或肝气郁结。患者面色发黑，这可能是肾虚的表现。

（2）眼睛

眼睛不仅是心灵的窗户，也是观察身体健康的窗口。高血压患者可能会出现眼睑浮肿、眼白黄染或红丝增多的现象。眼睑浮肿可能与肾功能不全相关，眼白黄染可能提示肝脏出现问题，红丝增多可能与肝火旺盛有关。

（3）口唇

口唇的颜色和形态能够反映身体的健康状况。高血压患者若嘴唇颜色偏紫，可能是气血运行不畅的迹象。若嘴唇干裂，则可能提示体内津液不足，与肺阴虚或胃热有关。

（二）望体型

（1）肥胖

肥胖大多是因为日常饮食偏于多油、甜腻的高热量食物，又不爱运动，脾失健运，痰湿积聚所致。高血压患者若见形体肥胖，多为痰湿内盛之证，这就是人们常说的“胖人多痰湿”。

（2）消瘦

高血压患者若见形体消瘦，多为阴虚，这就是人们常说的“瘦人多虚火”。

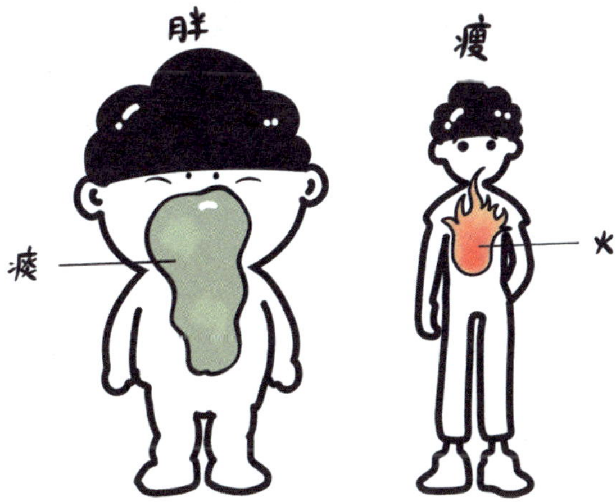

胖人多痰湿，瘦人多虚火

（三）舌象观察

舌象是中医诊断中极其重要的一环，它能直接反映人体脏腑的功能状态。观察舌质和舌苔的变化，可以辅助判断高血压的类型和严重程度。

（1）舌质

舌质红：舌质鲜红或暗红，通常与肝阳上亢、心火旺盛有关，表明体内有热象。

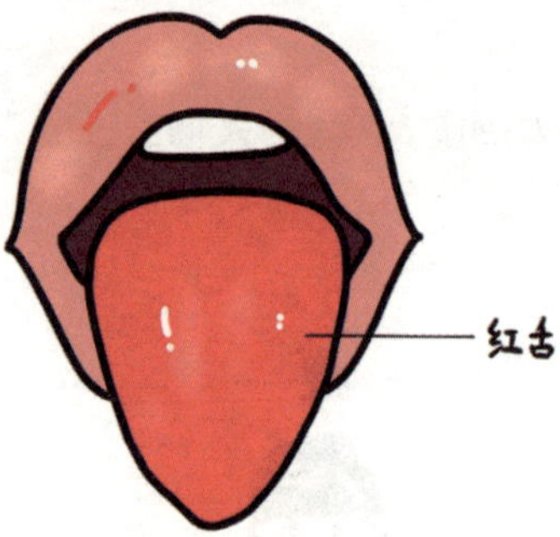

红舌

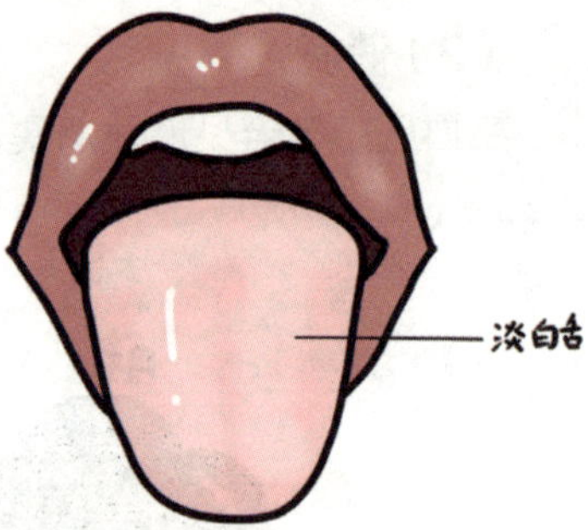

淡白舌

舌质淡：舌质淡白是气血两虚的标志，与高血压患者因长期疾病消耗而致气血不足有关。

舌下络脉：舌下络脉是指舌下位于舌系带左右两侧各有一条纵行的大络脉。观察舌下络脉是否粗大、颜色是否深紫，可以判断是否存在瘀血，这是高血压患者常见的病理变化之一。

（2）舌形

裂纹舌：舌面上出现各种形状的裂纹、裂沟，深浅不一，多少不等，多表示阴血亏虚、脾虚湿盛。

齿痕舌：舌体边缘有牙齿压迫的痕迹。高血压患者见齿痕舌，多为脾虚湿盛证。

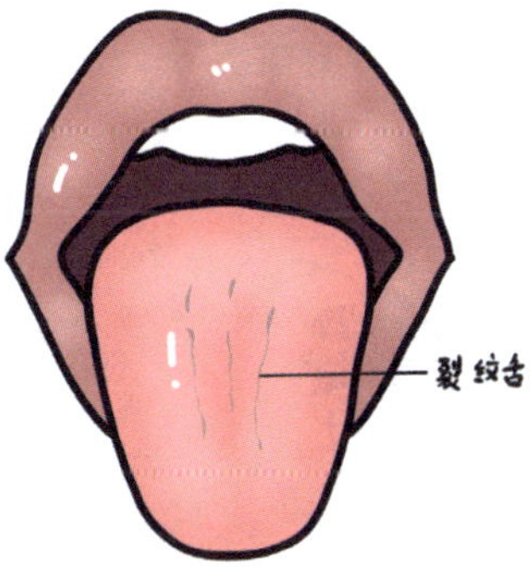

裂纹舌

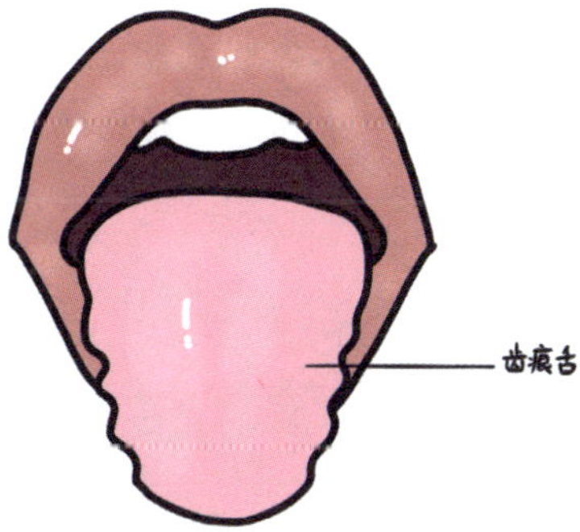

齿痕舌

（3）舌苔

1）黄苔：黄腻或薄黄的舌苔，多见于痰湿内蕴或肝胆湿热，提示体内湿热较重。舌苔的颜色越黄，说明体内的热邪越重。

2）白苔：薄白苔为正常人的舌苔颜色。白厚的舌苔，可能表示脾虚生湿，常见于气血两虚型高血压。

3）剥苔：舌苔局部或全部脱落，露出光滑无苔的舌面，提示胃阴虚或肝肾阴虚，与高血压患者可能出现的阴虚火旺有关。

二、闻诊

在中医的四诊之中，“闻诊”是一种通过听觉和嗅觉来观察患者身体状况的诊断方法。它不仅关注患者发出的声音，包括语言、咳嗽、打喷嚏等，也包括患者体味和排出物的气味。

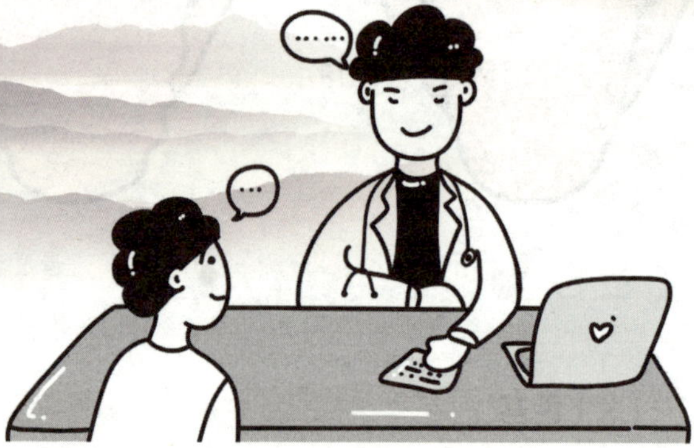

闻诊

（一）听声音

声音是由肺部发出的气息与喉咙产生的振动共同形成的。不同的声音可以反映人体内部器官的功能状态，尤其与肺、心、肝、脾、肾等脏器密切相关。

（1）说话声

说话声的高低、强弱、快慢能反映一个人的情绪状态和精神面貌。正常情况下，说话声音应该清晰、响亮、流畅。如果声音变得低沉、无力，可能是气虚的表现；声音嘶哑、干涩，则可能提示肺燥或咽喉炎症；声音尖锐、急促，多见于热病或情志激动。

（2）咳嗽声

咳嗽是呼吸系统最常见的症状之一，通过分析咳嗽的性质，可以判断肺部的状况。干咳无痰，声音短促，多由燥邪或肺阴不足引起；咳嗽有痰，声音沉闷，常见于痰湿蕴肺的情况；夜间阵发性咳嗽，可能是肾虚水泛的表现。

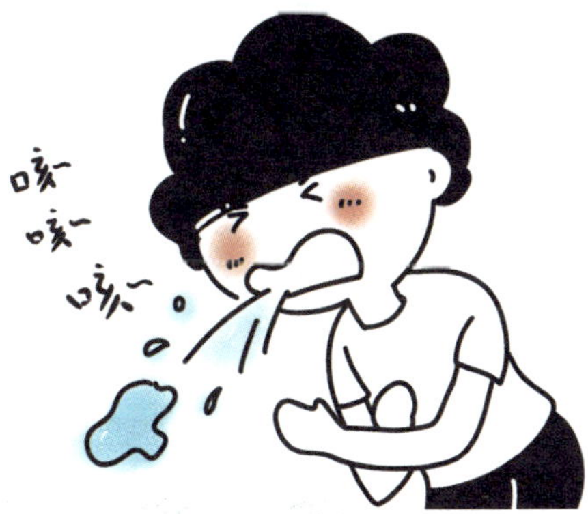

咳嗽有痰

（3）打鼾声

打鼾是睡眠中常见的现象，但持续性的响亮打鼾可能提示气道阻塞或肺气不畅。打鼾与肺脾两虚、痰湿内盛有关，需要调理肺脾，化痰利湿。

（4）喷嚏声

喷嚏声是机体对外界刺激的一种反应，频繁的喷嚏可能提示风邪入侵或过敏体质。喷嚏连声，鼻流清涕，属于风寒之邪侵袭，需散风寒，宣肺气。

（5）呼吸声

呼吸的频率、深度、节奏是评估肺功能的重要指标。正常呼吸应均匀、深长。呼吸急促、浅表，多见于肺气亏虚或热邪犯肺；呼吸困难、气短，可能提示心肺功能不全；喘息声高亢，多为哮喘或肺部感染。

（二）听呼吸

呼吸不仅是维持生命的基本生理活动，也是反映人体健康状况的重要指标。通过观察呼吸的形态、频率和深度，可以推断出脏腑功能的强弱和阴阳平衡的状态。

（1）呼吸形态

正常的呼吸应该是腹式呼吸，即吸气时腹部自然隆起，呼气时腹部自然下降。如果出现胸式呼吸，即吸气时胸部扩张明显，可能提示肺气不降或肝气郁结。

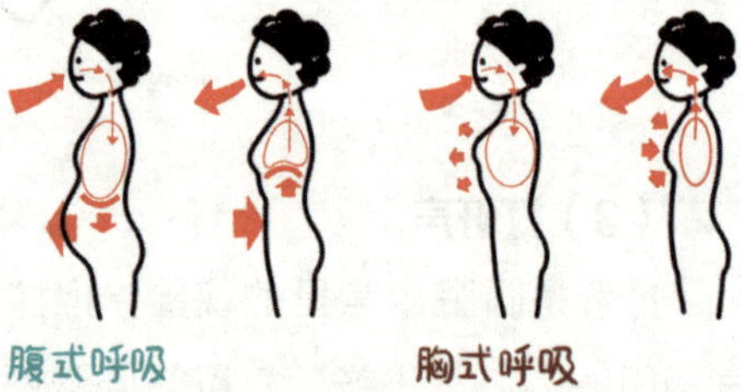

腹式呼吸与胸式呼吸

（2）呼吸频率

成年人的正常呼吸

频率为每分钟 12 ~ 20 次。呼吸频率过快，称为“气喘”，多由肺气亏虚或热邪扰肺引起；呼吸频率过慢，称为“息微”，可能提示心肺功能衰竭或重度气虚。

（3）呼吸深度

深长的呼吸表明肺功能良好，浅短的呼吸则提示肺气不足或气机不畅。长期的浅短呼吸还可能与慢性肺疾患、心力衰竭等疾病相关。

（三）闻气味

除了声音和呼吸，闻诊还包括对患者体味和排出物（如汗、尿、便）气味的观察。这些气味的变化往往反映了体内代谢的异常，是判断疾病性质的重要线索。

（1）体味

体味的改变通常与脏腑功能失调有关。如口臭可能提示胃热或口腔卫生不良；腋臭、脚臭等异常体味，多见于湿热蕴结或肝胆湿热。

（2）尿味

正常尿液应无特殊气味。尿味腥臊，可能提示泌尿系统感染；尿味甜腻，可见于糖尿病患者。

（3）粪便气味

粪便的气味也能反映消化系统的健康状况。恶臭难闻，可能提示肠道湿热或消化不良；粪便腥臭，常见于消化道出血。

三、问诊

问诊是辨证施治的关键步骤。在高血压的中医诊疗中，我们通过详细的问诊，才能够深入了解患者的生活方式、体质特点、情志变化等，从而判断疾病的本质，制定出个性化的治疗方案。

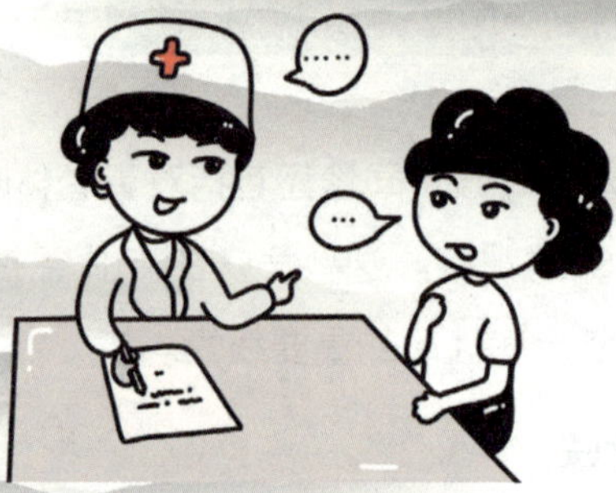

问诊

（一）生活习惯

（1）饮食偏好

中医强调“药食同源”，食物的选择与搭配直接影响人体阴阳平衡。询问患者的饮食习惯，如偏好辛辣、油腻或过咸的食物，可以帮助判断脾胃功能和体内湿热状况，进而调整治疗方向。

（2）起居作息

起居规律对维持人体阴阳平衡至关重要。通过询问患者的作息时间，了解其是否有熬夜、过度劳累等情况，能够判断患者体内阴阳失调的程度，从而采取相应的调养措施。

（二）情志状态

七情（喜、怒、忧、思、悲、恐、惊）过度均可导致脏腑功能失常，其中怒和忧与高血压密切相关。通过询问患者的情绪变化，如是否经常感到焦虑、抑郁或易怒，可以辨识患者的情志病因，运用疏肝解郁、安神定志的中药和针灸疗法进行调治。

（三）家族病史

询问家族病史，特别是直系亲属中是否有高血压、糖尿病、冠心病等慢性疾病，有助于评估患者的遗传倾向，为预防和早期干预提供依据。

（四）伴随症状

（1）头晕

头晕胀痛，口苦，易怒，脉弦数，多因肝火上炎、肝阳上亢所致。头晕而重，如被物包裹，痰多苔腻，多因痰湿内阻，清阳不升所致。头晕耳鸣，遗精健忘，腰膝酸软，多因肾虚精亏所致。

(2) 耳鸣与听力下降

耳鸣在中医中常归因于肾精亏损或肝胆火旺，听力下降可能与气血两虚或肾虚有关。如果是突发耳鸣，声大如雷，按之更甚，属实证，多由肝阳上亢所致。如果是耳鸣渐起，声细如蝉，按之可减，多属虚证，多由肾精亏虚所致。

(3) 心悸

心悸就是患者自觉心跳动不安的症状，这是高血压患者的常见症状。多是气血阴阳亏虚、心失所养，或是痰饮、瘀血阻滞所致。

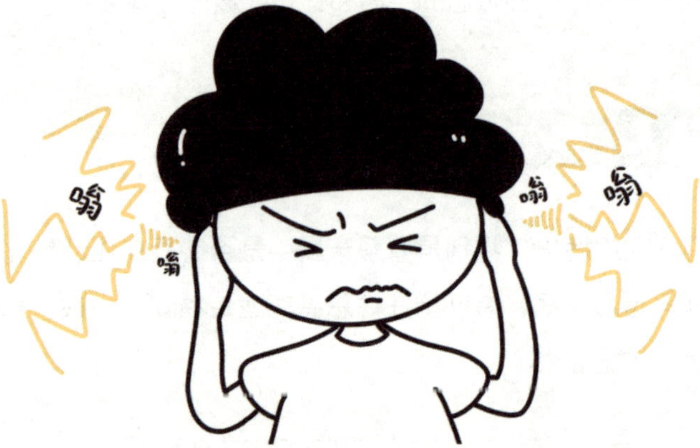

耳如蝉鸣

(4) 胁胀

胁肋胀痛，太息易怒，脉弦，多因肝气郁结所致。胁肋胀痛，身目发黄，口苦，苔黄腻，多因肝胆湿热所致。

（5）麻木

高血压患者见半身麻木，活动自如，多为中风先兆；若伴有头晕目眩、气短乏力，多属气血两虚。

（6）失眠

失眠主要是由于机体阴阳平衡失调，阴虚阳盛，阳不入阴，神不守舍，心神不安所致。

四、切诊

“切诊”通过触摸患者的脉搏来获取关于身体健康状况的信息。

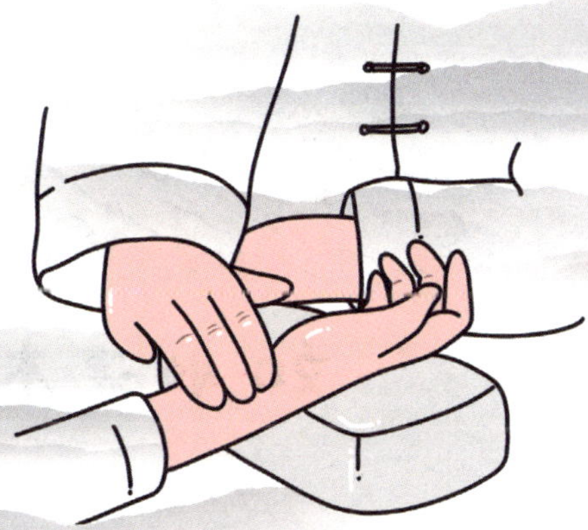

切诊

（一）脉象的基本概念

脉象是指通过手指感知患者动脉搏动时所呈现出的各种形态和动态变化。脉象的变化能够反映人体气血运行的状态，是中医诊断疾病、判断病情发展及预后的重要依据之一。中医将脉象分为 28 种基本类型，每种脉象都有其特定的形态特征和临床意义，如浮脉、沉脉、迟脉、数脉等。

（二）脉象的临床意义

（1）浮脉

浮脉轻取即得，重按稍减而不空，主表证。如果高血压患者出现浮脉，可能提示外感风邪，肺卫不固，需要疏散风邪，宣肺解表。

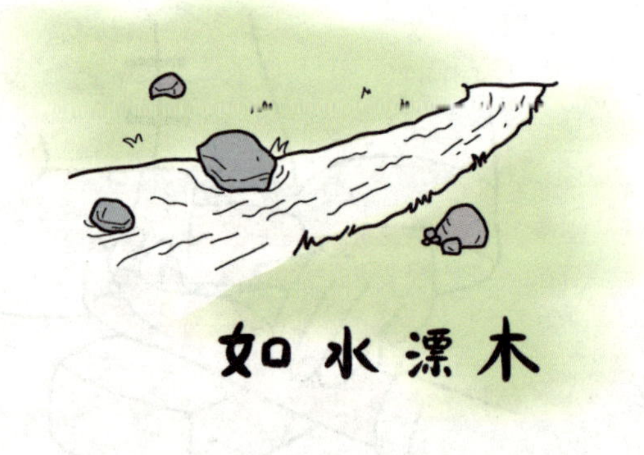

浮脉

（2）沉脉

沉脉轻取不应，重按始得，主里证。若高血压伴有沉脉，可能反映脾胃虚弱，水湿内停，治疗宜健脾利湿，温中散寒。

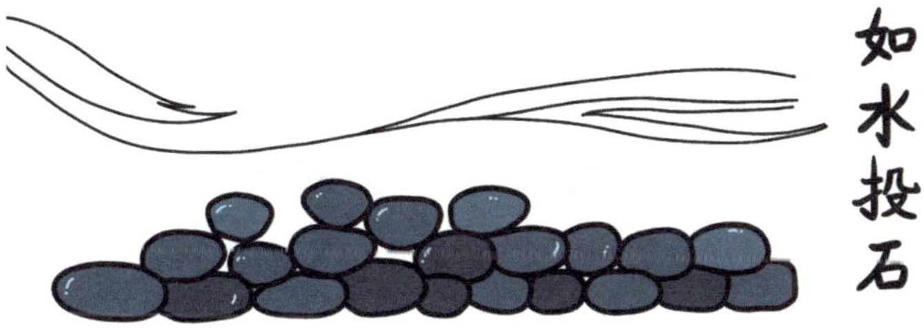

沉脉

（3）迟脉

迟脉一息不足四至，主寒证。高血压患者若见迟脉，可能提示肾阳虚衰，水液代谢失常，治疗当温补肾阳，化气行水。

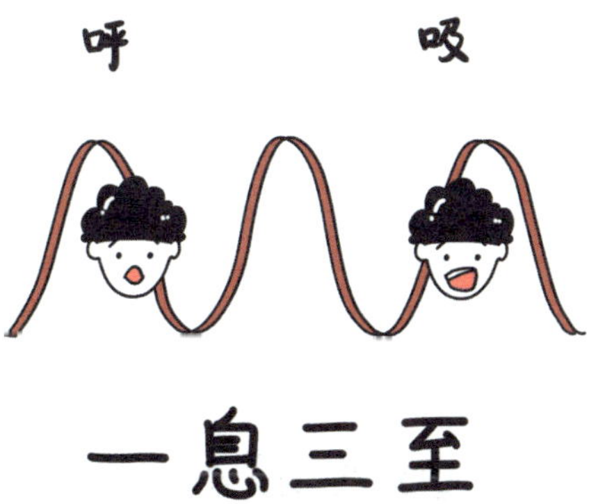

迟脉

（4）数脉

数脉一息五至以上，主热证。脉搏每分钟跳动次数大概在 90 次以上。高血压伴数脉，可能为肝阳上亢，肝火旺盛，需平肝潜阳，清热泻火。

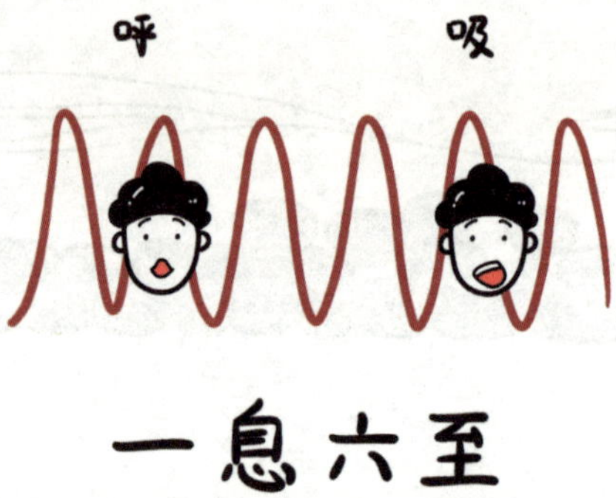

数脉

（5）弦脉

弦脉端直以长，如按琴弦，主肝胆病变。高血压患者若见弦脉，提示肝气郁结，治疗应疏肝解郁，平肝潜阳。

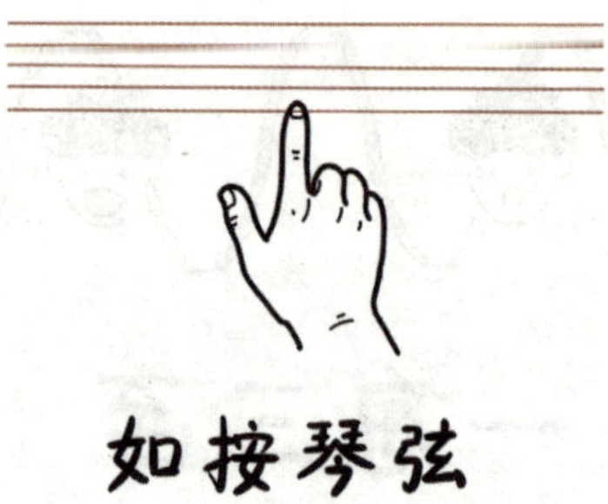

弦脉

（6）滑脉

滑脉往来流利，应指圆滑，如盘走珠，主痰饮、食滞、实热等。高血压患者见滑脉，可能与痰湿壅盛有关，治疗宜化痰祛湿，清热利水。

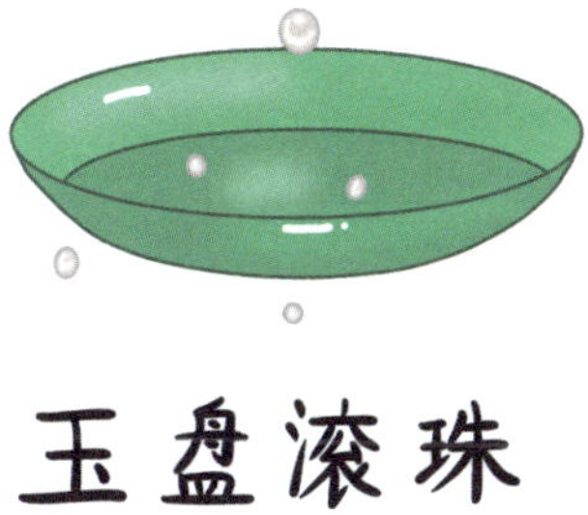

滑脉

（7）涩脉

涩脉往来艰涩，如轻刀刮竹，主血瘀、精伤、血少。高血压患者若涩脉明显，可能提示血瘀络阻，治疗当活血化瘀，通络止痛。

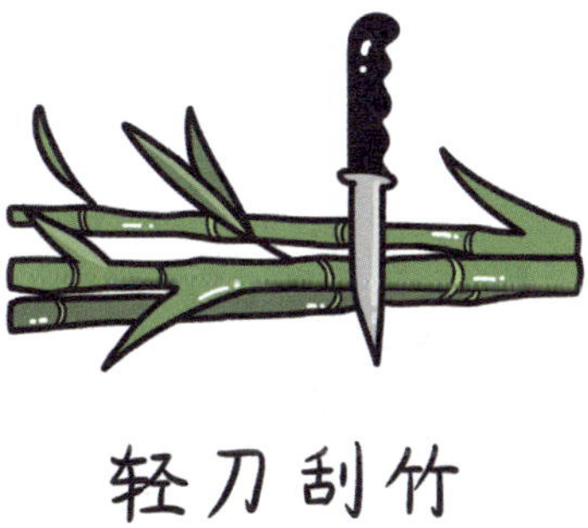

涩脉

（8）濡脉

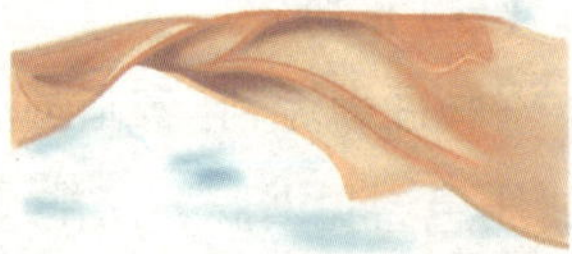

如帛在水中

濡脉

濡脉浮而细软，主虚证，尤其是脾胃虚弱。高血压患者若现濡脉，提示中气不足，治疗宜健脾益气，升阳举陷。

（三）脉象的采集技巧

采集脉象时，需静心凝神，保持手指的敏感度，食指、中指和无名指三指并拢，轻、中、重三度按压患者手腕处的桡动脉，分别感知寸、关、尺三部脉象。初诊时先轻按，感受脉象的浮沉；再中按，体会脉象的力度；最后重按，了解脉象的深浅。整个过程要求医者全神贯注，通过手指的细微感觉捕捉脉象的微妙变化。

四诊虽然各有侧重，但它们并不是孤立存在的。在实际诊疗过程中，需要将望、闻、问、切四诊结合起来，综合分析，才能得出全面而准确的诊断结果。正如《黄帝内经》所言：“望而知之谓之神，闻而知之谓之圣，问而知之谓之工，切脉而知之谓之巧。”四诊合参，不仅考验我们的专业知识，更要求我们具备整体观和辨证论治的能力。

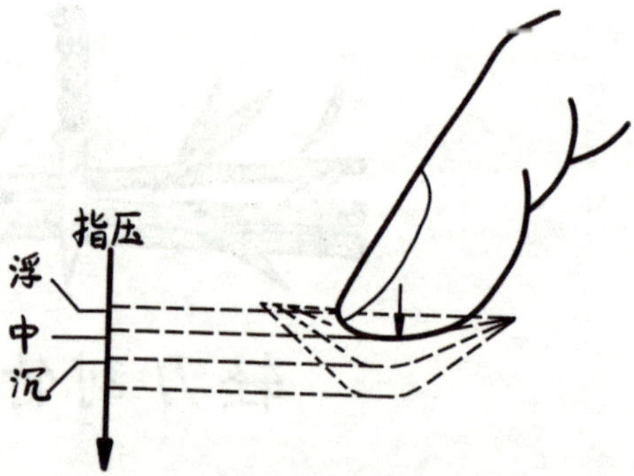

手指以浮、中、沉三个等级的压力取脉

第四章 高血压的辨证论治

高血压的症状多种多样，这主要取决于个人体质和生活习惯等因素。我们可以根据一些常见的身体特征和症状，比如身体的阴阳平衡、脏腑虚实、舌苔、脉象、体型以及发病诱因等，来分析和总结高血压的几种常见表现。

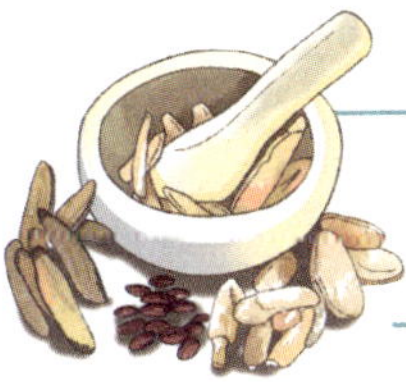

一、肝气郁结证

1. 病因病机

肝气郁结，气机阻滞，疏泄失司。

2. 临床表现

头目眩晕，胸闷不舒，胁胀痛，常常叹息，叹息后稍微舒适一点。呃逆口干，易怒，食欲不振。舌质淡，苔薄白，脉弦或弦细。

3. 治法

疏肝解郁。

4. 方药

逍遥散加减。若肝郁化火者，可去当归，加川芎、丹参。

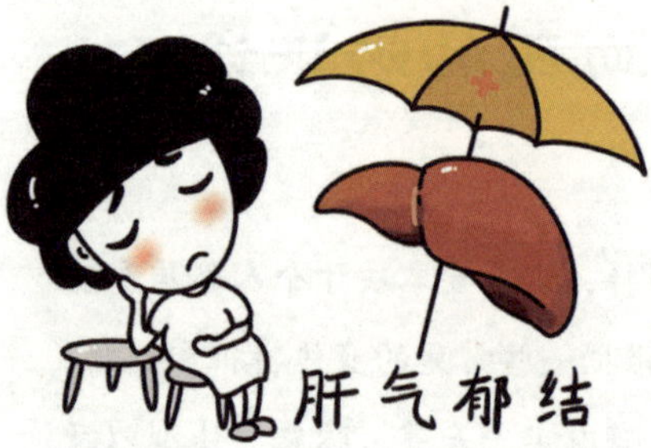

肝气郁结证

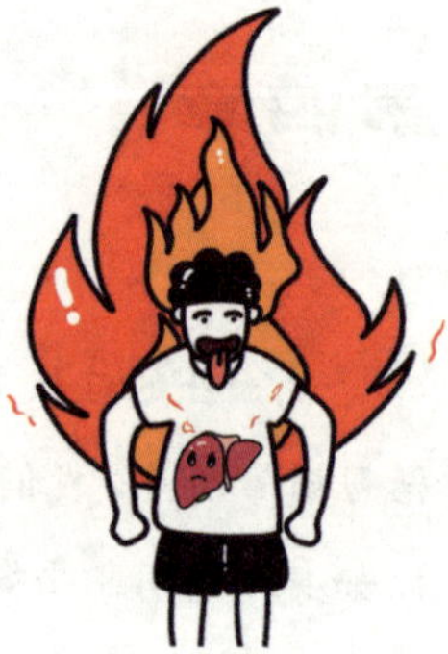

肝火上炎证

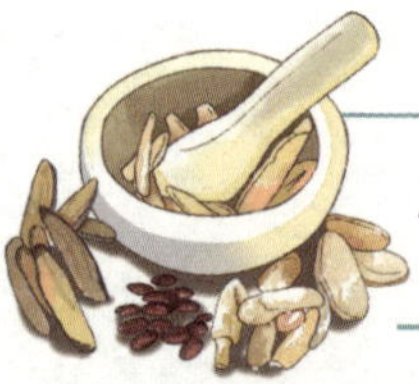

二、肝火上炎证

1. 病因病机

肝气郁结日久，气郁化火，肝火上炎所致。

2. 临床表现

头晕，头胀痛，面红目赤，口苦胁痛，烦躁不宁，大便干结，小便黄赤，舌红苔黄燥或黄腻，脉弦数有力。

3. 治法

清肝泻火。

4. 方药

龙胆泻肝汤加减。噩梦多者加生龙骨、生牡蛎、远志、柏子仁以镇惊安神；胁肋胀痛者加川楝子、赤芍、白芍以疏肝止痛；大便秘结者加大黄以通便。

三、肝阳上亢证

1. 病因病机

情志内伤，肝气郁结，久而化火，灼伤肝阴，肝阳上亢，扰动清窍。

2. 临床表现

头晕微胀，头痛时轻时重，口干口苦，急躁易怒，或头热足凉，头重脚轻，舌红，苔黄，脉弦细。

3. 治法

平肝潜阳。

4. 方药

天麻钩藤饮加减。脉沉弱，腰膝酸软者，去夏枯草、菊花，加何首乌、女贞子、地骨皮。

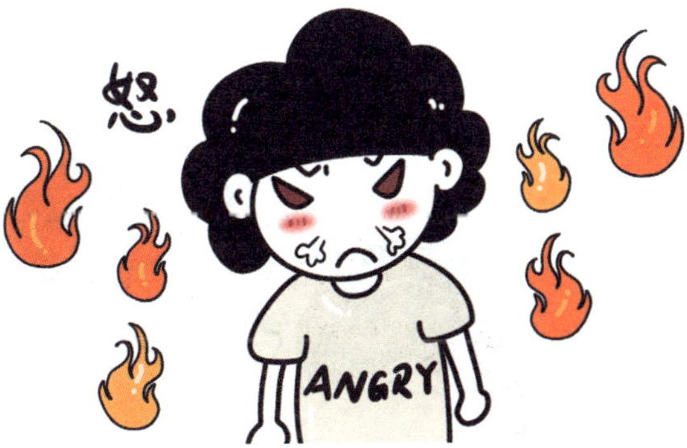

肝阳上亢证

四、肝风内动证

1. 病因病机

肝肾阴液精血亏虚，筋脉失养，肝阴不能制约肝阳，肝阳亢盛得不到抑制而化风。

2. 临床表现

眩晕、头痛、耳鸣、口眼歪斜，甚至昏仆失语、不知人事，或手足麻木、震颤、偏瘫，或为抽搐，舌多红绛、干燥，脉多弦数。临床上常见肝阳化风、阴虚动风、热极生风、血虚生风四种（见右表）。

3. 治法

养阴清热，平肝息风。

4. 方药

羚角钩藤汤加减。肝阳化风证可以选择镇肝熄风汤加减。阴虚风动证可选择大定风珠加减。热极生风证可选择安宫牛黄丸加减。血虚生风证可选择阿胶鸡子黄汤加减。

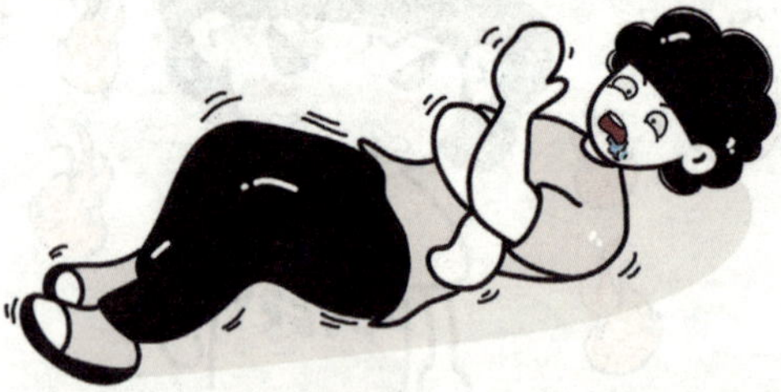

肝风内动证

肝风内动的四种分类

分类	发病机理	症候表现
肝阳化风	素体阴虚，肝阳上亢，化火生风	眩晕欲扑、头痛如掣、肢体麻木、手足震颤、舌质红、脉弦细。如果出现突然昏倒，舌头僵硬说不出话，口眼歪斜，半身不遂，就是俗话说的中风
阴虚风动	阴液亏虚，筋脉失于濡养引动肝风	筋脉痉挛、手足蠕动、潮热盗汗、五心烦热、口干咽燥、舌红脉细
热极生风	热邪亢盛，燔灼肝经，热陷心包	高热、烦渴、抽搐、项强、两目上翻，甚至出现昏迷、角弓反张、舌红苔黄、脉弦数
血虚生风	久病或失血导致肝血亏虚，血虚而生风	头目眩晕、视物模糊、面色不华、肢体麻木或震颤、肌肉跳动或皮肤瘙痒、舌淡脉细

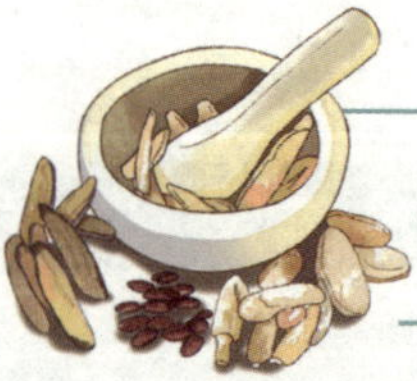

五、痰湿壅盛证

1. 病因病机

饮食失节，脾胃运化失司，湿聚成痰，痰湿上扰，蒙蔽清窍，引起头晕沉重、胸闷。

2. 临床表现

头晕昏沉，肢体困重，嗜睡，恶心，食欲不振，腹部胀满，大便黏腻。苔白厚腻、脉濡滑。

3. 治法

祛痰降浊。

4. 方药

半夏白术天麻汤加减。恶心呕吐者与旋覆代赭汤一起使用以和胃降逆；脘腹胀闷，食欲不振者，加白豆蔻、砂仁、炒莱菔子以芳香化湿，醒脾开胃；头脑昏沉者加川芎以辛温走窜，交通上下。

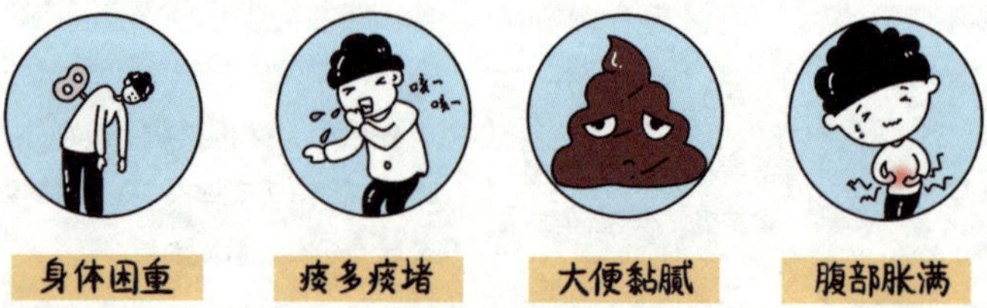

痰湿壅盛证

六、痰热内盛证

1. 病因病机

痰湿日久化热，上扰清窍而致眩晕。

2. 临床表现

头部沉重如被东西包裹、眩晕或昏蒙、心烦、失眠、胸闷、恶心、痰多。舌红苔黄腻，脉弦滑数。

3. 治法

健脾化湿，清热化痰。

4. 方药

温胆汤加减。大便秘结者，加酒大黄、莱菔子、枳壳；胸闷痛者，加郁金、连翘、陈皮、延胡索。

七、肝肾阴虚证

1. 病因病机

禀赋不足，或久病伤阴，肝肾之阴亏虚，阴虚则生内热，上扰清窍，引起头晕目眩。

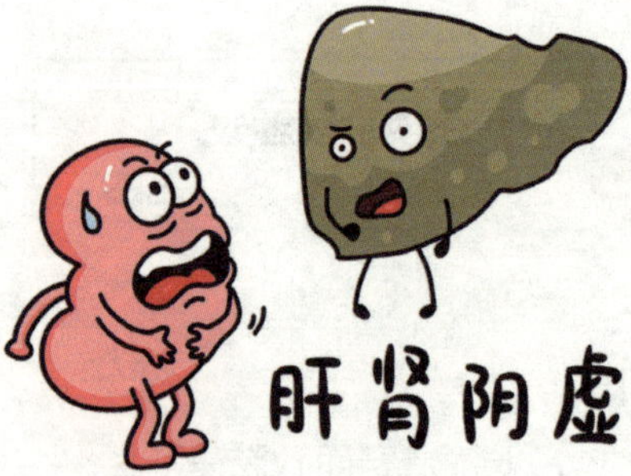

肝肾阴虚证

2. 临床表现

头晕眼花，目涩而干，耳鸣，腰膝酸软，足跟痛，夜尿多，舌质红，无苔，脉沉细弱。

3. 治法

滋补肝肾。

4. 方药

杞菊地黄丸加减。心肾不交者，加阿胶、鸡子黄、酸枣仁、柏子仁等交通心肾、养心安神。

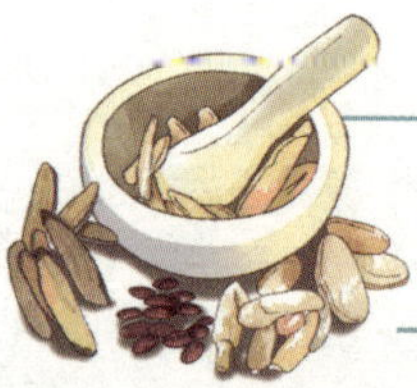

八、虚风内动证

1. 病因病机

肝肾阴液过于亏耗，无力制约肝阳，导致阴虚不能制阳，形成虚风内动的病理变化。

2. 临床表现

头痛眩晕，唇舌发麻，视物模糊，头摇肢颤，半身麻木，筋惕肉瞤，舌红少苔，脉弦细数等。多为中风先兆，遇到后应该引起警惕。

3. 治法

育阴潜阳，敛阳息风。

4. 方药

大定风珠加减。若伴有抽搐震颤、口眼歪斜的情况，可加全蝎、蜈蚣、僵蚕等。

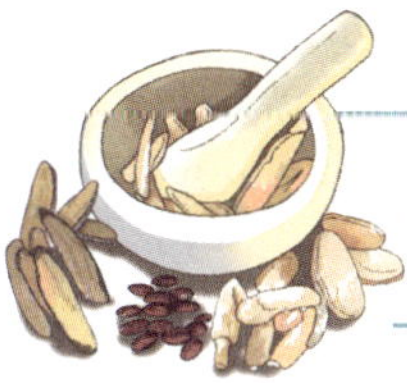

九、肾气虚衰证

1. 病因病机

先天禀赋不足或后天劳损过度导致的肾气虚衰。

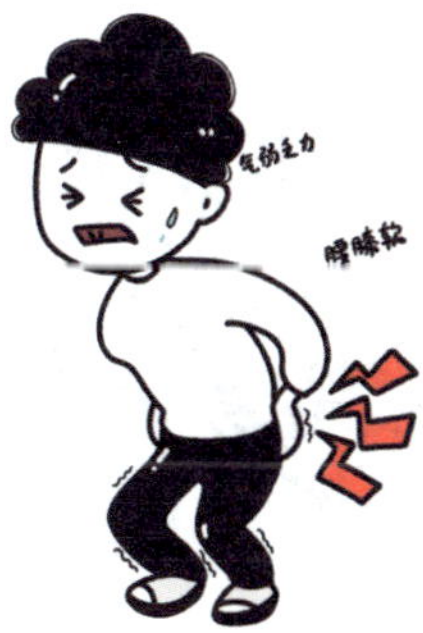

肾气虚衰证

2. 临床表现

头晕头痛，耳鸣耳聋，记忆力减退，倦怠嗜睡，既不耐冷又不耐热，发白发脱，牙齿浮动早脱，腰膝酸软，头重脚轻，尿频，夜尿多，月经量少或闭经、绝经，舌淡，脉虚弱。

3. 治法

补肾益气法。

4. 方药

金匮肾气丸加减。阴阳两虚明显者，加龟板、枸杞子、淫羊藿。

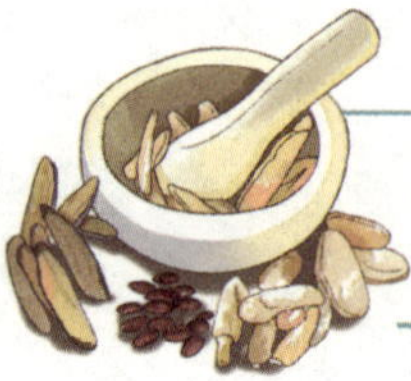

十、肾阳虚证

1. 病因病机

肾阳虚证可由肾气虚衰发展而来，也可由阴损及阳所致。

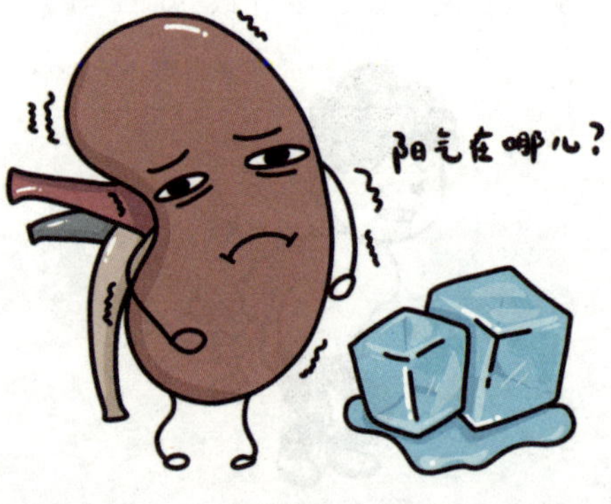

肾阳虚证

2. 临床表现

头晕头痛，耳鸣耳聋，腰膝酸软，疲乏无力，记忆力减退，畏寒肢冷，面色㿠白，小便清长，大便稀溏，舌淡苔白，脉沉迟无力。

3. 治法

温补肾阳。

4. 方药

右归丸加减。如果兼有心悸、喘促、水肿等症，可用真武汤。

十一、阴阳两虚证

1. 病因病机

阴阳两虚型高血压多见于中老年高血压晚期和年老体弱患者。一般由肝肾阴虚的情况发展而来。当阴虚的情况持续发展，最终会影响到身体的阳气，导致阴阳两虚。

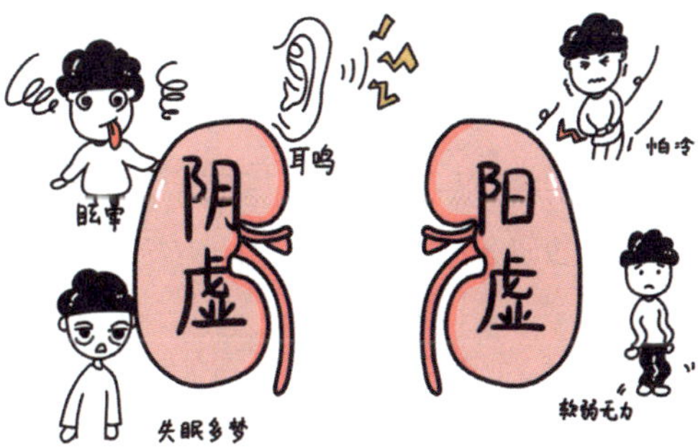

阴阳两虚证

2. 临床表现

头晕目眩、心悸健忘、腰膝酸软、耳鸣耳聋、动则气促、四肢冷、夜尿频数或见阳痿。舌淡嫩苔净、脉细弱或沉。

3. 治法

育阴助阳。

4. 方药

偏于阳虚者，选用右归丸加减；偏于阴虚者，则用左归丸加减。

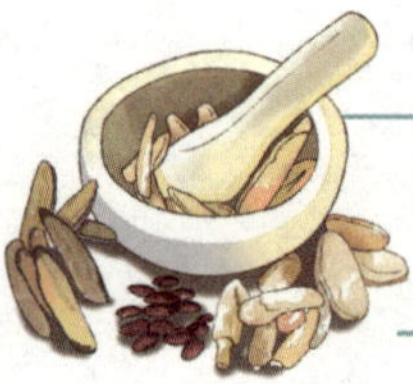

十二、心肾不交证

1. 病因病机

肾水不足，不能上济于心，心火独亢，心肾失交，出现心悸失眠、多梦。

2. 临床表现

心烦、失眠、睡中多梦、心悸不安、健忘、头晕耳鸣、腰膝酸软、五心（两手心足心加上心口）烦热、口干咽燥、舌红、脉细数。有时可见腰部以下酸软发冷。

3. 治法

交通心肾，安神定志。

4. 方药

黄连阿胶汤合交泰丸加减。若服后眩晕耳鸣不减，伴烦躁易怒、面红耳赤，可以加入山栀子、黄芩清泻肝火。

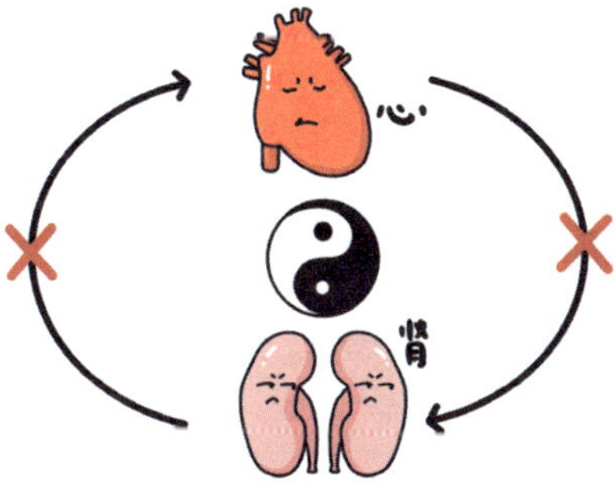

心肾不交证

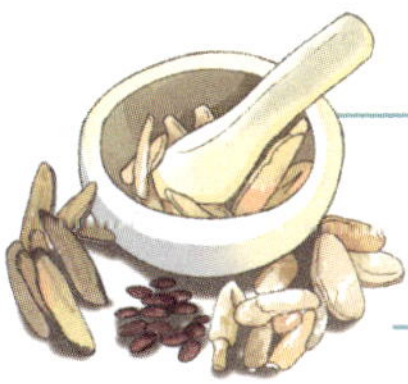

十三、瘀血阻络证

1. 病因病机

瘀血内停，滞于脑窍，清窍失养，发为眩晕。

2. 临床表现

头痛经久不愈，固定不移，头晕阵作，偏身麻木，胸闷，时有心前区痛，口唇发绀，舌紫，脉弦细涩。

3. 治法

活血化瘀。

4. 方药

通窍活血汤加减。有浑身无力等气虚表现，加黄芪、党参以补气活血；有怕冷等阳虚表现，加仙茅以温阳化瘀。

十四、冲任失调证

1. 病因病机

肾气渐渐衰退，冲任脉虚，肾阴虚而无法制阳，虚火上炎所致。多见于更年期妇女高血压。

2. 临床表现

头面烘热汗出、头晕头痛、烦躁不宁、咽干口燥、腰膝酸软、两足发凉、水肿、月经不规律、经量少甚至绝经、舌质淡红、脉弦细或细数。

3. 治法

滋补肝肾，调和冲任。

4. 方药

二仙汤加减。若见胸闷胁痛、烦躁易怒者，可加柴胡、苏梗疏肝理气；兼心烦失眠者加合欢皮、夜交藤、远志宁心安神。若见月经提前、量多色鲜，加女贞子、旱莲草、丹皮、侧柏炭滋阴清热，凉血止血。

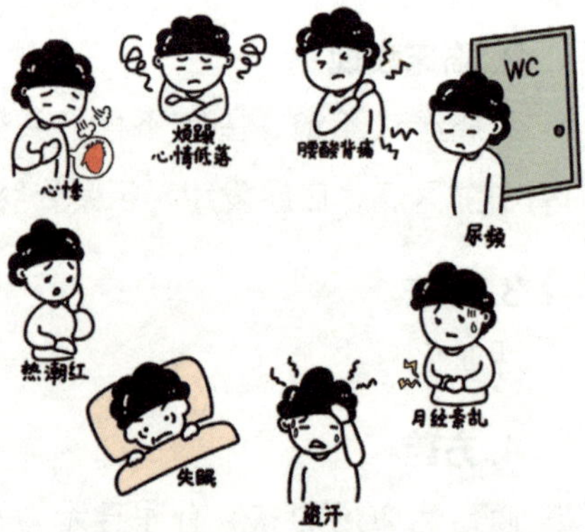

冲任失调证

十五、脾肾阳虚证

1. 病因病机

脾、肾久病耗气伤阳，或久泻久痢，或水湿久留，导致肾阳虚衰不能温养脾阳，或脾阳久虚不能充养肾阳，最终导致脾肾阳气俱伤。

2. 临床表现

头脑昏沉不清，困倦欲睡，疲乏无力，食欲不佳，食后胀满，大便溏薄，进冷食后容易腹泻，时有腹痛，畏寒肢冷，夜尿多但排尿不爽，时有下肢水肿，舌淡体胖有齿痕、苔白腻，脉沉无力。

3. 治法

温补脾肾，化湿利水。

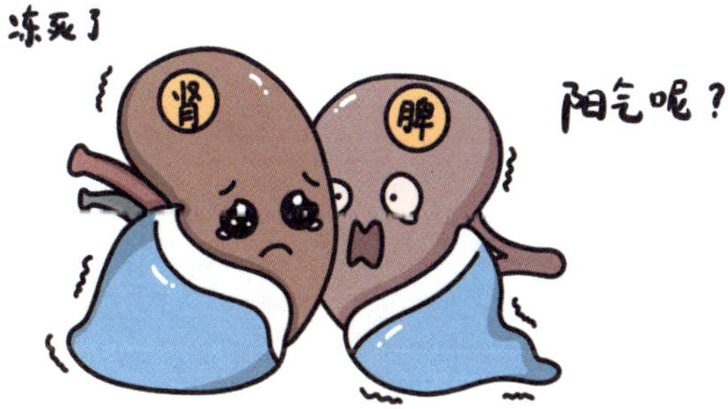

脾肾阳虚证

4. 方药

真武汤加减。精神不振，嗜睡者加郁金、石菖蒲、砂仁以化湿、开窍、醒脾；乏力、腹泻、脘腹胀满者加党参、炙黄芪、苍术、补骨脂、肉豆蔻、茯苓、厚朴以健脾补肾、燥湿止泻。

在高血压的整个病程中，病因病机相互关联，相互转化。例如，肝阳上亢日久可以导致肝肾阴虚；痰湿壅盛不除，可进一步损伤脾胃，导致气血两虚；肾阳虚衰不仅影响肾脏本身，也会影响到心、脾等脏腑功能。因此，在辨证论治过程中，既要针对当前的主要矛盾，又要兼顾整体，适时调整，以防病变进一步发展或转变。

此外，个体的体质差异、环境变化、精神状态等因素，都会影响疾病的进程和治疗效果。因此，辨证论治不仅是对症下药，更是一种动态的、个性化的治疗策略，需要根据患者的具体情况，综合考虑病因病机，灵活运用各种治疗方法，以达到控制血压、改善症状、提高生活质量的目的。

第五章 中药在治疗高血压中的应用

中药治疗高血压的核心在于调整阴阳，恢复机体的自然平衡。这一过程，既是对病症的直接干预，也是对患者体质的整体优化，旨在提升人体自身的抗病能力，从根本上预防高血压的发生与发展。

本章将揭示如何在“调和阴阳”这一基本原则下，运用单味中药、单方、经典方剂及中成药，乃至那些经过临床验证的效验秘方，来实现血压的平稳控制。中药治疗高血压，绝非简单的“潜镇苦泻”，而是在尊重患者个体差异的基础上，通过细致入微的辨证论治，达到身心俱调、气血顺畅的理想状态。

一、常用单味中药

不少中药单用即有良好降压效果，且长期服用副作用少。高血压患者经医生咨询后可日常服用，也可在医生指导下与西药合用，提升治疗效果。

1. 葛根

【药性】

味甘、辛，性平。

【功效及临床应用】

葛根具有降压、解肌、除烦止渴的功效。临床上用葛根治疗高血压头痛、头晕或项背不适等症状，常取得较好的疗效。

【现代研究】

葛根具有扩张血管、改善循环、降低血压等多种作用，可作为防止高血压病、冠心病、脑供血不足的重要的药膳原料，也可作为营养保健食品。

【用法用量】

高血压病、冠心病患者每日服食量以 10 ~ 15g 为宜。

【注意事项】

不可多服。胃寒患者应当慎用。

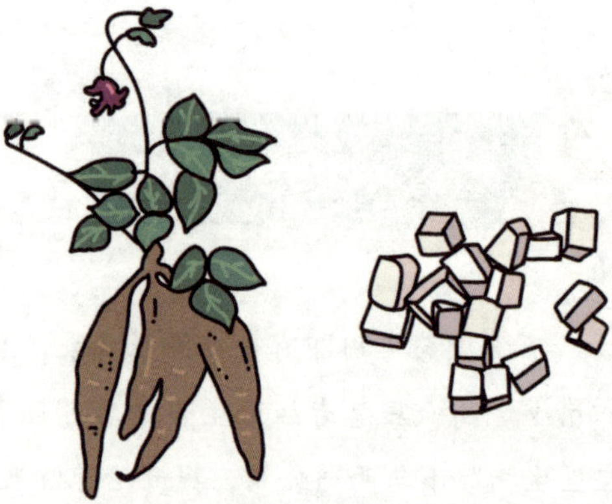

葛根

2. 菊花

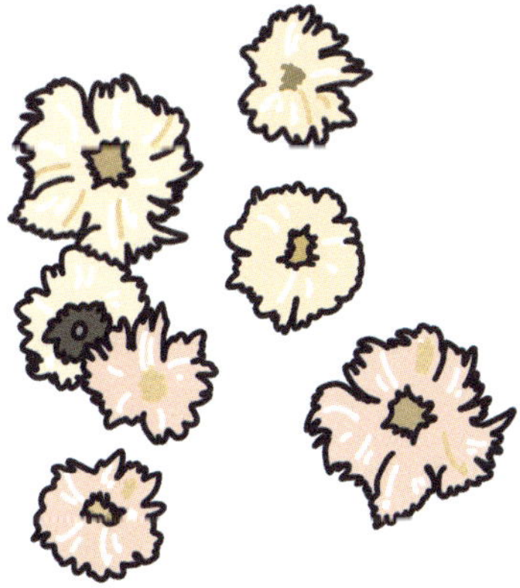

菊花

【药性】

气清香，味甘、苦。归肺、肝经。

【功效主治】

菊花具有疏风清热、明目、解毒、宁神、平抑肝阳的功效，主治头痛、眩晕、目赤、心烦等症。

【功效及临床应用】

以菊花为主的复方（如菊花茶调散、羚角钩藤汤）常用于治疗风热上攻或肝阳上亢所致的头痛头晕，相当于西医学的偏头痛、高血压等属于风热上攻或肝阳上亢证者。

【现代研究】

菊花所含微量元素如铁、锰、锌等较高，可减少高血压的致病因素而发挥防治高血压病的作用。

【用量】

每日服食量以 10g 为宜。日常服用可用开水冲泡。

【注意事项】

菊花性凉，气虚胃寒、食少泄泻的患者不宜多用。

3. 夏枯草

【药性】

味苦、辛，性寒。归肝、胆经。

【功效及临床应用】

夏枯草具有清肝火、散郁结的功效。临床上用于治疗头痛眩晕、目珠疼痛、瘰疬、瘿瘤等疾病。

【现代研究】

夏枯草具有增强心肌功能、改善循环血流量、促使体内排出过量的钠潴留的作用，有助于降低血压。

【用法用量】

9 ~ 15g。

【注意事项】

脾胃虚弱患者谨慎使用。

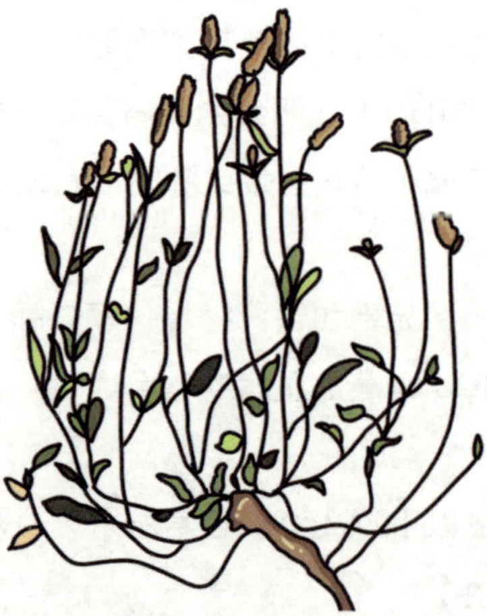

夏枯草

4. 绞股蓝

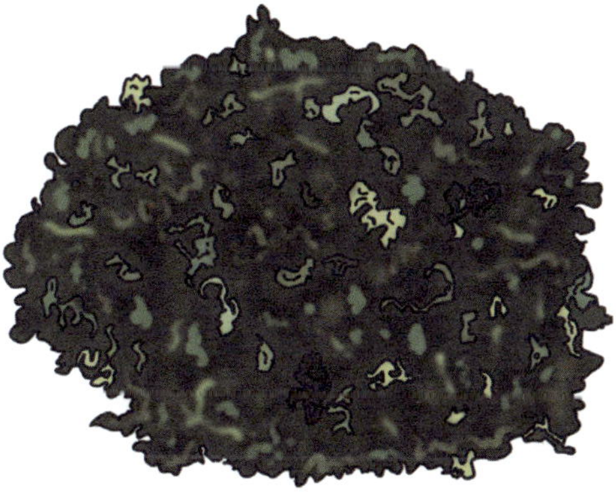

绞股蓝

【药性】

味苦，性寒。

【功效及临床应用】

绞股蓝具有清热解毒、平肝利胆、益气补脾的功效。主治脾虚证及肺虚咳嗽。

【现代研究】

绞股蓝能够降低血压，增加冠状动脉和脑血流量，还能降低血脂，对防治高血压病以及防止或减少高血压脑病如脑出血等均具有重要意义。

【用法用量】

煎服，10 ~ 20g；也可泡服。

【注意事项】

少数患者服药后有恶心、呕吐、腹胀、腹泻或便秘、头晕等不良反应，应加以注意。

5. 决明子

【药性】

性甘、苦、咸，性微寒。

【功效及临床应用】

决明子具有清热明目，润肠通便的功效。可用于治疗高血压导致的面红目赤、口干、视物模糊、头晕眼花、肠燥便秘等症。

【现代研究】

决明子具有降血脂、抗动脉粥样硬化、保肝、降压等作用，还能减肥，改善胰岛素抵抗，但不影响食欲。

【用法用量】

煎服，9 ~ 15g。

【注意事项】

气虚大便溏者不宜用。

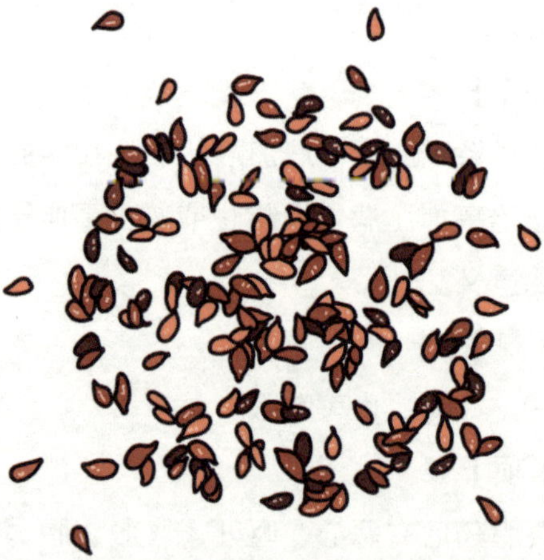

决明子

6. 荷叶

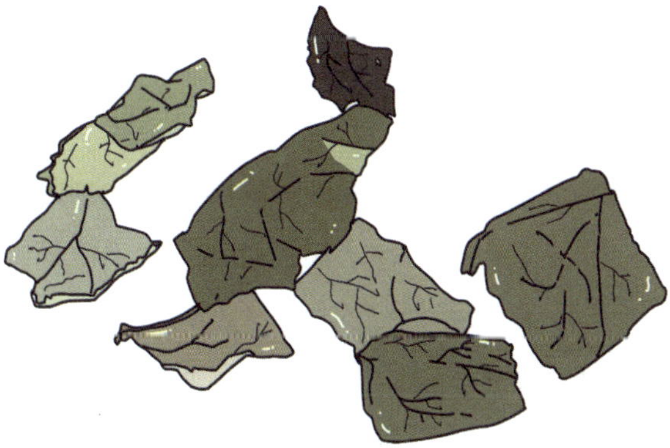

荷叶

【药性】

味苦、涩，性平。归心、肝、脾经。

【功效及临床应用】

荷叶具有清暑利湿、升发清阳、止渴止血、散瘀除烦的功效。适用于暑热烦渴、暑湿泄泻、脾虚泄泻、血热吐衄、便血崩漏等证。

【现代研究】

荷叶能直接扩张血管，起到中等程度的降压作用。

【用法用量】

煎服，3 ~ 6g。日常生活中可使用荷叶茶、荷叶粥以及荷叶配伍。

【注意事项】

脾气虚、精滑及热病伤津者忌服。

7. 天麻

【药性】

味甘、平，归肝经。

【功效及临床应用】

天麻具有平肝潜阳、息风止痉、通经活络的功效。主治头痛眩晕、肢体麻木、小儿惊风、癫痫抽搐，为治疗肝阳上亢、肝风内动之要药。以天麻为主的复方（天麻钩藤饮、半夏白术天麻汤）多用于治疗肝阳上亢、风痰上扰或血虚肝旺所导致的眩晕、头痛，相当于西医学的高血压、梅尼埃病、神经官能症等。

【现代研究】

天麻能使冠状动脉、脑及外周血管阻力下降，增加心肌供氧量，改善心血循环，对心肌缺血有保护作用。

【用法用量】

煎服，3 ~ 10g。

【注意事项】

津液衰少，血虚、阴虚等患者均需谨慎使用天麻。

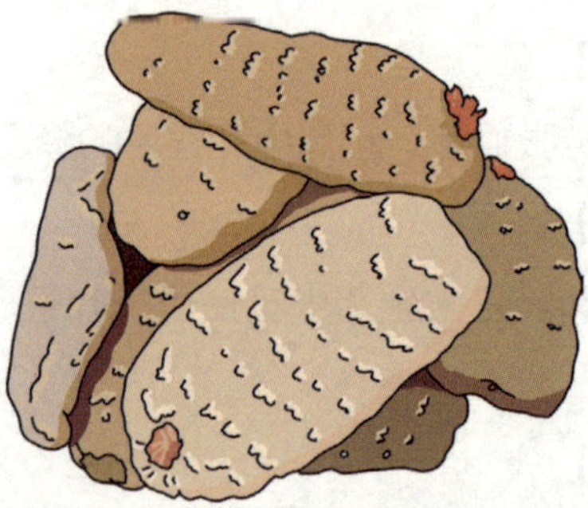

天麻

8. 钩藤

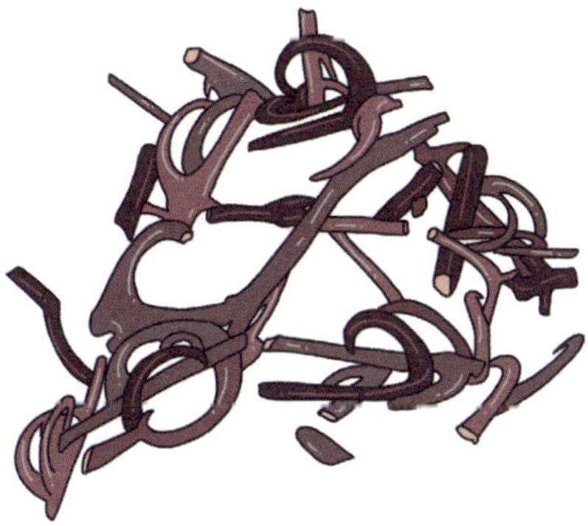

钩藤

【药性】

味甘，性凉。归肝、心包经。

【功效及临床应用】

钩藤具有息风定惊，清热平肝的功效。主治肝风内动、惊痫抽搐、高热惊厥、头痛眩晕等症。

【现代研究】

钩藤的作用部位广泛，降血压的机制涉及神经中枢、神经节、周围神经、心脏和外周血管等不同环节，临床用于治疗高血压病，具有非常好的疗效。

【用法用量】

煎服，3 ~ 12g，后下。

【注意事项】

钩藤久煎则降压作用减弱，以煎 15 ~ 20 分钟为宜。日常服用可沸水冲泡，并加入少量蜂蜜。

9. 罗布麻叶

【药性】

味甘、苦，性凉。归肝、肾经。

【功效及临床应用】

罗布麻叶具有平肝清热，降血压，利水的功效。主治水肿及高血压病属肝阳上亢者。

【现代研究】

罗布麻叶主要通过抑制炎症反应，改善血管内皮功能、影响血液流变学等方面治疗高血压。

【用法用量】

煎汤，6 ~ 12g，或开水浸泡。

【注意事项】

长期大量使用可能对肝脏和肾脏造成负担，应定期进行健康检查，监测肝肾功能。

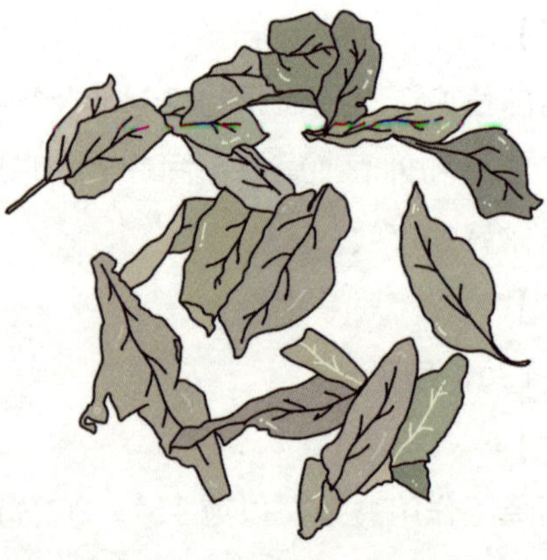

罗布麻叶

10. 黄芪

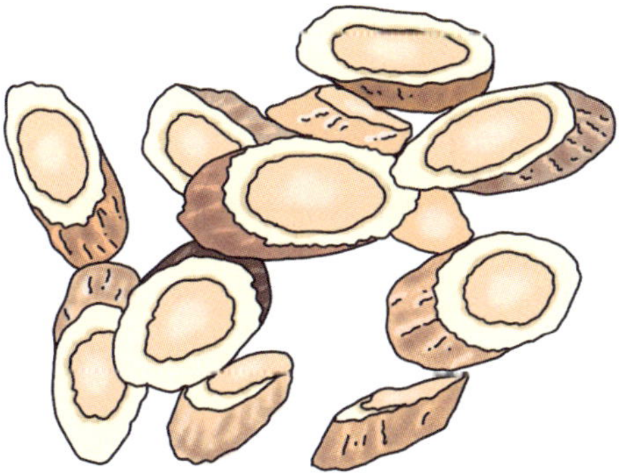

黄芪

【药性】

味甘，性温。归脾、肺经。

【功效及临床应用】

黄芪具有补气升阳、补肺固表、利水消肿、托疮生肌的功效。临床上可用于治疗中老年高血压病患者兼有腰膝酸软、畏寒肢冷、夜间多尿、失眠、盗汗、遗精、勃起功能障碍、早泄等。

【现代研究】

黄芪对血压具有双向调节的作用，静脉给药可使血压下降，当血压降至休克水平时，黄芪又可使血压上升且保持稳定。

【用法用量】

煎服，9 ~ 30g。

【注意事项】

黄芪性温，凡实证及阴虚阳盛患者忌服。但由于黄芪对血压有双向调节的作用，在治疗高血压病时常辨证使用。

11. 灵芝

【药性】

味甘、苦，性微温。归心、肺、肾经。

【功效及临床应用】

灵芝具有益气除烦、养心安神、止咳平喘的功效。

【现代研究】

灵芝能够增强人体免疫力、改善心肌的微循环，对血压有双向的调节作用。

灵芝可增强神经系统功能，提高人体免疫力，对中老年高血压来说，是值得推荐的可长期服食的滋补饮品。

【用法用量】

煎服，6～12g。除了药用以外，灵芝可用于药膳食疗，泡酒、煲汤、做菜均可。

【注意事项】

发热恶寒、鼻塞流涕的感冒患者不宜服用灵芝。

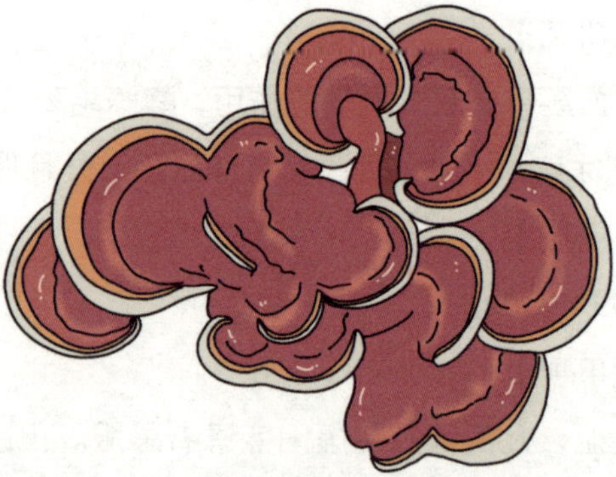

灵芝

12. 淫羊藿

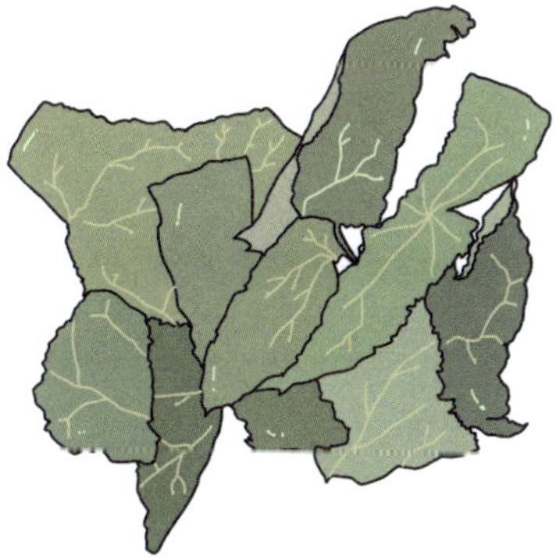

淫羊藿

【药性】

味辛、甘，性温。归肝、肾经。

【功效及临床应用】

淫羊藿具有温肾壮阳、强筋骨、祛风湿的功效。可治疗肝肾阴虚或阴阳两虚证。淫羊藿在临床多用于勃起功能障碍、遗精、筋骨痿软、风湿痹痛、麻木拘挛等，具有较好的治疗效果，治疗妇女更年期高血压病疗效尤其明显。

【现代研究】

淫羊藿能扩张周围血管，抑制血管运动中枢，从而起到降压作用。

【用法用量】

每日用量不宜过大，以每日 10 ~ 12g 为宜。

【注意事项】

阴虚火旺患者禁用。

13. 杜仲

【药性】

味甘、微辛，性温，归肝、肾经。

【功效及临床应用】

杜仲具有益精气、强肾补肝、坚筋骨、强腰益肾的功效。临床可治疗肝肾亏虚之腰胯冷痛、肾虚足软等症，老年人久服可使筋骨强健而动作不衰。

【现代研究】

杜仲中含有大量的钾，有助于促排体内过量的钠，从而发挥降低血压的作用。

杜仲降压的强度和原血压高度有关。原血压较高时，给药后降压程度也较大；若给药前血压低于 80mmHg，给药后往往观察不到降压反应。

【用法用量】

煎服，6 ~ 10g。

【注意事项】

炒用破坏其胶质有利于有效成分煎出，故比生用效果好。

本品为温补之品，阴虚火旺者谨慎使用。

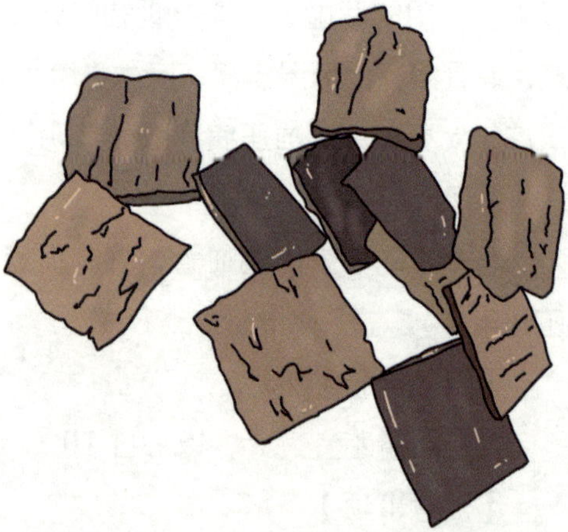

杜仲

14. 菟丝子

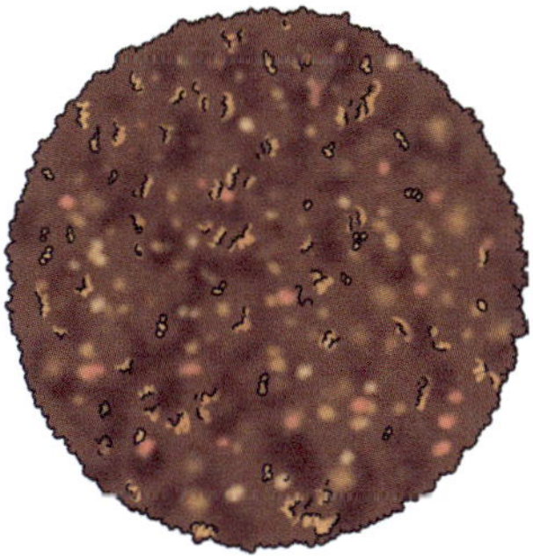

菟丝子

【药性】

味辛、甘，性平。归肝、肾经。

【功效及临床应用】

菟丝子具有补肾固精、养肝明目的功效。菟丝子具有一定的降压作用，对中老年高血压病患者并发冠心病、心绞痛者尤为适宜。

【现代研究】

菟丝子具有改善缺血心脏血流动状况，增加冠脉血流量，减少冠脉阻力，使缺血心肌供血量增加的作用，同时减慢心率，降低血压。

【用法用量】

煎服，6 ~ 12g。

【注意事项】

本品偏于补阳，阴虚火旺、大便燥结、小便短赤的患者不宜服用。

15. 枸杞子

【药性】

味甘，性平。归肝、肾经。

【功效及临床应用】

枸杞子具有滋补肝肾、益精明目的功效。临床可用于高血压肝肾阴虚证，症见腰膝酸痛、眩晕耳鸣、阳痿遗精、目昏不明者。

【现代研究】

枸杞子具有增强机体免疫功能、降血压、抗衰老、降血脂、降血糖、抗肿瘤等作用。

【用法用量】

煎服，6 ~ 12g。

【注意事项】

本品滋阴润燥，故大便溏薄者慎服。

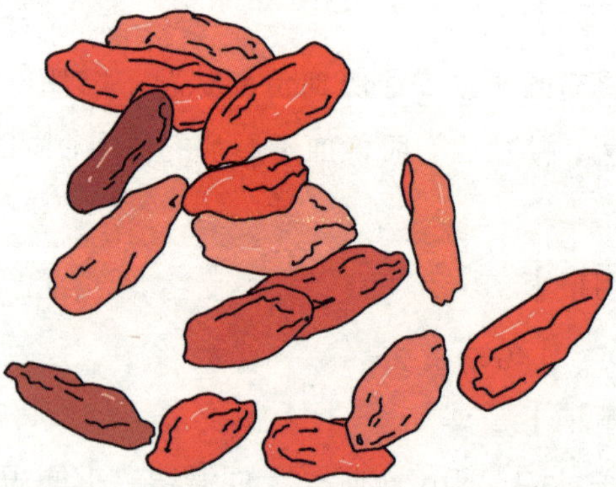

枸杞子

16. 何首乌

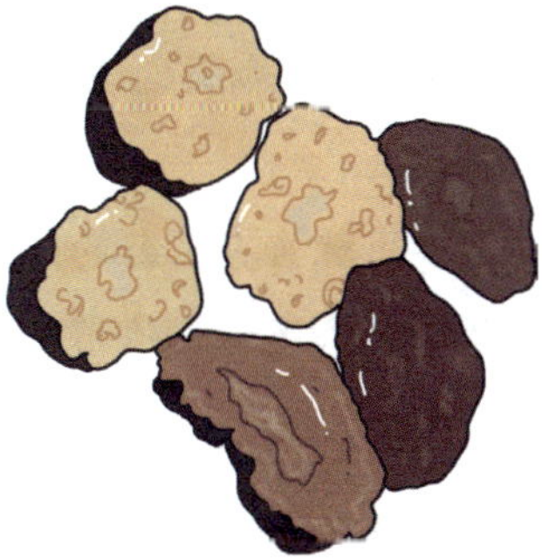

何首乌

【药性】

味甘、苦、涩，微温，归肝、肾经。

【功效及临床应用】

何首乌具有养血滋阴、润肠通便、补肝肾、益精血的功效，主治血虚及肝肾阴虚导致的头晕目眩、心悸失眠、腰膝酸软等症。适宜于中老年高血压病合并高脂血症、动脉粥样硬化症患者长期服食。

【现代研究】

何首乌可以阻止动脉粥样硬化，减少有害微量元素镉的积聚，从源头上减低或减少镉致原发性高血压病的发生率，有益于高血压的防治。

【用法用量】

煎服，9～15g。

【注意事项】

本品生用能滑肠，故脾虚便溏者慎服。使用时注意监测肾功能。

二、单方

不少中药单用就具有很好的降压效果，且长期服用不会引起特别明显的副作用。高血压患者可在咨询医生之后，日常服用以降压。

丹皮：丹皮 30g，水煎服，每日 1 剂，分 2 次服。

泡桐花：泡桐花 15g，洗净，开水泡。每日 1 ~ 2 剂，当茶服。

吴茱萸：吴茱萸 20g，食醋 15ml，将吴茱萸捣碎，加醋调，炒热。每日 1 剂，外敷两脚心涌泉穴，每晚睡前敷。

筋骨草：筋骨草 15g，水煎。每日 1 剂，分 2 次服。

雪人参：雪人参 30g，水煎服。每日 1 剂，当茶饮。

银杏：银杏 30g，研成细末后分 4 份。每日服 1 份。祛风化痰，顺气止晕。

蚯蚓：将干蚯蚓 40g 捣碎后，投入 60% 酒精 100ml 中，浸渍 72 小时，每日振摇 2 次，即成 40% 的蚯蚓酊，过滤澄清后保存备用。每日 3 次，每次 10ml，饭后加入少量温开水内服。

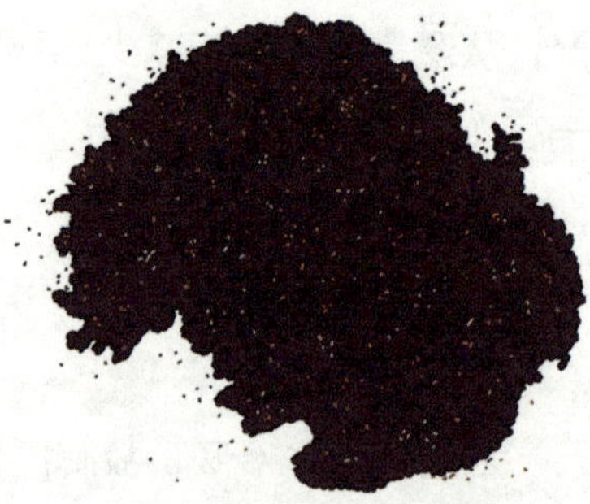
车前子

车前子：车前子 9g，水煎，代茶饮。3 个月为 1 个疗程。

芹菜籽：芹菜籽 30g，加水

250ml，煎至 100ml。每日 1 剂，分 2 次服，连服 30 天。

莱菔子：莱菔子 5g，装空心胶囊内服，每日 2 次。治疗原发性高血压。

萬苣子：将萬苣子 25g 粉碎，煎煮，制成糖浆 30ml。每次 15ml，每日 2 次。

地骨皮：取地骨皮 60g，加水 3 碗，煎至 1 碗，煎好后加入少量白糖，或加猪肉煎煮，隔日 1 剂，5 剂为 1 个疗程，必要时加服第 2 ~ 3 个疗程。

青稍子：取青稍子 30g，水煎 2 次，取汁混匀分 3 次服，1 周为 1 个疗程。

牡丹皮：用牡丹皮 30 ~ 45g，水煎至 120 ~ 150ml，每日 3 次分服。

樱桃叶：取鲜樱桃叶 100g（干樱桃叶 60g），水煎成 300ml，早晚各服 150ml，每服 10 天为 1 个疗程。

钩藤：钩藤 30g，加水 100ml，煎煮 10 分钟，分早晚口服，每日 1 剂，30 天为 1 个疗程，有明显的降血压作用。煎煮时以 10 分钟为宜，若超过 20 分钟则降压效果明显减弱。

花生米：取花生米（不去红皮）适量，浸泡在食醋中 1 周以上（时间越长越好），每晚临睡前取 3 ~ 4 粒，嚼碎吞服，连服 7 天为 1 个疗程，一般经治 1 个疗程，血压就可降至正常。

芹菜籽：芹菜籽 30g，加水 250ml，煎成 140ml，每日 1 剂，分 2 次服，30 天为 1 个疗程。

罗布麻叶：每日用罗布麻叶 3 ~ 6g，开水冲泡后当茶饮，或早、晚煎服。

决明子：用决明子 10g，分上午、下午 2 次开水冲泡当茶饮，有明显降血压作用，且无任何不良反应。

三、经典方剂

经典方剂是由历代名医根据临床实践总结提炼而成的，其配方严谨，药性相宜，疗效确切。在治疗高血压时，可以通过调理脏腑功能，平衡阴阳气血，从根本上改善机体的内在环境，从而达到降压的目的。

1. 天麻钩藤饮

【组成】天麻 9g，钩藤（后下）12g，栀子 9g，黄芩 9g，杜仲 9g，益母草 9g，夜交藤 9g，茯神 9g，桑寄生 9g，川牛膝 12g，石决明 18g。

【用法用量】除钩藤外的所有材料放入砂锅中，加 3 碗水，大火烧开。转小火，煎 10 分钟，放入钩藤，继续煎至 1 碗水。每日 1 剂，分 2 次服，早晚各服一半。

【功能主治】本方降压、滋补兼顾，适用于久病肝肾已经受损的高血压，头痛，眩晕，面红耳赤，口干口苦，失眠，舌红苔黄，脉弦细有力。

【来源】《中医内科杂病证治新义》

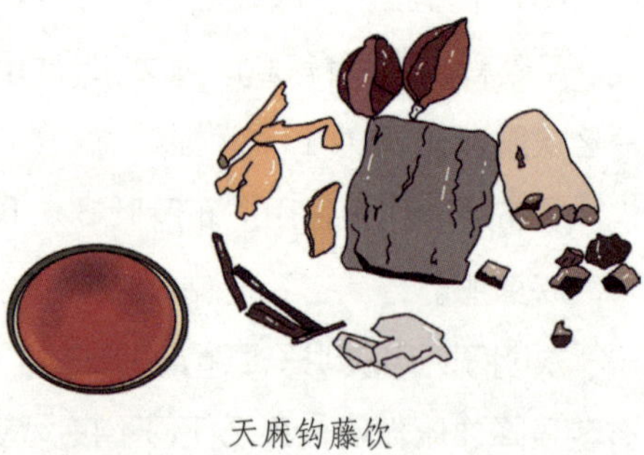

天麻钩藤饮

2. 归脾汤

【组成】白术 9g，茯神 10g，黄芪 12g，龙眼肉 10g，酸枣仁 10g，炙甘草 5g，党参 12g，当归 10g，远志 10g，木香 10g。

【用法用量】将上药杵碎混匀。每次 20g，加水 1 盏半、生姜 5 片、大枣 1 枚，煎至 7 分，去滓温服，不拘时候。

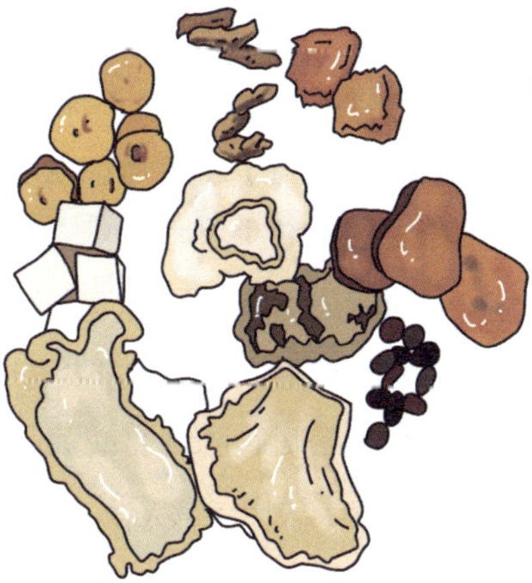

归脾汤

【功能主治】健脾养心，益气养血。适用于高血压伴心脾两虚证心脏病患者，心慌，健忘失眠，气短乏力，食少，面色萎黄，舌淡苔薄白，脉细弱。

【来源】《济生方》

3. 瓜蒌薤白半夏汤

【组成】枯蒌实 12g，薤白、半夏各 9g，黄酒 70ml。

【用法用量】水煎服。一日 1 剂，分 3 次温服。

【功能主治】行气解郁，通阳散结，祛痰宽胸。适用于高血压伴冠心病，胸痛彻背，不能安睡。

【来源】《金匮要略》

4. 加味柴胡疏肝散

【组成】柴胡10g，川芎12g，枳壳12g，白芍15g，香附10g，甘草6g，丹参20g，川楝子10g，荔枝核15g，玫瑰花10g。

【用法用量】水煎服，每日1剂，分3次服用。7天为1个疗程，观察8个疗程。

【功能主治】疏肝理气，活血化瘀。适合高血压伴气滞血瘀证心绞痛患者，胸口刺痛拒按，痛处不移，面色晦暗或黧黑，舌紫暗或有瘀斑，脉细涩或沉涩，或结代。

【来源】《医学传灯》

5. 炙甘草汤

【组成】甘草（炙）12g，生姜9g（切），人参6g，生地黄30g，桂枝（去皮）9g，阿胶6g，麦冬10g（去心），火麻仁10g，大枣（擘）30枚。

【用法用量】将上药九味，以清酒100ml，加水800ml。先煮八味，取300ml，去滓，阿胶烊尽。每日1剂，分3次服用。

【功能主治】益气养血，滋阴复脉。适合高血压伴气血两虚证心脏病患者，心悸、气短，脉结代。

【来源】《伤寒论》

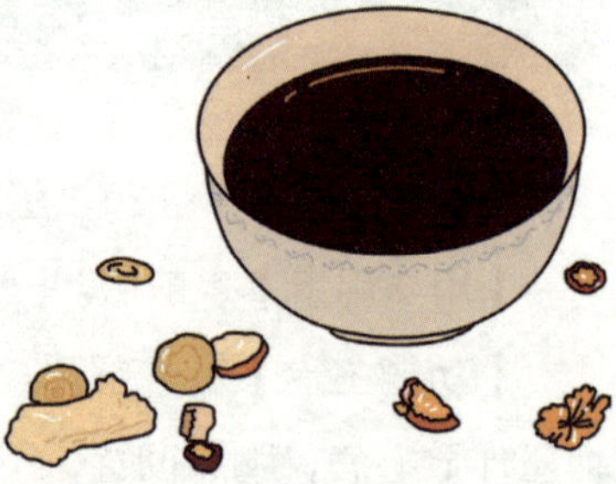

炙甘草汤

6. 镇肝熄风汤

【组成】怀牛膝15g，生赭石15g，牛龙骨10g，生牡蛎10g，生龟甲10g，生杭白芍10g，玄参10g，天冬10g，川楝子3g，生麦芽3g，茵陈3g，甘草3g。

【用法用量】将生赭石、生龙骨、生龟甲、生牡蛎放入砂锅中，加3碗水，大火烧开，转小火先煎约30分钟。再加其余药材小火煎至1碗水。每日1剂，1次服完。

【功能主治】镇肝息风，滋阴潜阳。适用于肝肾阴亏、肝阳上亢型高血压，头目眩晕，目胀耳鸣，脑部热痛，面色如醉，心中烦热等。

【来源】《医学衷中参西录》

7. 沉香降气散

【组成】沉香9g，砂仁21g，炙甘草15g，盐水炒香附150g，酒炒延胡索30g，煨净川楝子30g。

【用法用量】将上药共研为末。每日1次，每次6g，淡姜汤送下。

【功能主治】理气降逆，活血止痛。适用于高血压伴气滞血瘀证心绞痛患者，心腹疼痛，呕吐痰沫，胁肋膨胀等。

【来源】《笔花医镜》

8. 苓桂术甘汤

【组成】茯苓 12g，桂枝（去皮）9g，白术 6g，炙甘草 6g。

【用法用量】将上药洗净，加水 400ml，煮至 250ml。去渣取汁服用。每日 1 剂，分 3 次温热服用。

【功能主治】温阳利水，平肝降压。适用于痰浊壅阻型高血压，胸胁苦满，目眩心悸，短气而咳，舌苔白滑，脉弦滑或沉紧。

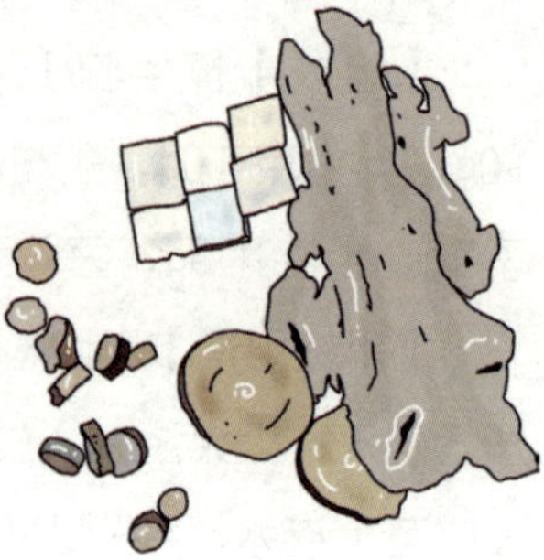

苓桂术甘汤

【来源】《伤寒论》

9. 建瓴汤

【组成】生怀山药 30g，怀牛膝 15g，生赭石（轧细）24g，生龙骨（捣细）18g，生牡蛎（捣细）18g，生地黄 18g，生杭 12g，子仁 12g。

【用法用量】将生赭石、生龙骨、生牡蛎放入砂锅中，加 3 碗水，大火烧开转小火，煎 20 ~ 30 分钟。再加其余药物，继续小火煎至 1 碗水。每日 1 剂。连服 1 个月为 1 个疗程。

【功能主治】滋阴潜阳，平肝息风。适用于肝阳上亢、肝肾阴虚证高血压，头目眩晕，耳鸣目胀，心悸健忘，烦躁不宁，失眠多梦，脉弦长而硬。

【来源】《医学衷中参西录》

10. 白通汤

【组成】制附片 15g，干姜 6g，葱白 4 根。

【用法用量】将制附片先煎 1 小时。再投入其他药物，共煎 10 分钟，去渣取汁 200ml 即可。每日 1 剂，分 2 次服用。

【功能主治】破阴回阳，宣通上下。适用于阳虚畏寒型高血压，手足发凉，下利，脉微，面赤。

【来源】《伤寒论》

11. 真武汤

【组成】茯苓 9g，芍药 9g，白术 6g，生姜 9g，附子 9g。

【用法用量】水煎服。每日 1 剂，早晚温服。

【功能主治】温阳利水，主治高血压阳虚水泛证。见小便不利，四肢沉重疼痛、浮肿、腰以下为甚，畏寒肢冷，腹痛，下利，或咳或呕，舌淡胖，苔白滑，脉沉细。

【来源】《伤寒论》

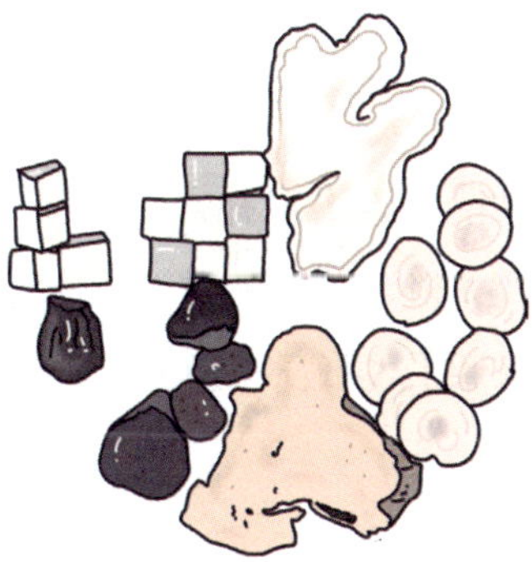

真武汤

12. 白虎汤

【组成】石膏 50g，知母 18g，炙甘草 6g，粳米 9g。

【用法用量】水煎，米熟汤成。每日 1 剂，分 3 次温服。

【功能主治】高血压内热津伤证，见渴欲饮水，面垢心烦，脉浮滑、洪大。

【来源】《伤寒论》

13. 济生肾气丸

【组成】熟地黄 160g，山药 80g，山茱萸 80g，泽泻 60g，茯苓 60g，牡丹皮 60g，肉桂 20g，附子（制）20g，牛膝 40g，车前子 60g。

【用法用量】将上药共研为末，混匀，每 100g 粉末用炼蜜 35 ~ 50g 加适量的水泛丸，干燥，制成水蜜丸；或加炼蜜 90 ~ 110g 制成小蜜丸或大蜜丸（每丸 9g）即得。口服。水蜜丸 1 次 6g，小蜜丸 1 次 9g，大蜜丸 1 次 1 丸，每日 2 ~ 3 次。

【功能主治】温补肾阳，利水消肿。适用于高血压水湿内停证，见水肿、腰膝酸重、小便不利。

【来源】《张氏医通》

14. 侯氏黑散

【组成】菊花 40g，白术 10g，细辛 3g，茯苓 3g，牡蛎（先煎）3g，当归 3g，防风 10g，桔梗 8g，人参 3g，矾石 3g，黄芩 5g，干姜、川芎、桂枝各 3g。

【用法用量】砂锅中加 3 碗水，加牡蛎，大火烧开转小火，先煎 20 ~ 30 分钟。再加其余药物，小火煎至 1 碗水。每日 1 剂，分早晚服用。

【功能主治】清肝祛风，化痰通络。适用于高血压痰浊壅阻证，症见手足厥冷，腰膝酸软无力，食少便溏，舌淡红，边有齿痕，苔白腻，脉沉细。

【来源】《金匮要略》

15. 半夏白术天麻汤

【组成】半夏 4.5g，白术、天麻、陈皮、茯苓各 3g，甘草（炙）1.5g，生姜 2 片，大枣 3 枚，荆子 3g。

【用法用量】水煎服。每日 1 剂，分早晚服用。

【功能主治】燥湿化痰，平肝息风。适用于高血压痰浊壅阻、肝阳上亢证，症见眩晕，头痛，胸膈痞闷，恶心呕吐，舌苔白腻，脉弦滑。

【来源】《医学心悟》

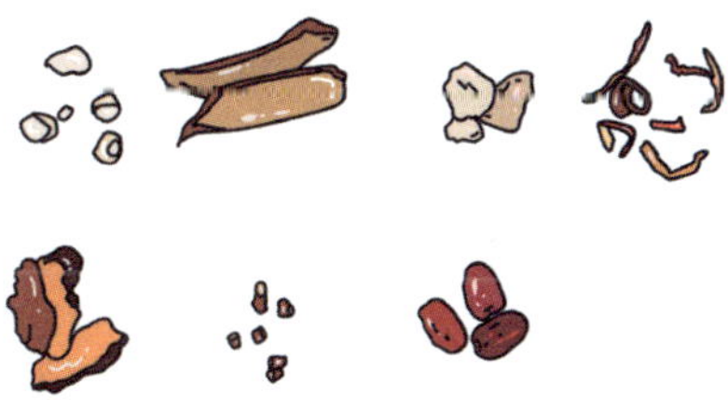

半夏白术天麻汤

16. 龙胆泻肝汤

【组成】龙胆 6g，黄芩 9g，栀子 9g，泽泻 12g，木通 9g，车前子 9g，当归 8g，生地黄 20g，柴胡 10g，生甘草 6g。

【用法用量】水煎服。每日 1 剂，分早晚服用。

【功能主治】清肝除热，养肝护肝。适用于高血压肝火上炎证，症见头痛目赤，胁痛，口苦，耳聋，耳肿，舌红苔黄，脉弦细有力。

【来源】《医方集解》

17. 杞菊地黄丸

【组成】枸杞子 40g，菊花 40g，熟地黄 160g，山茱萸（制）80g，丹皮 60g，山药 80g，茯苓 60g，泽泻 60g。

【用法用量】将以上八味药粉碎成细粉，过筛，混匀。蜜炼成丸，每丸约 9g。每日 2 次，每次 1 丸。

【功能主治】滋肾养肝，明目降压。适用于高血压肝肾阴虚证，症见眩晕耳鸣，畏光，迎风流泪，视物昏花。

【来源】《医级》

18. 羚角钩藤汤

【组成】羚羊角片 4.5g，双钩藤 9g，霜桑叶 6g，滁菊花 9g，鲜生地黄 15g，生白芍 9g，川贝母 12g，淡竹茹 15g，茯神木 9g，生甘草 3g。

【用法用量】用鲜淡竹茹与羚羊角先煎代水，煎余药。每日 1 剂，分早晚服用。

【功能主治】平肝息风，清热止痉。适用于高血压肝阳上亢证，症见头晕胀痛，耳鸣心悸、胸脘痞闷或胸痛，身重困倦、纳呆恶心、手足麻木，舌暗苔薄白或白腻或舌红，脉弦滑或弦细。

【来源】《通俗伤寒论》

19. 血府逐瘀汤

【组成】桃仁 12g，当归 10g，红花 10g，生地黄 10g，牛膝 10g，枳壳 6g，赤芍 10g，川芎 10g，桔梗 6g，柴胡 2g，甘草 2g。

【用法用量】水煎服。每日 1 剂，分早晚服用。

【功能主治】活血化瘀，行气止痛。适用于高血压瘀血阻络证，症见胸痛，头痛，日久不愈，痛如针刺而有定处，舌质暗红，或舌有瘀斑、瘀点，脉涩或弦紧。

【来源】《医林改错》

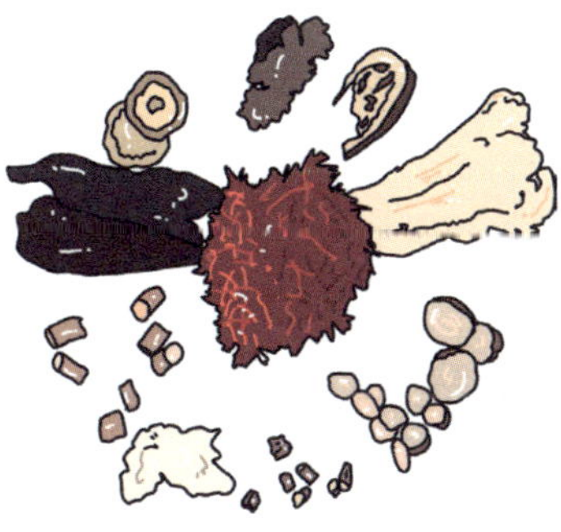

血府逐瘀汤

20. 通窍活血汤

【组成】桃仁（研泥）9g，大枣（去核）7枚，红花9g，赤芍、川芎各3g，老葱（切碎）3根，鲜姜（切碎）9g，麝香0.15g（绢包）。

【用法用量】用黄酒250ml，将前七味煎至150ml，去渣。将麝香入酒内，再煎二沸，去渣取汁服用。每日1剂，临睡前服用。

【功能主治】活血化瘀，通络止痛。适用于高血压瘀血阻络证，症见头痛，日久不愈，头面瘀血，头发脱落，眼疼白珠红。

【来源】《医林改错》

21. 导痰汤

【组成】制半夏6g，茯苓3g，橘红3g，甘草1.5g，天南星3g，枳实3g，生姜10片。

【用法用量】水煎服。每日1剂，分早晚服用。

【功能主治】燥湿祛痰，行气开郁。适用于高血压痰浊壅阻证，症见头目眩晕，饮食不振，胸膈痞塞，胁肋胀满，头痛吐逆，坐卧不安。

【来源】《校注妇人良方》

22. 温胆汤

【组成】半夏（汤洗7次）6g，竹茹6g，枳实（麸炒）

6g，陈皮 9g，炙甘草 3g，茯苓 5g，生姜 5 片，大枣 1 枚。

【用法用量】上药以水 1.6 升，煮取 400ml，去渣。每日 1 剂，分 3 次温服。

【功能主治】理气化痰，利胆和胃。适用于高血压痰浊壅阻证，症见胆怯易惊，头眩心悸，心烦不眠，多梦；或呕恶呃逆。苔白腻，脉弦滑。

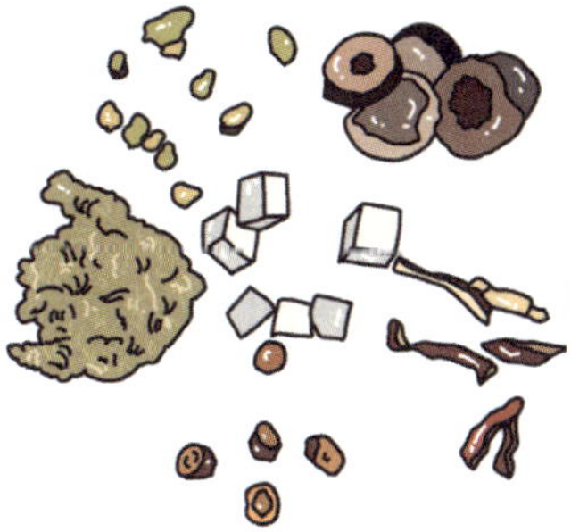

温胆汤

【来源】《外台秘要》

23. 黄连解毒汤

【组成】黄连 9g，黄柏 6g，黄芩 6g，栀子 9g。

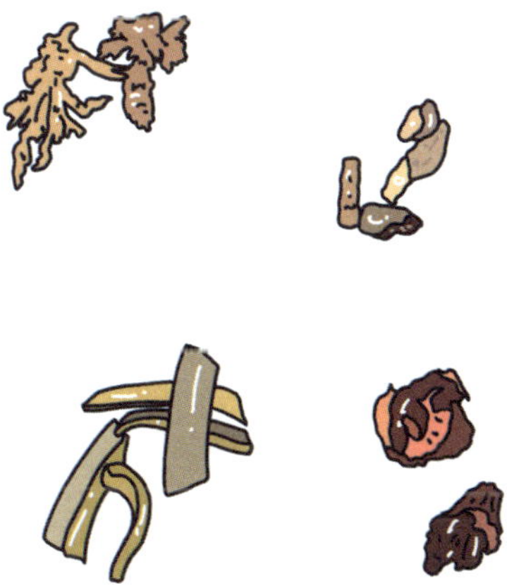

黄连解毒汤

【用法用量】水煎服。每日 1 剂。

【功能主治】泻火解毒，降压清热。适用于高血压三焦热盛、体有热毒证。大热烦躁，口燥咽干，不眠，小便赤黄，大便秘结，舌红苔黄，脉数有力。

【来源】方出《肘后备急方》，名见《外台秘要方》

24. 桂附八味丸

【组成】肉桂20g，附子（制）20g，熟地黄160g，山茱萸（制）80g，牡丹皮60g，山药80g，茯苓60g，泽泻60g。

【用法用量】将上药研为末，加蜜做成小蜜丸，每个小蜜丸9g。每日2次，每次服用1丸。

【功能主治】温补肾阳，生火助阳。适用于高血压肾阳不足证，症见腰膝酸软、畏寒怕冷、小便清长。

【来源】《金匮要略》

25. 知柏地黄丸

【组成】知母、黄柏各40g，熟地黄160g，山茱萸（制）80g，牡丹皮60g，山药80g，茯苓60g，泽泻60g。

【用法用量】将上八味药粉碎成细粉，过筛，混匀。每100g粉末用炼蜜35～50g加适量水泛丸，干燥，制成水蜜丸；或加炼蜜80～110g制成小蜜丸或大蜜丸即得。每日1次，服水泛丸7g或小蜜丸（大蜜丸）9g。

【功能主治】滋阴降火，生津润燥。适用于高血压肝肾阴虚证，症见潮热盗汗，口干咽痛，耳鸣遗精，小便短赤。

【来源】《医方考》

26. 七子汤

【组成】决明子 24g，枸杞子 12g，菟丝子 12g，女贞子 15g，金樱子 9g，沙苑子 12g，桑葚（子）12g。

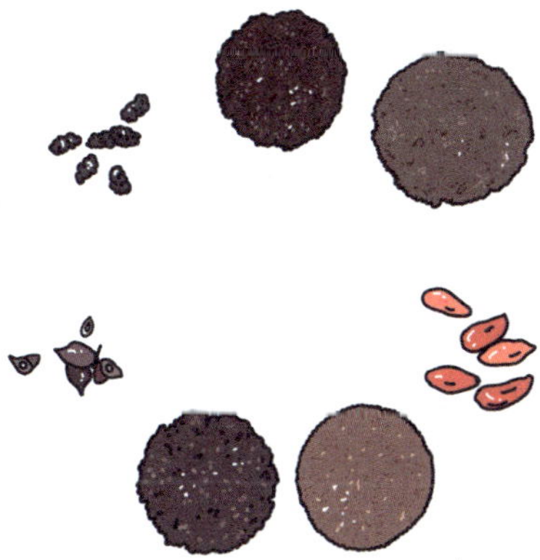

七子汤

【用法用量】水煎服。每日 1 剂。

【功能主治】滋肝补肾，降压息风。适用于肝肾阴虚型高血压，症见头昏，头痛，性情急躁易怒，失眠多梦，腰膝酸软，四肢麻木，面色潮红，五心烦热，舌红，苔薄黄，脉弦细数。

【来源】《中华人民共和国药典》

27. 大补元煎

【组成】人参少则用 3 ~ 6g、多则用 20 ~ 60g，山药（炒）6g，熟地黄少则用 6 ~ 9g、多则用 60 ~ 90g，杜仲 6g，当归 6 ~ 9g，山茱萸 3g，枸杞子 6 ~ 9g，炙甘草 3 ~ 6g。

【用法用量】水煎服。每日 1 剂。

【功能主治】益气养血，肝肾双补。适用于高血压气血两亏证，精神委顿，腰酸耳鸣，汗出肢冷，心悸气短，脉微细。

【来源】《景岳全书》

28. 补中益气汤

【组成】黄芪 18g、甘草（炙）9g，人参（去芦）6g，当归身（酒焙或晒干）3g，橘皮（不去白）6g，升麻 6g，柴胡 6g，白术 9g。

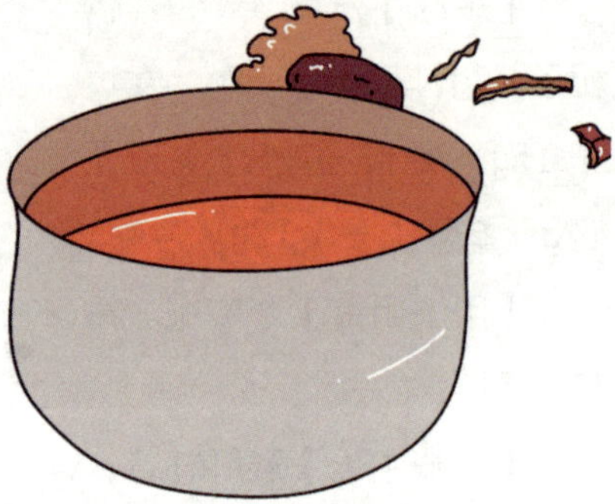

补中益气汤

【用法用量】将所有药材磨粉或切成小颗粒，用水 300ml，煎至 150ml，去滓。每日 1 剂，空腹时温服。

【功能主治】补中益气，升阳举陷。适用于高血压气虚证，症见面色苍白，头晕目眩，心悸，失眠，神疲乏力。

【来源】《脾胃论》

29. 大柴胡汤

【组成】柴胡 15g，黄芩 9g，芍药 9g，半夏（洗）9g，生姜（切）15g，枳实 9g，大枣（擘）4 枚，大黄 6g。

【用法用量】每日 1 剂，早晚分服。

【功能主治】和解少阳，内泻热结。适用于少阳发热，阳明热结型高血压，症见眩晕、头痛、面红目赤、口苦咽干。

【来源】《金匮要略》

30. 六君子汤

【组成】人参、白术、茯苓各9g，炙甘草6g，陈皮3g，半夏4.5g。

【用法用量】将上药研为细末，加大枣2枚、生姜3片，加水煎煮，取汁服用。每日1剂，早晚分服。

【功能主治】行气化痰，燥湿除痰。适用于高血压痰湿壅阴证，症见头晕，食少便溏，胸脘痞闷，呕逆。

【来源】《医学正传》

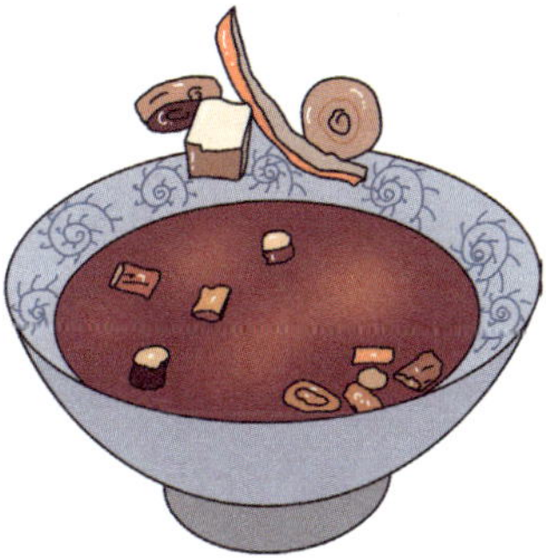

六君子汤

31. 左归丸

【组成】熟地黄240g，山药（炒）120g，杞子120g，山茱萸120g，川牛膝（酒洗，蒸熟）120g，菟丝子（制）120g，鹿角胶（敲碎，炒珠）120g，龟甲胶（切碎，炒珠）120g。

【用法用量】先将熟地黄蒸烂杵膏，再和其余药物共加炼蜜为丸，如梧桐子大。亦可水煎服，用量按原方比例酌减。每日1次，每次9丸，饭前用滚汤或淡盐汤送下。

【功能主治】滋养肝肾，养阴填精。适用于肝肾阴虚型高血压，头晕目眩、腰酸膝软、盗汗遗精、口燥舌干。

【来源】《景岳全书》

四、中成药

中成药是在长期临床实践的基础上研制而成的，具有组方合理、疗效确切、服用方便的特点。中成药治疗高血压病，要根据高血压病的情况使用。针对不同证型的高血压辨证论治，选择相应的中成药进行治疗。

1. 龙胆泻肝丸

【组成】龙胆草、柴胡、黄芩、栀子、泽泻、木通、车前子、当归、地黄、炙甘草。

【功能主治】清肝胆，利湿热。适用于年龄较轻，病程较短，见头痛、头胀、头热、小便短赤、舌红、苔黄等肝经湿热的高血压病。

【用法用量】口服，水丸每次 3 ~ 6g，每日 2 次；蜜丸每次 1 丸，每日 2 ~ 3 次；片剂每次 4 ~ 6 片，每日 3 次。

【注意事项】孕妇慎用。有胃寒者慎用，胃虚弱者不宜久用。

2. 清脑降压片

【组成】黄芩、夏枯草、槐米、磁石（煅）、牛膝、当归、地黄、丹参、水蛭、钩藤、决明子、地龙、珍珠母。

【功能主治】平肝潜阳，清脑降压。适用于肝阳上亢，血压偏高，头昏眼晕，失眠健忘的高血压。

【用法用量】口服，每次4～6片，每日3次。

【注意事项】孕妇禁用。

3. 牛黄降压丸

【组成】牛黄、羚羊角、珍珠、冰片、郁金、白芍、水牛角浓缩粉、雄黄、决明子、党参、黄芪、黄芩、甘松、薄荷。

【功能主治】清心化痰，镇静降压。适用于心肝火旺、肝阴血不足所致的高血压病，症见视物昏花，两目干涩，肢体麻木，头晕目眩，急躁易怒，舌质暗红少苔，脉弦滑或弦滑数等。

【用法用量】口服，每次1丸，每日2次。

【注意事项】腹泻者忌服。

4. 牛黄清心丸

【组成】人参、白术、当归、川芎、山药、白芍、牛黄、羚羊角、犀角、麝香、朱砂、雄黄。

【功能主治】益气养血，镇惊安神，化痰熄风。气血不足、痰热上扰所致的高血压病、脑血管意外后遗症，胸中郁热，惊悸虚烦，头目眩晕，中风不语，口眼歪斜，半身不遂，言语不清，神志不清，痰涎壅盛等症。

【用法用量】口服，每次 1 丸，每日 2 次。

【注意事项】妊娠期妇女慎用。运动员慎用。

5. 尿毒灵灌肠液

【组成】大黄、土茯苓、连翘、栀子、白茅根、桂枝、金银花、地榆、青黛、黄柏、龙骨（煅）、牡蛎（煅）、槐花、钩藤、蒺藜、丹参、红花、生晒参、麦冬、枸杞子。

【功能主治】有通腑泄浊、通利消肿的功能。适用于湿浊内阻、脾肾衰败所致的全身水肿、恶心呕吐、大便不通、无尿少尿、头痛烦躁、舌黄、苔腻、脉实有力者；慢性肾衰、尿毒症及肾性高血压见上述症候者。

【用法用量】甲组，每瓶装 20g；乙组，每瓶装 200ml。应用时将甲组、乙组（甲组 10g，乙组 100ml）混匀，一次灌肠，一天 1 ～ 2 次。

【注意事项】患者直肠疾病或腹泻每日 3 次以上者，慎用。

6. 牛黄上清丸

【组成】人工牛黄、菊花、连翘、荆芥穗、白芷、薄荷、黄芩、黄连、黄柏、栀子、石膏、赤芍、地黄、当归、川芎、冰片、桔梗、甘草。

【功能主治】平肝息风，清热解毒。临床用于头痛、眩晕；原发性高血压，且多因热毒内盛，风火上攻所致，症见头痛，伴有头晕、面红目赤、口干口苦、血管神经性头痛等症。

【用法用量】一般服水丸16粒（3g）；大蜜丸1丸，1天2次。片剂1次服4片，1天2次。胶囊剂1次服3粒，1天2次。

【注意事项】阴虚火旺所致的头痛眩晕、牙痛、咽痛等忌用。

7. 杞菊地黄丸

【组成】枸杞子、菊花、熟地黄、山药、山茱萸、泽泻、茯苓、丹皮。

【功能主治】滋肾阴，清肝热，明目。适用于肾阴虚所致的高血压病，头晕，目眩，眼花目涩，五心烦热，腰酸腿软，以及年老体弱、病程较久的高血压病。

【用法用量】口服，每次9g，每日2次，应长期服用。

8. 天麻头痛片

【组成】天麻、白芷、荆芥、川芎、当归、乳香（醋制）。

【功能主治】养血祛风，散寒止痛。有平肝潜阳的作用，临床可用于肝阳上亢所致的眩晕伴有头胀痛、耳鸣等；原发性高血压见上述眩晕症候者。

【用法用量】口服，1次4～6片，1天3次。

【注意事项】肝火上炎、脾胃虚弱者慎用。

9. 天麻钩藤颗粒

【组成】天麻、钩藤、石决明、牛膝、栀子、黄芩、杜仲、桑寄生、夜交藤、茯苓、益母草。

【功能主治】补益肝肾，清热泻火，平肝潜阳。适用于肝肾阴虚、肝阳上亢证高血压病，头晕头痛，目眩，耳鸣，舌红，脉弦数。

【用法用量】口服，每次10g，每日3次。

10. 复方罗布麻片

【组成】罗布麻、野菊花、防己、三硅酸镁、硫酸双肼屈嗪、盐酸异丙嗪、氢氯噻嗪、维生素 B_1、维生素 B_6、泛酸钙。

【功能主治】降血压，降血脂。适用于高血压病、高脂血症。

【用法用量】口服，每次3片，每日3次。

【注意事项】少数患者在开始服用的第1周内可能出现头晕，但2～3天后即可减轻乃至消失，个别患者也可能出现嗜睡感。

11. 通天口服液

【组成】川芎、天麻、羌活、白芷、赤芍、菊花、薄荷、防风、细辛、茶叶、甘草。

【功能主治】活血化瘀，祛风止痛。用于风阳上扰所致头晕目眩，呕吐，恶心，遇风尤甚者；原发性高血压见上述症候者。

【用法用量】一般首次服 10ml，每天 3 次，3 天为 1 个疗程，或遵医嘱。

【注意事项】肝火上炎者慎用。

12. 强力天麻杜仲胶囊

【组成】天麻、杜仲。

【功能主治】补脑益肾，强筋健骨。适用于脑动脉硬化，高血压，血管神经性头痛，脑血管病后遗症，症见筋脉掣痛，肢体麻木，行走不便，腰腿酸痛，头痛头昏。

【用法用量】口服，每次 2 ~ 3 粒，每日 2 次。

13. 降压平片

【组成】夏枯草、菊花、葛根、地龙、珍珠母、地黄、桑寄生、薄荷脑、黄芩、淡竹叶、芦丁等。

【功能主治】清热平肝潜阳。用于肝火上扰所致头晕、目眩、耳鸣、口苦口干；高血压见上述症候者。

【用法用量】口服，1 次 4 片，1 天 3 次。

14. 菊明降压片

【组成】菊花、决明子。

【功能主治】散风清热，平肝潜阳，降血压。适用于高血压病，头痛眩晕，目赤耳鸣，视物模糊。

【用法用量】口服，片剂每次 10 片，丸剂每次 6g，每日 3 次。

15. 舒心降压片

【组成】郁金、丹参、红花、桃仁、葛根、槐米、钩藤、菊花、牛膝、柏子仁。

【功能主治】活血化瘀，舒心降压。适用于高血压病，肢体麻木，半身不遂，神情呆滞，语言不利。

【用法用量】口服，每次 6 ~ 8 片，每日 3 次。

16. 清肝降压胶囊

【组成】何首乌（制）、桑寄生、夏枯草、槐花（炒）、小蓟、丹参、葛根、川牛膝、泽泻（盐炒）、远志（去心）

【功能主治】清热平肝，补益肝肾。用于肝火上炎、肝肾阴虚所致的眩晕、头痛、面红目赤、急躁易怒、口干口苦、腰膝酸软、心悸不寐、耳鸣健忘、便秘溲黄、舌质红、苔薄黄、脉弦细；原发性高血压见上述症候者。

【用法用量】口服：1 次 3 粒（每粒 0.5g），1 天 3 次；或遵医嘱。

17. 安宫降压丸

【组成】郁金、黄连、栀子、黄芩、天麻、珍珠母、黄芪、白芍、党参、麦冬、五味子、川芎、牛黄、水牛角浓缩粉、冰片。

【功能主治】清热镇惊，平肝降压。适用于高血压，头目眩晕，项强，头昏脑涨，心悸多梦，烦躁，目赤，口苦，耳鸣耳聋。

【用法用量】口服，每次1～2丸，每日2次。

【注意事项】无高血压症状时停服。

18. 眩晕宁颗粒

【组成】泽泻、菊花、陈皮、白术、茯苓、半夏（制）、女贞子、墨旱莲、牛膝、甘草。

【功能主治】利湿化痰，补益肝肾。用于痰湿中阻、肝肾不足所致的头晕目眩、胸脘痞闷、腰膝酸软；高血压病、梅尼埃病见上述症候者。

【用法用量】口服，1次4～6片（每片相当于总药材3g），1天3～4次。

19. 醒脑降压丸

【组成】黄连、黄芩、郁金、栀子、玄精石、珍珠母、辛夷、零陵香、朱砂、雄黄、冰片。

【功能主治】通窍醒脑，清心镇静，退热消炎。适用于高血压病，言语不清，痰涎壅盛。

【用法用量】口服，每次 10 ~ 15 粒，每日 1 ~ 2 次，10 岁以上儿童服 1/2 成人量，7 ~ 10 岁儿童服 1/3 成人量。

【注意事项】孕妇及溃疡病患者忌用本品。

20. 清脑降压片

【组成】黄芩、夏枯草、决明子、槐花、钩藤、磁石（煅）、珍珠母、牛膝、地黄、当归、丹参、地龙、水蛭。

【功能主治】平肝潜阳。用于肝阳上亢所致的眩晕、头痛、项强、血压偏高。

【用法用量】片剂，1 次 4 ~ 6 片；开水冲服颗粒剂，每次 2 ~ 3g，胶囊剂，每次 3 ~ 5 粒，均 1 天 3 次。

【注意事项】湿热内蕴，痰火壅盛者禁用。孕妇忌用。气血不足性头晕、头痛及有出血倾向者均慎用。

21. 六味地黄丸

【组成】熟地黄、山药、山茱萸、泽泻、茯苓、丹皮。

【功能主治】滋阴降火。适用于高血压、神经性头痛、肺结核、糖尿病等，证属肾阴亏损、肝阳上亢，表现为头晕耳鸣，腰膝酸软，遗精盗汗，骨蒸潮热，手足心热，咽干口渴，舌红少苔。

【用法用量】口服，每次 1 丸，每日 2 ~ 3 次。

22. 杜仲双降袋泡剂

【组成】杜仲叶、苦丁茶，每袋 3.5g。

【功能主治】平肝清热。用于肝阳上亢所致的头痛、头晕；原发性高血压、高脂血症见上述症候者。

【用法用量】开水冲泡，1 次 1 袋，1 天 2 ~ 3 次。

23. 复方羚羊降压片

【组成】羚羊角、夏枯草、黄芩、桑寄生。

【功能主治】平肝泄热。用于肝火上炎，肝阳上亢所致的头晕、头胀、头痛、耳鸣；高血压病见上述症候者。

【用法用量】口服，1 次 4 片，1 天 2 ~ 3 次。

24. 知柏地黄丸

【组成】黄柏、知母、熟地黄、山药、山茱萸、泽泻、茯苓、丹皮。

【功能主治】滋阴降火。适用于高血压病、神经官能症、更年期综合征、口腔溃疡、牙周炎等，证属肝肾阴虚，虚火上炎，表现为头晕耳鸣，腰膝酸软，五心烦热，失眠盗汗，梦遗早泄，形瘦尿频，颧红唇赤，烦躁口渴等症。

【用法用量】口服，大蜜丸每次 1 丸，小蜜丸每次 6g，水蜜丸每次 6g，均每日 2 次。

【注意事项】脾虚便溏，消化不良者不宜服用。

25. 还精煎口服液

【组成】菟丝子、枸杞子、锁阳、淫羊藿。

【功能主治】补益肝肾，填精益髓。适用于中老年原发性高血压及其衰老症状，如免疫力、精力、视力、握力等下降，病虚体弱，早衰等。

【用法用量】口服，每次 10ml，每日 3 次。

26. 抗脑衰胶囊

【组成】人参、党参、山药、茯神、远志、酸枣仁、麦冬、白芍。

【功能主治】益肾安神，补气健脑，活血通络。适用于神经衰弱，记忆力衰退，老年性痴呆、高血压所致的记忆障碍，体虚乏力，厌食，失眠，低智儿的大脑发育不全。

【用法用量】口服，每次 5 ~ 6 粒，每日 3 次，3 周为 1 个疗程。

27. 心灵丸

【组成】麝香、蟾酥、牛黄、熊胆、犀角、水牛角粉、人参、三七。

【功能主治】活血化瘀，益气强心，安心定神。适用于高血压，冠心病，心功能不全，心律失常，以及其他心脏病的胸闷，心悸，气促，眩晕等。

【用法用量】含服，每次2丸，每日2次。

【注意事项】对重度心绞痛、心肌梗死者，需适当加大剂量，延长疗程。

28. 心血宁片

【组成】葛根、山楂等，

【功能主治】通脉散瘀，活血散结。适用于冠状动脉硬化，高血压，心脏病，心绞痛，高脂血症。

【用法用量】口服，每次4片，每日3次。

29. 乐脉颗粒

【组成】丹参、川芎、红花、山楂等

【功能主治】行气活血，化瘀解郁，养血通脉。适用于动脉硬化，高血压，急慢性心脑血管疾病，脑血栓，脑出血，多发性梗死性痴呆，冠心病以及气滞血瘀所致的胸痛，胸闷，气短心悸，头痛眩晕，心烦失眠，抑郁健忘，肢冷麻木，月经不调，痛经等。

【用法用量】口服，每次1～2包，每日3次。

30. 愈风宁心片

【组成】葛根。

【功能主治】解痉止痛，增强脑及冠状动脉血流量。适用于高血压头晕，头痛，颈项疼痛，冠心病，心绞痛，神经性头痛，早期突发性耳聋等症。

【用法用量】口服，每次 5 片，每日 3 次。

【注意事项】本品不可过量服用，以免反致头晕、心慌。

31. 镇脑宁胶囊

【组成】川芎、藁本、细辛、白芷、水牛角浓缩粉、丹参、猪脑粉等。

【功能主治】息风通络。适用于高血压，内伤头痛，伴有恶心，呕吐，视物不清，肢体麻木，头昏，耳鸣等症；以及动脉硬化、血管神经性头痛等。

【用法用量】口服，每次 4 ~ 5 粒，每日 3 次。

32. 天麻钩藤冲剂

【组成】天麻、钩藤、石决明、栀子、黄芩、牛膝、杜仲、益母草、夜交藤等。

【功能主治】清热活血，益肾平肝，熄风潜阳。适用于高血压肝阳偏亢，风阳上扰证，症见头痛、眩晕、耳鸣、眼花、震颤、失眠等。

【用法用量】开水冲服，每次 1 袋，病重者可服 2 袋，每日 3 次。

33. 脑立清丸（胶囊）

【组成】磁石、代赭石、珍珠母、清半夏、酒曲、牛膝、薄荷脑、冰片、猪胆汁等。

【功能主治】平肝潜阳，醒脑安神。适用于高血压，头晕目眩，耳鸣口苦，心烦难寐，梅尼埃病，脑血管疾患。

【用法用量】口服，水丸剂每次 10 粒，胶剂每次 3 粒，均每日 2 次。

【注意事项】孕妇及体弱虚寒者忌服。

34. 高血压速降丸

【组成】羚羊角、琥珀、阿胶、当归、沉香、黄连。

【功能主治】清热息风，活血降压。适用于高血压，头目眩晕，胀痛，颈项强直，颜面红烦躁不宁。

【用法用量】口服，每次 10 ~ 20 粒，每日 2 次。

35. 牛黄清脑片

【组成】牛黄、蒲公英、雄黄、板蓝根、天花粉、石膏、代赭石、黄芩、甘草、大黄、麦冬、郁金、生地黄、猪胆膏、珍珠、连翘、冰片、朱砂、栀子、葛根、黄连、磁石。

【功能主治】清热解毒，清脑安神。适用于高热，头昏眩晕，烦躁，眼花，咽喉肿痛，小儿内热惊风抽搐，以及高血压、神经性头痛、失眠等。

【用法用量】口服，每次 2 ~ 4 片，每日 3 次，并可根据病情增加用量，小儿酌减。

【注意事项】低血压及体弱者慎用。孕妇忌服。

36. 丹七片

【组成】丹参、三七。

【功能主治】活血化瘀。适用于气滞血瘀所致的高血压、冠心病、眩晕头痛、月经不调、痛经、脑震荡后遗症。

【用法用量】口服，每次 3 ~ 5 片，每日 3 次。

37. 心可舒片

【组成】山楂、丹参、葛根、三七、木香。

【功能主治】活血散瘀，舒心降压。适用于高血压，冠心病。

【用法用量】口服，每次 4 片，每日 3 次。

【注意事项】心阳虚者不宜用。

38. 益脑宁片

【组成】炙黄芪、党参、制何首乌、灵芝、女贞子、墨旱莲（旱莲草）、桑寄生、天麻、钩藤、丹参、赤芍、地龙、山楂、琥珀、麦芽等。

【功能主治】益气补肾，活血通脉；有抗脑缺血、抗血栓、降血脂、抗动脉粥样硬化等作用。用于肝肾不足、气虚血瘀所致的眩晕，症见眩晕、耳鸣、心烦少寐、心悸健忘、腰膝酸软、倦怠乏力、舌质紫暗等；高血压见上述症候者。

【用法用量】口服，1 次 4 ~ 5 片，1 天 3 次。

39. 复方羚角降压片

【组成】羚羊角、夏枯草、黄芩、寄生。

【功能主治】降低血压，预防中风。适用于高血压，充血性头晕胀痛。

【用法用量】口服，每次 4 片，每日 2 ~ 3 次。

40. 养血清脑颗粒

【组成】熟地黄、当归、钩藤、珍珠母、决明子、夏枯草、白芍、川芎、鸡血藤、延胡索、细辛等。

【功能主治】养血平肝，活血通络。适用于高血压血虚肝亢引起的头痛、眩晕、眼花、心烦易怒、失眠多梦等。

【用法用量】口服，1 次 1 袋，1 天 3 次。

41. 速效救心丸

【组成】川芎、冰片。

【功能主治】行气活血，祛瘀止痛。适用于高血压病。

【用法用量】饭后服用，每日 3 次，每次 4 ~ 6 粒，每周 1 个疗程。

42. 龟鹿补肾丸

【组成】鹿角胶（炒）、龟甲胶（炒）、菟丝子（炒）、淫羊藿（蒸）、续断、锁阳（蒸）、狗脊（蒸）、熟地黄、制何首乌、覆盆子（蒸）、金樱子（蒸）、炙黄芪、山药（炒）、酸枣仁（炒）、陈皮（蒸）、炙甘草等。

【功能主治】补肾壮阳，益气血，壮筋骨。用于因肾阳虚衰，精血不足，脑窍失于濡养所致的头晕目眩、精疲乏力、耳鸣、舌淡苔薄、脉沉迟或细等；高血压见上述症候者。

【用法用量】口服，水蜜丸 1 次 4.5 ~ 9g；或大蜜丸 1 次 6 ~ 12g；或胶囊剂 2 ~ 4 粒；或口服液 10 ~ 20ml，平均 1 天 2 次。

43. 银杏叶口服液

【组成】银杏树叶。

【功能主治】活血化瘀，通脉疏络。适用于高血压病，症见胸闷心悸，口舌不利，半身不遂。

【用法用量】口服，每次 20ml，每日 3 次。

44. 健脑补肾丸

【组成】人参、鹿茸、杜仲（炭）、金牛草、狗鞭、川牛膝、山药、茯苓、白术（麸炒）、肉桂、桂枝、酸枣仁（炒）、远志（甘草水制）、龙骨（煅）、牡蛎（煅）、金樱子、砂仁、豆蔻、当归、白芍（酒炒）、金银花、连翘、牛蒡子（炒）、蝉蜕、甘草等。

【功能主治】健脑补肾，益气健脾，安神定志。用于脾肾两虚、脑髓失养所致的头晕目眩，耳鸣腰酸，气短懒言，食少纳呆，舌淡苔薄，脉沉细；高血压、贫血见上述症候者。

【用法用量】口服，1 次 15 粒，1 天 2 次。淡盐水或温开水送服。

45. 松龄血脉康胶囊

【组成】葛根、珍珠层粉、松针等。

【功能主治】平肝潜阳，镇心安神。适用于高血压病，症见头痛眩晕、急躁易怒、心悸失眠等肝阳上亢者。

【用法用量】口服，每日 3 次，每次 3 粒，剂量随血压波动加以调节，连服 30 天，治疗期间不用或停用其他降压药及降脂药。

46. 益龄精口服液

【组成】制何首乌、桑葚、女贞子（酒蒸）、菟丝子（酒蒸）、金樱子、川牛膝、豨莶草（蜜酒蒸）等。

【功能主治】滋补肝肾。用于肝肾亏虚所致的头晕目眩，耳鸣，心悸失眠，腰膝酸软；原发性高血压见上述症候者。

【用法用量】口服，1 次 10ml（小瓶），1 天 2 ~ 3 次。

47. 天麻定眩片

【组成】天麻、野菊花、杜仲、杜仲叶、川芎。

【功能主治】平肝熄风，补肾通络。适用于肝风上扰证高血压，头晕头痛，目眩，失眠，烦躁，对高血压合并脑动脉硬化尤为适宜。

【用法用量】口服，每日 3 次，每次 6 片。

【注意事项】忌食辛辣及烟酒。

48. 归芍地黄丸

【组成】熟地黄、当归、白芍（酒炒）、山茱萸（制）、山药、茯苓、牡丹皮、泽泻等。

【功能主治】滋肝肾，补阴血，清虚热。用于肝肾不足，精血亏虚所致的眩晕，症见头晕眼花，腰膝酸软，耳鸣，耳聋，乏力；原发性高血压、神经衰弱见上述症候者。

【用法用量】口服，水蜜丸 1 次 6g，或小蜜丸 1 次 9g，大蜜丸 1 丸（9g），均 1 天 2 ~ 3 次。

49. 安脑丸

【组成】人工牛黄、水牛角、黄连、栀子、黄芩、珍珠等。

【功能主治】清热解毒，醒脑安神，镇惊熄风，豁痰开窍。适用于原发性高血压，头晕，头痛，耳鸣，肢麻，心悸，失眠，尚可用于高热神昏、眩晕、抽搐惊厥、中风闭窍等热性疾病。

【用法用量】口服，每日 2 ~ 3 次，每次 1 ~ 2 丸。

50. 养阴降压胶囊

【组成】龟甲（沙烫）、白芍、天麻、钩藤、珍珠层粉、赭石（煅，醋淬）、夏枯草、槐花、牛黄、冰片、人参、五味子（醋炙）、大黄（酒炙）、石膏、吴茱萸（醋炙）、土木香等。

【功能主治】滋阴潜阳，平肝安神。用于肝肾阴虚，肝阳上亢所致的眩晕，症见头晕、头痛、颈项不适、目眩、耳鸣、烦躁易怒、失眠多梦；高血压病见上述症候者。

【用法用量】口服，1 次 4 ~ 6 粒，1 天 2 ~ 3 次。

51. 茶色素片

【组成】茶色素、茶多酚。

【功能主治】利湿健脾，提神醒脑，降低血脂。适用于预防和治疗高血压、冠心病、高脂血症等，

【用法用量】口服，每次 4 片，每日 3 次。

【注意事项】失眠者不宜服用。

52. 首乌丸

【组成】制何首乌、桑葚、墨旱莲、女贞子（酒制）、黑芝麻、牛膝（酒炙）、菟丝子（酒蒸）、补骨脂（盐炒）、地黄、金樱子、豨莶草（制）、桑叶（制）、金银花（制）等。

【功能主治】补肝肾，强筋骨，乌须发。用于肝肾两虚所致的头晕眼花，耳鸣，腰酸，肢麻，须发早白，舌淡或红，脉沉细；高脂血症、高血压见上述症候者，

【用法用量】口服，1 次 6g，1 天 2 次。

53. 地奥心血康胶囊

【组成】黄山药总皂甙。

【功能主治】活血化瘀，宣痹通阳，行气止痛，补益调气。适用于冠心病心绞痛，心肌缺血，心律失常，高血压，高脂血症等心血管疾病以及瘀血内阻之胸痹，眩晕，胸闷，心悸，气短等症。

【用法用量】口服，每次 1 ~ 2 粒，每日 3 次，饭后温开水送服。首次使用本品的患者，最初 15 ~ 30 天按每次 2 粒，每日 3 次，待病情好转后再按每次 1 粒，每日 3 次，连续服用，2 个月为 1 个疗程。

【注意事项】本品基本无不良反应，极少数患者空腹服用时有胃肠道反应。

54. 健延龄胶囊

【组成】熟地黄、何首乌（制）、黄芪、黄精、山药、西洋参、黑芝麻、芡实、天冬、龙骨、琥珀、黑豆、侧柏叶等。

【功能主治】补肾填精，益气养血。用于因先天禀赋不足，或大病久病尚未康复，或劳倦过度，以致肾虚精亏，气血不足而见神疲乏力，面色无华，头晕目眩，食欲减退，腰膝酸软；或清窍失养而见眩晕、健忘、耳鸣、失眠、面色无华等症·高血压、高脂血症见上述症候者。

【用法用量】口服，1 次 4 粒，1 天 2 次。疗程 8 周，或遵医嘱。

55. 舒心宁片

【组成】赤芍、当归、薤白、降香、川芎、远志、炙甘草、丹参、石菖蒲、红花、太子参、瓜蒌皮。

【功能主治】活血化瘀，行气止痛。适用于冠心病，高血压，高胆固醇血症，症见头晕，肢体麻木，倦怠乏力，食欲不振，活动后气短，日轻夜重，甚至半身麻木，耳聋耳鸣，小便失禁，舌淡苔白，脉细。

【用法用量】口服，每次 5 ~ 6 片，每日 3 次。

56. 生血宝颗粒

【组成】制何首乌、黄芪、女贞子、桑葚、墨旱莲、白芍、狗脊等。

【功能主治】滋养肝肾，益气生血。用于因先天不足，或年老体亏，或久病伤身，或劳伤过度，以致肝肾不足，气血亏虚，清窍失养而见眩晕，面色无华，精神萎靡，腰膝酸软，食少；贫血、高血压见上述症候者。

【用法用量】开水冲服，1 次 8g，1 天 2 ~ 3 次。

57. 康尔心胶囊

【组成】人参、丹参。

【功能主治】益气活血，滋阴补肾。适用于冠心病，脑血栓，高血压，高脂血症，神经官能症，头痛，头晕，缺血性中风，更年期综合征，神经衰弱，失眠，糖尿病等，适合作中老年人保健用药，可改善心、脑血管功能，延缓衰老。

【用法用量】口服，每次 4 粒，每日 3 次。

58. 还少胶囊

【组成】熟地黄、山药（炒）、枸杞子、山茱萸、五味子、牛膝、楮实子、杜仲（盐制）、巴戟天（炒）、小茴香（盐制）、肉苁蓉、远志（甘草炙）、石菖蒲、茯苓、大枣（去核）等。

【功能主治】温肾补脾，养血益精。用于因脾肾亏损，精血不足，脑窍失养所致的头晕目眩，神疲，耳鸣，牙根酸痛，舌淡苔薄，脉沉细无力；高血压、贫血见上述症候者。

【用法用量】口服，1 次 5 粒，1 天 2 ~ 3 次。

59. 心脑1号

【组成】黄杨科植物中国黄杨提取的一种生物碱。

【功能主治】行气活血，祛湿通络。适用于冠心病，心绞痛，心肌梗死，高血压。

【用法用量】口服，每次1～2片，每日2次，1个月为1个疗程。

【注意事项】对本品过敏者及孕妇禁用。

60. 天王补心丸

【组成】地黄、天冬、麦冬、酸枣仁（炒）、柏子仁、当归、党参、五味子、茯苓、远志（制）、石菖蒲、玄参、丹参、朱砂、桔梗、甘草等。

【功能主治】滋阴养血，补心安神。用于因肾阴虚、心脏失养所致心悸，症见气短、舌红少苔、脉细数或结代；病毒性心肌炎、冠心病、原发性高血压、室性早搏等见上述症候。

【用法用量】口服，水蜜丸1次6g，小蜜丸1次9g，大蜜丸1次1丸（9g），浓缩丸1次8丸，1天3次。

61. 抗栓保心丸

【组成】丹参、白芍、刺五加、郁金、山楂等。

【功能主治】活血化瘀，益气止痛，降脂抗栓。适用于冠心病引起的胸闷、心绞痛，高脂血症，高血压，动脉硬化，心律不齐等。

【用法用量】口服，每次3～4片，每日2次。

62. 心脉通片

【组成】当归、决明子、钩藤、牛膝、丹皮、葛根、槐花、毛冬青、夏枯草、三七。

【功能主治】活血化瘀，通脉养心，降压降脂。适用于肝阳亢热之高血压、高脂血症，症见心悸，眩晕，胸闷，胸痛，唇甲发绀，舌紫暗，脉结代或脉弦涩等。

【用法用量】口服，每次4片，每日3次。

63. 全天麻胶囊

【组成】野生天麻。

【功能主治】平肝，熄风，止痉。适用于高血压急症，头晕眩晕，肢体麻木，小儿惊风，癫痫抽搐，破伤风。

【用法用量】口服，每次2～6粒，每日3次。

64. 杜仲胶囊

【组成】杜仲提取物。

【功能主治】补肝肾，强筋骨，降血压，安胎。适用于肾性高血压，高脂血症，肾虚腰痛，腰膝无力，妊娠胎动不安。

【用法用量】口服，每次2～3粒，每日1～2次。

65. 天麻首乌片

【组成】天麻、川芎、白芷、丹参、何首乌、墨旱莲、刺蒺藜。

【功能主治】养血熄风，定眩止痛，滋补肝肾，乌须黑发。高血压，脑动脉硬化，血管神经性头痛，头昏目眩，口苦咽干，舌红少苔，脉弦，视力和听力减退，腰酸乏力，脱发，白发等。

【用法用量】口服，每次6片，每日3次。

66. 夏桑菊冲剂

【组成】夏枯草、桑叶、菊花。

【功能主治】清肝明目，疏风散热，解疮毒。适用于高血压，风热感冒，咽喉炎，急性扁桃体炎，头晕耳鸣，目赤头痛，咽喉肿痛，疔疮肿毒等。

【用法用量】口服，每次1～2包，每日3次。

67. 软脉灵口服液

【组成】人参、熟地黄、枸杞子、牛膝、何首乌、川芎、丹参、当归。

【功能主治】滋肾补肝，益气活血。适用于高血压，冠心病，心肌炎，脑动脉硬化。

【用法用量】口服，每次 15ml，每日 2 次，连服 40 天为 1 个疗程。

68. 复方珍珠口服液

【组成】珍珠、黄精、枸杞子。

【功能主治】滋阴补肾，抗衰老。适用于高血压，高脂血症，头晕眼花。

【用法用量】口服，每次 10ml，每日 2 次，连服 28 天。

69. 心达康片

【组成】醋柳（又名沙棘），有效成分为醋柳黄酮。

【功能主治】增加心肌血流量，降低心肌耗氧量，降低血脂血压等。适用于缺血性心脏病，心绞痛，高血压等，症见心慌、心悸、心痛，气短胸闷。

【用法用量】口服，每次2～4片，每日3次，1 个月为1 个疗程。

70. 通脉宁心冲剂

【组成】丹参、川芎、葛根等

【功能主治】活血化瘀，通脉。适用于瘀血阻络所致高血压、高脂血症、动脉硬化脑血栓、脑供血不足、冠心病，症见头痛头昏，胸闷胸痛，肢麻肢痛，舌紫暗，脉弦涩等。

【用法用量】口服，每次 10g，每日 3 次。

71. 保心片

【组成】三七、山楂、何首乌（制）、丹参、川芎。

【功能主治】活血化瘀，通脉降脂。适用于瘀血阻滞所致冠心病、心绞痛、高血压、高脂血症等病，症见心慌胸闷，心前区不适，头昏目眩，四肢麻木等。

【用法用量】口服，每次 4 ~ 6 片，每日 3 次。

72. 心安宁片

【组成】葛根、山楂、制何首乌、珍珠粉等。

【功能主治】养阴宁心，化瘀通络，降血脂。适用于血脂过高、心绞痛以及高血压引起的头痛、头晕、耳鸣、心悸等。

【用法用量】口服，每次 4 片，每日 3 次。

73. 脉君安片

【组成】葛根、钩藤、氢氯噻嗪。

【功能主治】平肝熄风，解肌止痛。适用于高血压病，头痛眩晕，颈项强痛，失眠心悸，冠心病。

【注意事项】本品属缓和降压药品，对于个别严重高血压，需配合快速降压药，待病症缓解后，再单服本品维持。

74. 山绿茶降压片

【组成】山绿茶。

【功能主治】清肝泻火，活血化瘀，镇心安神。适用于高血压，高脂血症。

【用法用量】口服，每次 2 ~ 3 片，每日 3 次。

75. 珍菊降压片

【组成】珍珠层粉、野菊花浸液、芦丁、氢氯噻嗪等。

【功能主治】降压，定惊，平肝，安神。适用于高血压早期，症见心悸、失眠、心烦不安等。

【用法用量】口服，每次 3 片，每日 3 次。

76. 清血丸

【组成】余甘子、锦鸡儿、茜草、藏紫草、红景天、唐古特青兰、藏红花等。

【功能主治】清血，降压，降低血黏度或血脂，改善微循环。适用于高血压，高脂血症。

【用法用量】碾碎后温开水冲服，每次 1 丸，每日 2 ~ 3 次。

77. 山楂降压丸

【组成】山楂、夏枯草、菊花、决明子、泽泻等。

【功能主治】消食化痰，分清降浊，降压，降脂。适用于高血压，高脂血症，头痛眩晕，胸满胁胀，舌红，苔腻，脉弦数。

【用法用量】口服，每次1～2丸，每日2～3次。

78. 龟甲养阴片

【组成】龟板、鳖甲、龙骨、牡蛎、石决明、生地黄、熟地黄、丹皮、珍珠母、紫贝齿、枸杞子、五味子、覆盆子、菟丝子、桑葚子、山药、泽泻、首乌、茯苓、狗脊、山楂、怀牛膝等。

【功能主治】潜阳育阴，调节五脏。适用于肝阳上亢、脉络瘀阻证高血压，眩晕耳鸣，心悸胸闷，五心烦热，腰膝酸痛，手麻或颤抖，舌红少苔，脉弦细。

【用法用量】口服，每次8～10片，每日3次。

79. 镇心降压片

【组成】梧桐叶、山楂、僵蚕、珍珠。

【功能主治】镇静安神，平肝熄风。适用于高血压，头晕目眩，胸闷心悸，心烦易怒，舌质红或紫暗，脉沉弦。

【用法用量】口服，每次5片，每日3次。

80. 复方杜仲流浸膏片

【组成】炒杜仲、益母草、夏枯草、钩藤、黄芩。

【功能主治】补肾，平肝，清热。适用于高血压，头目眩晕，头痛耳鸣，目赤口苦，心烦少寐，肢体麻木，腰膝酸软，夜尿频多，舌红，苔薄黄，脉虚弦。

【用法用量】口服，每次 5 片，每日 3 次。

81. 天麻丸

【组成】天麻、牛膝、玄参、炙甘草、杜仲炭、当归、附子、生地黄、独活、羌活。

【功能主治】平肝潜阳。适用于肝阳上亢证高血压病，头晕，耳鸣，头痛，面红目赤，急躁易怒，心悸，健忘，腰膝酸软，头重足轻，舌质红，苔薄，脉弦或弦数。

【用法用量】口服，每次 1 丸，每日 2 次。

【注意事项】孕妇遵医嘱服用。

82. 降压袋泡茶

【组成】夏枯草、决明子、茺蔚子、钩藤、黄芩、茶叶。

【功能主治】清热泻火，平肝明目。适用于肝火上炎或肝火亢盛证高血压，头痛，目赤，面红，耳鸣，口苦，小便黄赤等。

【用法用量】沸水泡饮，每次 1 袋，每日 3 次。

【注意事项】忌食辛辣食物，孕妇慎用。

83. 镇心降压片

【组成】梧桐叶浸膏、山楂稠膏、僵蚕、珍珠。

【功能主治】降压宁心。适用于各证高血压。

【用法用量】口服，每次 4 ~ 6 片，每日 3 次。

84. 高血压速降丸

【组成】羚羊角、琥珀、阿胶、当归、沉香、黄连。

【功能主治】清热息风，平肝降逆。适用于痰火壅盛证高血压，头晕目眩，头胀头痛，项强颈痛，颜面红赤，烦躁不宁，言语不清，步不稳，知觉减退等症。

【用法用量】口服，每次 20 小丸，每日 2 次。

【注意事项】感冒或泄泻期间停服，孕妇忌服。

85. 降压避风片

【组成】黄芩、盐酸甲基丙炔苄胺、槐角、氢氯噻嗪、落花生枝叶。

【功能主治】清热平肝，降火。适用于肝火上炎证高血压，头痛，目赤，口苦，烦躁易怒等。

【用法用量】口服，每次 3 ~ 6 片，每日 2 次。降血压至正常范围后，可减少服用量，由每次 3 片逐渐减至每次 1 ~ 2 片。

【注意事项】本品是一种中西药配伍组方的中成药，含有利尿剂，请勿与西药利尿降压药合用，糖尿病者慎用。忌烟、酒及辛辣、生冷、油腻食物。

五、效验秘方

效验秘方是现代各位医家在继承古方精髓的基础上，融入了现代医学的观察与理解，通过精准辨证，针对高血压的不同成因与表现，量身定制的治疗方案。这些方剂，或清热平肝，或活血化瘀，或滋阴补肾，皆旨在恢复人体阴阳平衡，强化脏腑机能，促进气血循环，从而实现对高血压的根本调控，而非仅仅追求血压数值的暂时下降。

1. 泽泻降压汤

【组成】泽泻、益母草、车前子、夏枯草、决明子、钩藤、桑寄生、丹皮。

【用法】水煎服。

【功能主治】平肝熄风降压。适用于肝阳偏亢的各期高血压，症见头晕，头痛，耳鸣，眼花，烦躁易怒，腰膝酸软，肢体麻木，两手抖动，咽干，口燥，心烦失眠，大便干燥，舌红苔薄白，脉弦细。

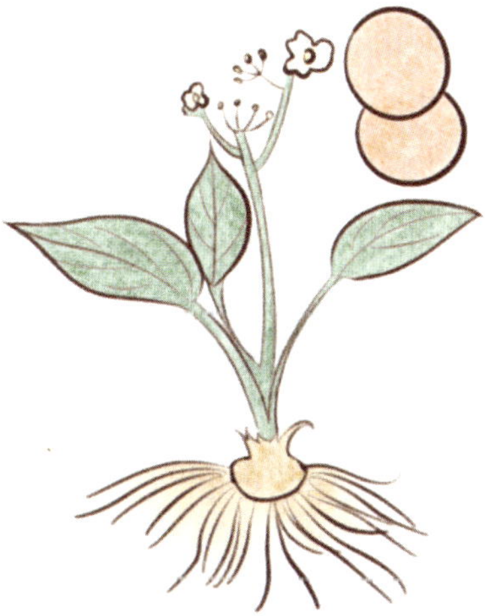

泽泻

2. 天麻化痰方

【组成】珍珠母（先煎），天麻、钩藤（后下）各16g，生石决明（先煎），生牡蛎（先煎）各28g，怀牛膝18g，生白芍药26g，法半夏16g，天竺黄18g，竹茹6g，全蝎3个，蜈蚣14g，化橘红6g。

【用法用量】水煎2次，每日1剂，早晚分服。

【功能主治】平肝熄风，镇痉化痰。适用于妊娠高血压。

3. 自拟安神方

【组成】山茱萸 30g，酸枣仁 20g，远志、茯神、当归、合欢各 10g，陈皮、炙甘草各 6g，琥珀 3g。

【用法用量】水煎服。每日 2 次，早晚温服。

【功能主治】镇静安眠，补益肝肾。适用于高血压伴失眠患者。

4. 泽泻汤

【组成】泽泻 30g，白术、茯苓各 12g，天麻、半夏、陈皮各 9g。

【用法用量】水煎服。每日 1 剂，分早、晚 2 次口服。

【功能主治】理气健脾，利水燥湿。适用于高血压痰湿壅盛证，症见阵发性头晕、头重如裹、胸闷、舌胖苔腻。

5. 清眩降压汤

【组成】苦丁茶 30g，川牛膝 10g，天麻 30g，杜仲 10g，钩藤 30g（后下），夜交藤 30g，黄芩 10g，菊花 15g，桑叶 15g，生地黄 30g。

【用法用量】水煎服。每日 2 次，早晚分服。

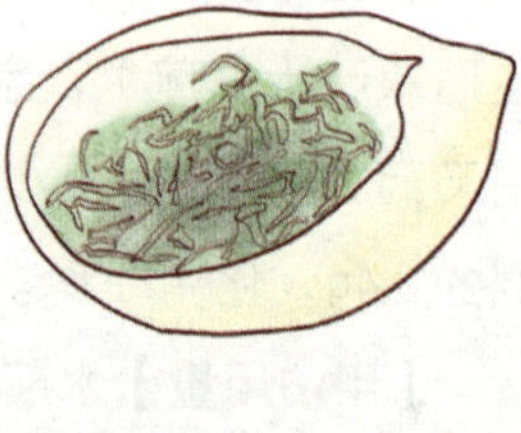

苦丁茶

【功能主治】散肝风、清头目、活血脉。适用于高血压伴高脂血症，症见眩晕，头痛，急躁易怒，便秘，面红耳赤，口干舌燥，失眠多梦。

6. 首乌降压汤

【组成】钩藤 18g（后下），天麻 16g，石决明 28g，毛冬青 28g，罗布麻 18g，黄连 14g，栀子 18g，夏枯草 28g，杜仲 16g，川牛膝 16g，桑寄生 16g，益母草 28g，首乌 28g，酸枣仁 18g，葛根 28g。

【用法用量】每日 1 剂，水煎后去渣留汁，每次 150ml，每日 3 次温服。

【功能主治】平肝熄风，滋补肝肾，滋阴潜阳。适用于高血压阴虚阳亢证，症见眩晕，头痛，心悸，耳鸣，失眠，烦躁，腰酸腿软。

7. 平肝养血汤

【组成】嫩钩藤 18g（后下），紫贝齿 24g（先煎），天麻 2.4g，淡子芩 7g，生地黄 11g，郁金 7g，远志 7g，炒酸枣仁 7g，青蒿 7g，炒枳壳 4.6g，焦白术 6g，新荟皮 6g，茯苓皮 7g。

【用法用量】水煎 2 次，每日 1 剂，早晚分服。

【功能主治】养血平肝。主治妊娠高血压，症见头晕目眩，腰膝酸软。

8. 健脑安神活血汤

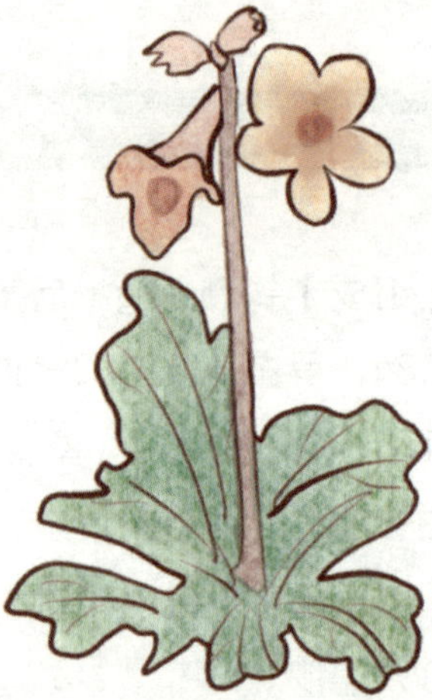

地黄

【组成】熟地黄、枸杞子、首乌、酸枣仁、香附、茯苓各 18g，龙骨、鸡血藤各 28g，当归、川芎各 16g，木香 14g。

【用法用量】水煎取汁 400ml，每日 1 剂，分 2 次于早晚服用。2 月为 1 个疗程。

【功能主治】调气通络，健脑安神，化痰活血。适用于原发性高血压气血亏虚、痰瘀交阻证，症见头晕目眩，步行不稳，腰酸肢冷，倦怠无力，下肢沉重，大便不畅。

9. 养肝健脾方

【组成】冬瓜仁、薏苡仁各 118g，决明子 28g，天麻、钩藤、杜仲、枳实、竹茹、党参、茯苓、白术各 16g，炙甘草 6g。

【用法用量】水煎服，每日 1 剂，早晚分服。

【功能主治】健脾化痰，平肝熄风。适用于高血压并高脂血症，证属阴虚阳亢、痰浊中阻。

10. 健脾白术散

【组成】党参7g，炒白术、云茯苓各11g，陈皮6g，大腹皮11g，生姜皮6g，苏梗7g，砂仁壳6g，甘草4g。

【用法用量】水煎2次，每日1剂，早晚分服。

【功能主治】理气安胎，健脾渗湿。适用于妊娠高血压。

11. 牛膝降血汤

【组成】生赭石28g，怀牛膝28g，生龙骨16g，生牡蛎16g，生龟甲16g，生白芍16g，玄参28g，天冬16g，川楝子6g，生麦芽6g，茵陈6g，甘草6g，生地黄24g，麦冬24g。

【用法用量】水煎服，每日1剂，分3次温服，6剂为1个疗程，需要用药4～7个疗程。

【功能主治】清肝息风，滋阴潜阳。适用于妊娠高血压。

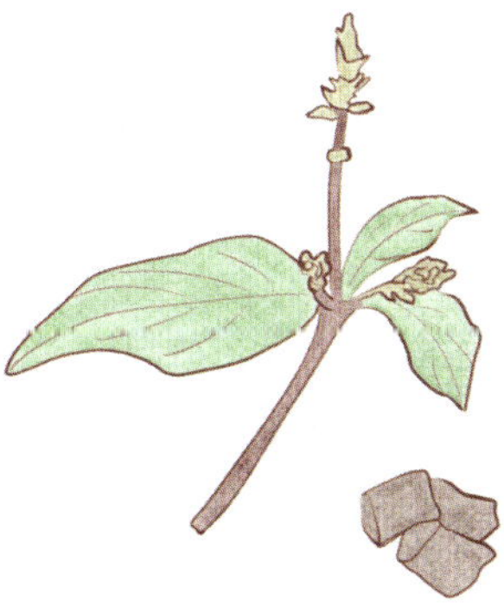

牛膝

12. 复方槐花降压汤

【组成】槐花 25g，桑寄生 25g，川芎 15g，地龙 15g。

【用法用量】水煎服。

【功能主治】疏肝活血，养阴潜阳。用于肝郁血瘀、肝肾阴虚阳亢之高血患者。

13. 逍遥降压汤

【组成】丹皮 15g，栀子 15g，黄芩 15g，菊花 15g，柴胡 15g，白芍 24g，茯苓 15g，钩藤 15g，夏枯草 30g，当归 12g，薄荷 9g。

【用法用量】水煎服。

【功能主治】疏肝泻热。适用于中青年早期高血压病患者。

14. 健脾四草汤

【组成】夏枯草、益母草、车前草、豨莶草各 16g，黄精 18g。

【用法用量】水煎取汁 2 次，每日 1 剂，药液混合，分 2 次于早晚温服。出现虚象者，必要时配合西药治疗。1 个月为 1 个疗程。

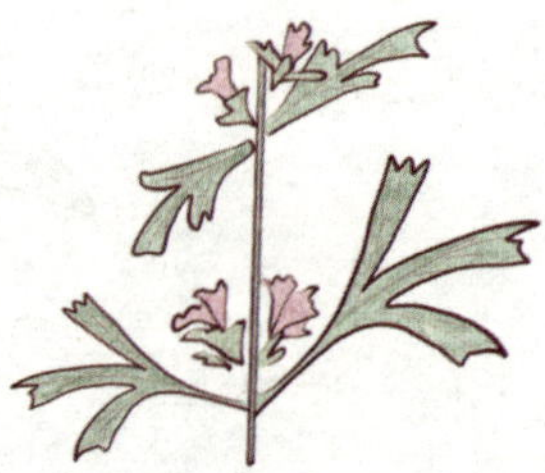

益母草

【功能主治】活血通络，补肾平肝，

健脾利水。适用于高血压病，证属气血亏虚、肝阳上亢、脉络瘀滞，症见头痛目眩，手麻，健忘，心烦失眠，便干，舌红苔薄黄，脉弦滑。

15. 决明必通汤

【组成】决明子 26g，生石决明（先煎）、葛根各 28g，白芍 18g，旱莲草 16g，生地、女贞子、川牛膝各 11g，龟板（先煎）、天麻、菊花、黄芩各 14g，夏枯草、泽泻各 7g。

【用法用量】水煎取汁 200ml，每日 1 剂，分 2 次服，早晚各 1 次服。

【功能主治】泻肝熄风，育阴潜阳。适用于单纯收缩期高血压病，证属肝肾阴亏、阴不潜阳、风阳上扰，症见头晕，头痛，大便秘结。

16. 杜仲降压汤

【组成】刺五加、川牛膝、杜仲、茺蔚子、野菊花、丹皮各 16g，黄芪 28g，杭白芍、当归、山茱萸、钩藤、生山楂各 18g，赤芍、石决明各 26g，红花、秦艽、蝉蜕各 14g。

【用法用量】水煎取汁，每日 1 剂，早晚各 1 次，温服。30 天为 1 个疗程。

【功能主治】活血化瘀泄浊，补阳益气养血，疏风清热平肝。适用于动脉狭窄高血压病合并高黏血症，证属血瘀夹痰、气血亏虚、风阳上扰。

17. 健脾化痰饮

【组成】生地黄 18g，地龙 16g，生山楂、决明子、玉竹各 28g。

【用法用量】水煎服，每日 1 剂，分 2 次服；或以开水冲泡代茶饮。

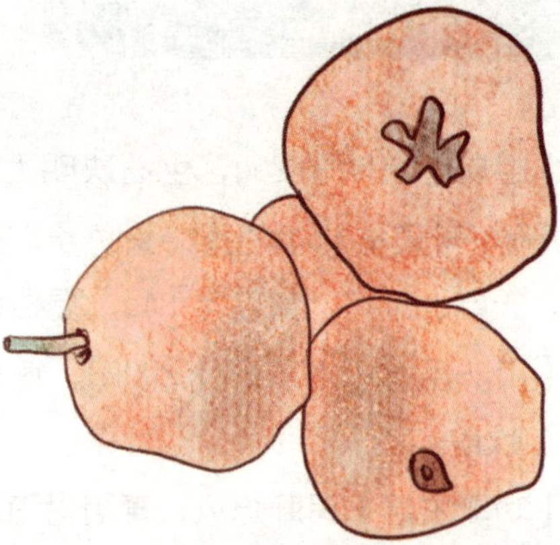

山楂

【功能主治】活血化瘀，养阴通络。主治高血压合并高脂血症，症见头昏沉，健忘，体倦乏力，苔薄黄，脉弦。

18. 活血化痰汤

【组成】天麻 16g，丹参、生山楂各 28g，三七、石菖蒲、钩藤、水蛭各 14g。

【用法用量】每日 1 剂，水煎服，取汁 2 次，将 2 次药液混合后分 2 次于早晚饭后 30 分钟温服。

【功能主治】平肝熄风，活血化痰。适用于动脉狭窄高血压，证属痰瘀壅滞、肝风内动。

19. 菊花养肝汤

【组成】川芎 14g，生黄芪 18g，半夏 16g，橘红 14g，茯苓 16g，山楂 16g，菖蒲 14g，郁金 11g，地龙 11g，钩藤 11g，菊花 11g，夏枯草 16g。

【用法用量】每日 1 剂，水煎，分 2 ~ 3 次服。

【功能主治】平肝醒脑，益气化痰。适用丁高血压（气血亏虚证）。症见眩晕或兼头重，胸部痞闷或憋痛，或有肢麻，舌较暗淡，白或白腻，脉弦细滑或兼恶心、食少、多寐，或弦滑无力。

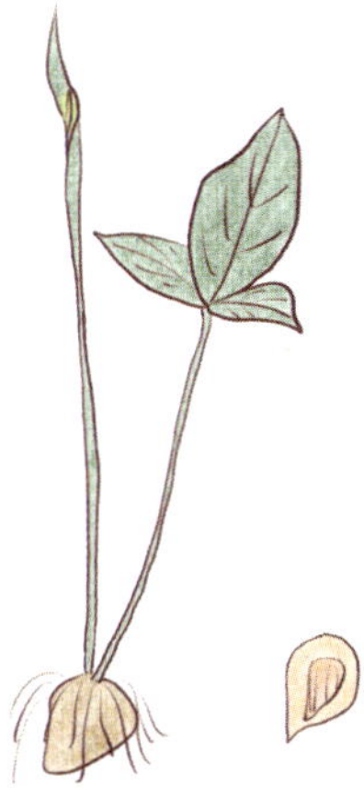

半夏

20. 平肝钩藤饮

【组成】钩藤 18g，天麻 26g，石决明 18g，黄芩 7g，栀子 11g，牛膝 18g，杜仲 18g，桑寄生 26g，首乌藤 11g，茯神 7g。

【用法用量】水煎服，每日 1 剂，分 2 次服，早晚各 1 次。

【功能主治】清火熄风，平肝潜阳。适用于高血压肝阳上亢证，症见头昏、头痛，心悸，失眠，多梦。

21. 丹参温胆汤

【组成】陈皮 11g，半夏、枳实、竹茹各 14g，茯苓 16g，炙甘草 6g，黄芪 18g，丹参、泽泻各 28g。

【用法用量】每日 1 剂，水煎 2 次，取浓汁 450ml，每日 2 次，早、晚分服。

【功能主治】益气活血，降浊祛痰。适用于高血压痰浊内阻证。

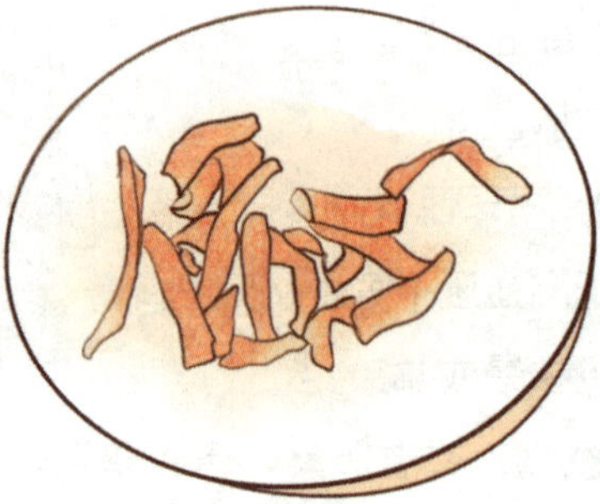

陈皮

22. 滋肾养阴汤

【组成】天麻、钩藤、山茱萸、茯苓、葛根各 16g，熟地黄、山药各 18g，罗布麻叶、地龙、牡丹皮各 14g，全蝎粉（冲服）、炙甘草各 4g。

【用法用量】水煎服，每日 1 剂，早晚 2 次服。

【功能主治】养阴滋肾。适用于高血压肝肾阴虚证。

23. 多味降压汤

【组成】白芍 11g，何首乌 16g，当归 7g，川芎 6g，炒杜仲 18g，黄芪 28g，黄柏 6g，钩藤 28g。

【用法用量】水煎服，每日 1 剂，先将药物用清水浸泡 2 小时，煎 2 次，首煎 10 ~ 15 分钟，以只留药物的易挥发成分；二煎 30 ~ 50 分钟（小火）。煎好后将两汁混合，总量为 250 ~ 300ml，分 2 ~ 3 次，饭后 2 小时左右温服。

【功能主治】滋阴泻火，益气养血。适用于凡表现为头痛、眩晕、神疲乏力、耳鸣、阴血亏虚、心悸等症状的原发性高血压病、肾性高血压，以及更年期综合征、心脏神经官能症等，均可用本方治疗。

24. 红花活血汤

【组成】丹参 6g，党参 28g，黄芪 60g，当归、桃仁、红花、川芎各 14g，炙甘草 6g。

【用法用量】水煎服，每日 1 剂，4 ~ 7 周为 1 个疗程，血压转为正常后，剂量改为每 2 日 1 次，继服 10 天。

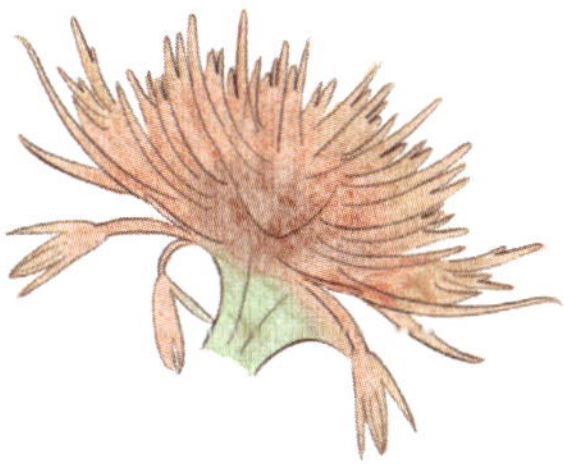
红花

【功能主治】通络降压，活血化瘀。适用于高血压瘀血阻络证，症见头痛头昏，心悸气短，食欲不振，失眠。

25. 决明平眩汤

【组成】磁石 16g，生代赭石 16g，生石决明 16g，白芍 11g，生地黄 24g，车前子 11g，白蒺藜 11g，菊花 7g，生龙骨 24g，生牡蛎 24g，丹参 28g，牛膝 24g。

【用法用量】水煎服，每日 1 剂，分 3 次服。配合花椒芜蔚浴足汤：牛膝 28g，桑枝 28g，茺蔚子 28g，花椒 60g，睡前热水泡脚。

【功能主治】降脂降黏，祛瘀降压。适用于高血压痰浊内阻证。

26. 天麻钩藤饮加减

【组成】钩藤、白芍、川牛膝、杜仲、桑寄生、益母草、首乌藤、茯神各 16g，丹参、生石决明（先煎）各 28g，当归 11g，红花 14g，栀子、黄芩、天麻、甘草各 7g。

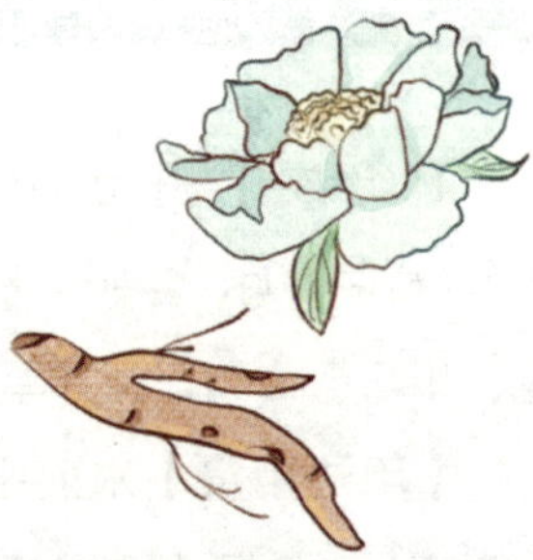
白芍

【用法用量】每日 1 剂，药加清水 1200ml，泡 30 分钟，文火水煎取汁 400ml，分早、晚 2 次温服。

【功能主治】平肝潜阳，活血降压，补益肝肾。适用于高血压肝阳上亢证，症见眩晕欲仆，头痛，视物不清，口苦，恶心欲呕，失眠。

27. 活血化瘀散

【组成】葛根 28g，黄芪 50 ~ 100g，丹参 28g，生山楂片 28g，桑寄生 15 ~ 28g，豨莶草 28g，决明子 16g，钩藤 15 ~ 28g，鸡血藤 28g，夏枯草 28g，益母草 28g。

【用法用量】水煎服，每日 1 剂，分 2 次服。早晚各 1 次。

【功能主治】平肝潜阳，活血化瘀。适用于冠状动脉狭窄高血压。

28. 养心安神汤

【组成】黄芩 8g，柴胡 8g，党参 16g，紫苏子 16g，牡蛎 16g，桂枝 6g，茯苓 6g，大黄 6g，花椒 6g，车前子 16g，石膏 16g。

【用法用量】每日 1 剂，上药水煎服，2 周为 1 个疗程。服药期间，忌烟限酒，少辛辣，少盐少油，注意调理情志，适量运动。

【功能主治】补益潜降。适用于高血压伴失眠。

29. 菊花清眩汤

【组成】大黄 10 ~ 15g，菊花 15g，磁石 20g，牛膝 15g，黄芩 10g，天麻 15g，决明子 15g。

【用法用量】上药水煎服，每日 1 剂，分 3 次服。10 日为 1 个疗程。

【功能主治】通腑泄热，平肝潜阳。主治高血压肝阳上亢证。

30. 补阳活血汤

【组成】当归、川芎、赤芍、地龙、桃仁各 14g，黄芪 60g，红花 6g。

【用法用量】每日 1 剂，水煎，早、晚分服，疗程为 15 日。

【功能主治】化瘀降压，补气行血。适用于高血压脾肾阳虚证，症见头痛眩晕，心慌气短，全身乏力，四肢发凉，腹泻。

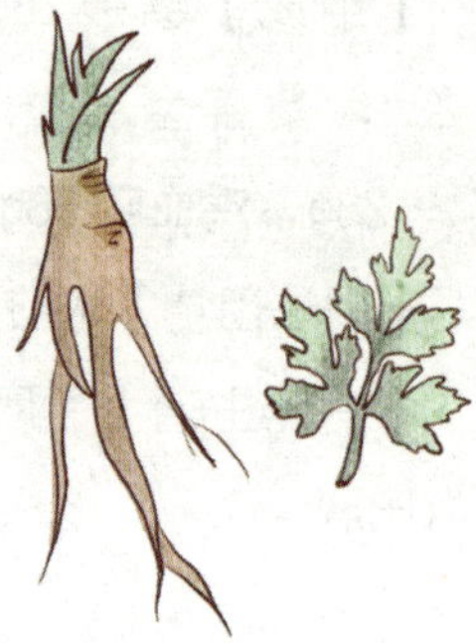

当归

31. 加味牛膝汤

【组成】川牛膝 20g，牡丹皮 15g，桃仁 15g，车前子 10g，当归、川芎各 15g，生龙骨、生牡蛎各 15g。

【用法用量】每日 1 剂，水煎取汁 300ml，早、中、晚分服。两组均治疗 3 周为 1 个疗程，治疗期间均不使用降压药。

【功能主治】平肝潜阳，活血化瘀。

32. 清肝明目丸

【组成】竹叶 14g，夏枯草 28g，菊花 28g，珍珠母 28g，石决明 28g，决明子 28g，怀牛膝 16g，川牛膝 16g，生大黄 14g，天麻16g，钩藤28g，茵陈18g，赤茯苓16g，山楂28g，苍术11g，炒扁豆11g，何首乌28g，白芍药28g，赤芍药28g。

【用法用量】将上药共研细末，蜜制成丸，每次服1丸，每日3次，分早晚服，2个月为1个疗程。

【功能主治】适用于高血压病、高脂血症，头晕、眼花、耳鸣、健忘、四肢麻木。

33. 天麻汤

【组成】钩藤20g，天麻20g，罗布麻叶15g，牡丹皮15g，黄芪20g，夏枯草20g，菊花20g，牛膝30g，杜仲15g，枸杞子15g，石决明30g。

【用法用量】每日1剂，分2次服用。

【功能主治】平肝熄风补肾。

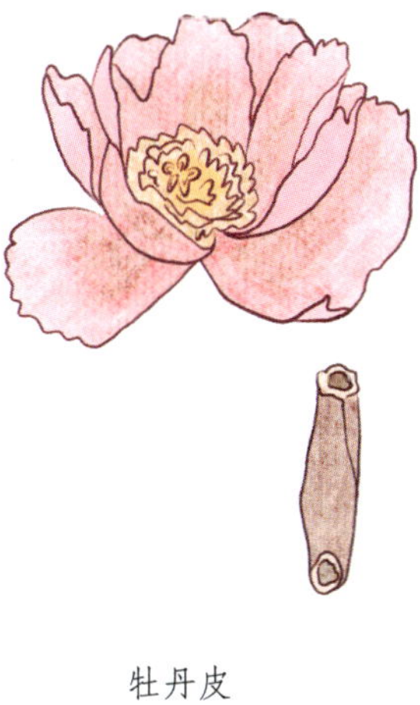

牡丹皮

34. 平压汤

【组成】女贞子50g，夏枯草50g，胆南星10g，墨旱莲10g，钩藤30g，地龙20g，水牛角10g，珍珠母50g，杜仲20g，怀牛膝30g。

【用法用量】每日1剂，日服2次，每次100ml。

【功能主治】育阴潜阳，平肝熄风，活络化瘀。适用于高血压合并脑出血肝火厥逆证。

35. 茯神安神汤

【组成】生地、酸枣仁、钩藤、夜交藤、白芍、龙骨、丹参、黄连各14g，茯神18g，肉桂2g。

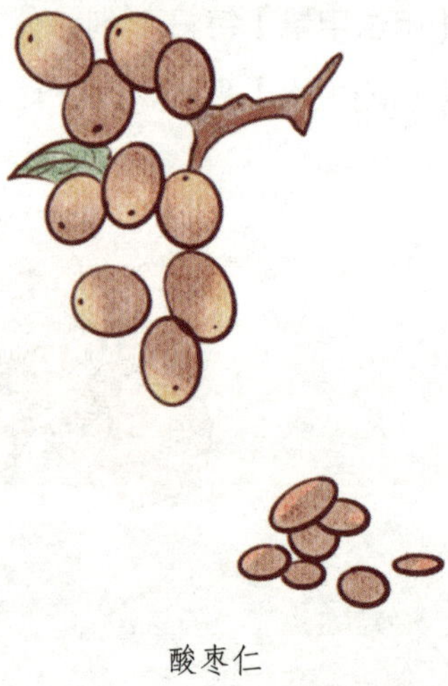

酸枣仁

【用法用量】水煎取汁，每日1剂，分3次饮服。8天为1个疗程，一般连用2个疗程。同时，高血压病基础治疗不变。

【功能主治】疏肝通络，滋补肝肾，交通心肾，养心安神，适用于高血压病并发失眠症，证属肝肾阴虚、心肾不交、心神不守、气滞络瘀。

36. 半夏温胆汤

【组成】橘红 6g，半夏 11g，枳实 14g，茯苓 16g，竹茹、黄连各 6g，制大黄 14g，丹参 28g，天麻、钩藤（后下）各 14g。

【用法用量】每日 1 剂，水煎取汁 200ml，分 2 次服。早晚各 1 次，疗程 1 周，治疗 1 ~ 2 个疗程。

【功能主治】宁心健脾，化痰除湿。适用于高血压脾虚湿盛证，症见头重、头昏、头胀、肢体困重、口干口苦。

37. 双味安神汤

【组成】夏枯草 16g，半夏 7g。

【用法用量】水煎 2 次，每日 1 剂，分 2 次服用，中午 11 时及夜晚临睡前 1 小时左右服用，每疗程为 3 周。

【功能主治】清热安神。适用于高血压伴失眠。

38. 升清降浊汤

【组成】天麻 12g，白术 15g，葛根 20g，石菖蒲 10g，半夏 10g，豆蔻 12g，川芎 10g，陈皮 12g，竹茹 6g，砂仁 6g，泽泻 10g。

【用法用量】上药制成煎剂，每日 1 剂，分 3 次服，4 周为 1 个疗程。

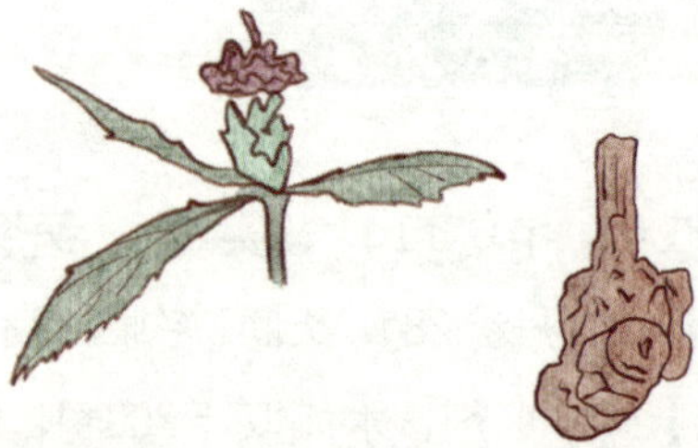

白术

【功能主治】健脾升清，化痰降浊，活瘀利尿。适用于高血压痰浊内阻证。

39. 臭梧桐丹皮夏枯草合剂

【组成】臭梧桐、丹皮、夏枯草。

【用法用量】水煎服。每日 1 剂，早晚分服。

【功能主治】滋阴潜阳降压。适用于阴虚阳亢证高血压。

40. 决明降压汤

【组成】丹参 20 ~ 30g，菊花 10 ~ 30g（后下），山楂 20g，僵蚕 15g，怀牛膝 30 ~ 60g，黄芩 15g，牡丹皮 20 ~ 30g，决明子 20 ~ 30g，白芍 20 ~ 30g，益母草 30 ~ 50g，制何首乌 20 ~ 40g，生龙骨 30 ~ 50g，生牡蛎 30 ~ 50g，泽泻 30g，天麻 10g，地龙 20 ~ 30g。

【用法用量】水煎，早、晚分服，4 周为 1 个疗程。

【功能主治】滋阴潜阳，活血化瘀，清热利湿。

41. 护心降压煎 2 号

【组成】白芍 20g，苦丁茶 15g，炙龟甲 30g，玄参 15g，天麻 12g，水蛭 10g，牛膝 10g，生石决明 20g，黑芝麻 12g。

【用法用量】水煎服，每日 1 剂。

【功能主治】滋肾柔肝，平肝潜阳，活血熄风。

42. 龙骨温胆汤

【组成】薄荷 11g，钩藤 16g，菊花 11g，牡蛎 26g，龙骨 26g，竹茹 7g，枳实 7g，陈皮 11g，半夏 7g，黄连 7g，茯苓 11g，酸枣仁 18g，甘草 6g。

【用法用量】水煎服，每日 1 剂，分 2 次服。

【功能主治】镇心安神，化痰除湿。适用于高脂血症、高血压病，症见眩晕、头痛、心悸、失眠、面色潮红、急躁易怒。

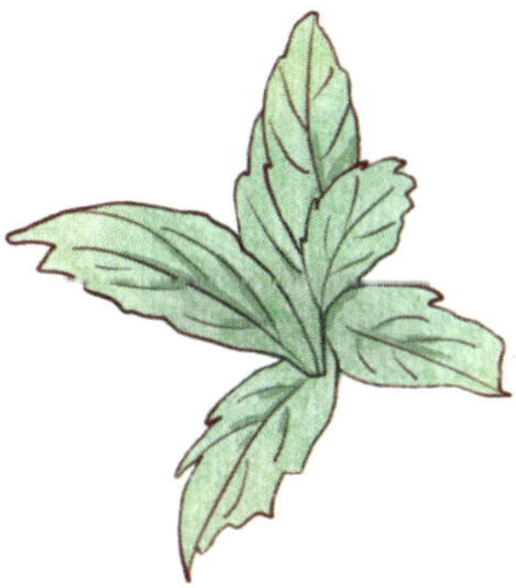

薄荷

43. 地黄安神汤

【组成】酸枣仁 14g，生地黄 14g，钩藤 14g，首乌藤 14g，白芍 14g，龙骨 14g，茯神 18g，杜仲 14g，丹参 14g，黄连 14g，肉桂 2g。

【用法用量】水煎服，每日 1 剂。分 2 次饮服，7 日为 1 个疗程，可连续治疗 2 个疗程。

【功能主治】养心安神，疏肝通络，滋补肝肾，交通心肾。适用于高血压伴失眠。

44. 臭梧桐地龙合剂

【组成】臭梧桐、地龙。

【用法用量】水煎服。

【功能主治】滋阴潜阳，活血降压。适用于中、重度高血压病患者。

45. 活血化瘀汤

【组成】丹参 15 ~ 30g，川芎 9 ~ 18g，赤芍 12 ~ 18g，牡丹皮 9 ~ 15g，泽兰 9 ~ 15g，红花 6 ~ 9g，生山楂 12 ~ 30g，川牛膝 12 ~ 30g，水蛭 1 ~ 3g，土鳖虫 1 ~ 3g，茯苓 15 ~ 30g，葛根 12 ~ 20g。

【用法用量】水煎服，每日 1 剂，早、晚分服。

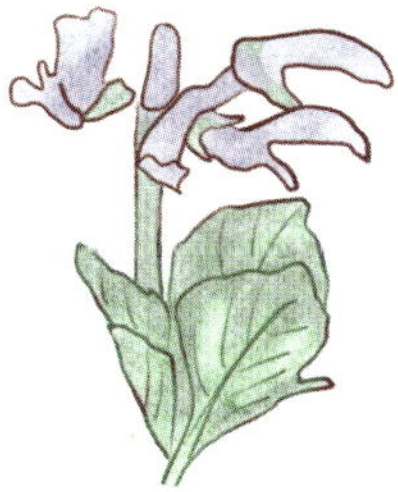

丹参

【功能主治】活血化瘀，通络降压。适用于老年单纯收缩期高血压。

46. 安神平肝汤

【组成】钩藤 18g，天麻 11g，桑叶、菊花各 14g，赤芍、白芍各 16g，丹参、葛根、珍珠母各 28g，酸枣仁、杜仲、桑寄生各 16g。

【用法用量】每日 1 剂，分 2 次服用，水煎取汁，21 天为 1 个疗程。

【功能主治】补养肝肾，平肝潜阳，活血安神。适用于高血压，症见失眠，健忘，心烦易怒，便秘，盗汗。

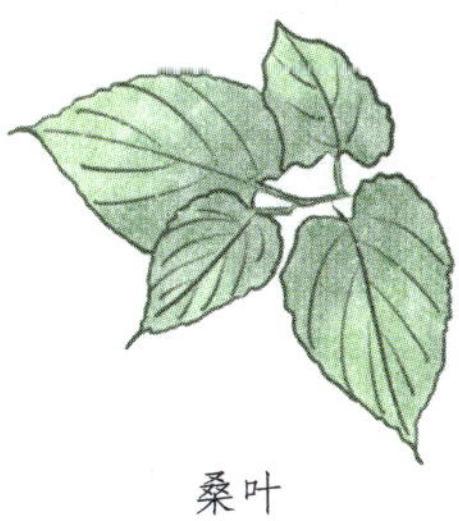

桑叶

47. 补肾降压汤

【组成】生地黄、熟地黄、猪苓、茯苓各15g，山药25g，山茱萸、泽泻、牡丹皮、牛膝、地龙各10g，车前子、丹参各30g。

【用法用量】每日1剂，水煎，分2次服。

【功能主治】补肾，活血，降压。适用于高血压肝肾阴虚证。

48. 桂附地黄汤加味

【组成】黄芪45g，生地黄、熟地黄、茯苓、泽泻、山药、怀牛膝、桑寄生、菟丝子各15g，山茱萸、炒杜仲各12g，制附子、牡丹皮、肉桂各9g。

【用法用量】水煎，每日1剂，早、晚分服。

【功能主治】阴阳双补，调整阴阳。适用于高血压阴阳两虚证。

49. 玄参丹参饮

【组成】玄参、丹参、桑寄生、怀牛膝、枸杞、杜仲、车前子、首乌、钩藤、石决明等。

【用法】水煎服。

【功能主治】滋阴降压。适用于各期高血压病患者。

50. 化痰安神汤

【组成】姜半夏10g，炒白术15g，天麻10g，陈皮6g，茯苓20g，泽泻20g，钩藤15g，葛根30g，丹参20g，酸枣仁30g，首乌藤30g，素馨花15g，石决明30g（先煎）。

【用法用量】将上药先浸泡15分钟，石决明先煎煮15分钟，再纳余药共煎煮，约加水600ml煮沸后，小火再煎煮40分钟，取汤汁300ml，分早、晚2次温服，每日1剂，3周为1个疗程。

【功能主治】化痰，熄风，安神。主治老年高血压。

51. 化痰通络汤

【组成】半夏10～15g，白术15～20g，泽泻20～30g，茯苓20～30g，葛根20～30g，防风15～20g，前胡10～15g。

【用法用量】水煎服，每日1剂，分早、晚2次服。

【功能主治】化痰通络，平肝降压。主治高血压痰湿阻络证。

52. 疏肝降压汤

【组成】黄芩12～16g，栀子12～16g，菊花12～16g，柴胡16g，白芍15～28g，茯苓15～28g，钩藤15～28g，夏枯草15～28g，当归9～11g，薄荷7g。

【用法用量】每日1剂，水煎服，分2次服。

【功能主治】疏肝泻火。适用于高血压眩晕及高血压病属肝郁化火者，见心烦易怒，情绪低落，失眠，健忘，胸闷，面部烘热，手颤。

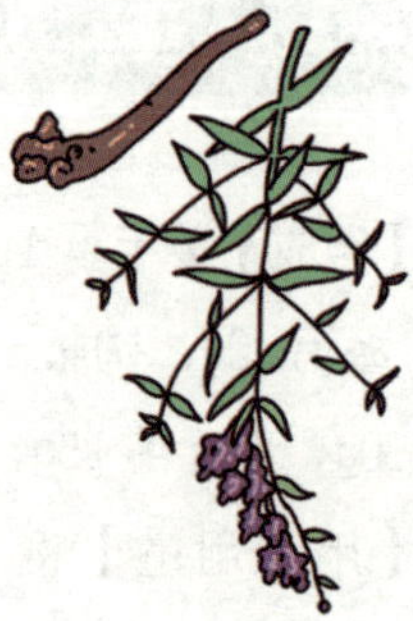

黄芩

53. 杜仲降压汤

【组成】炒杜仲21g，菟丝子15g，当归12g，知母9g，五味子9g，龟甲24g（打碎先煎）。

【用法用量】上药每日1剂，水煎服，分早、晚2次温服。

【功能主治】调节阴阳，补肾泻火，调理冲任。主治高血压冲任不调证。

54. 白术定眩汤

【组成】白术24g，党参28g，茯苓24g，当归16g，川芎11g，白芍16g，柴胡11g，代赭石16g，荷叶16g，生龙骨28g，生牡蛎28g，半夏7g，陈皮7g，泽泻24g，甘草4g。

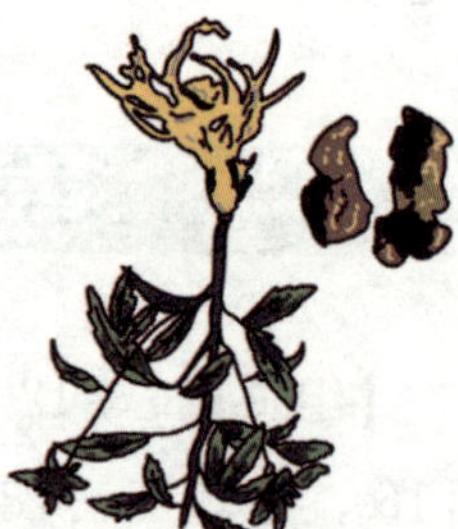

白术

【用法用量】每日1剂，分2次服，水煎服。5周为1个疗程。

【功能主治】健脾祛痰，补气养血，升清降浊。适用于耳源性眩晕、高血压脾虚湿盛证。

55. 熄风天麻汤

【组成】丹参、红花、茯苓各11g，钩藤、山楂各16g，天麻、半夏、白术、地龙各7g，橘皮6g。

【用法用量】水煎取汁，每日1剂，饭前热服，分2次服。2周1个疗程，一般连服3个疗程。

【功能主治】活血化风。适用于高血压病并高脂血症，证属痰瘀互结。

56. 钩藤解毒汤

【组成】黄芪、黄连各16g，钩藤、半枝莲各28g，黄芩、生大黄（后下）、栀子各6g。

【用法用量】水煎取汁400ml，每日1剂，分2次服。早晚各1次，同时加服卡托普利，每次25mg，每日3次。30天为1个疗程，控制血压于135/85mmHg水平。

【功能主治】清热解毒，益气补虚。适用于原发性高血压伴血脂异常，证属气虚毒盛。

57. 安神化瘀汤

【组成】地龙、五味子、赤芍、川芎、夏枯草各16g，丹参、丹皮、山楂、何首乌、黄芪各28g。

【用法用量】水煎服，每日服1～2剂，早晚各1次。

【功能主治】活血化瘀。适用于高血压病，症见头痛，头晕，头重脚轻，视力下降，心慌失眠，全身乏力。

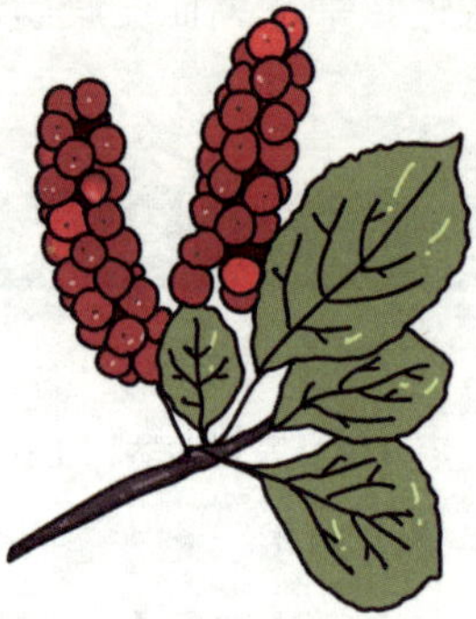

五味子

58. 双胶合剂

【组成】鹿胶38g，龟胶38g，天麻16g，熟地18g，山萸肉16g。

【用法用量】水煎服，每日1剂，每日3次，20天为1个疗程。后3味药水煎与龟胶、鹿胶烊化后同服。

59. 解郁养肝汤

【组成】香附14g，柴胡14g，郁金14g，苏梗14g，川芎14g，当归14g，白芍14g，薄荷6g。

【用法用量】每日1剂，每日2次，水煎服。

【功能主治】解郁养肝。适用于气郁血逆之头晕头痛，情绪低落，胸胁闷胀，纳食减少，甚则两胁窜痛，舌淡红或偏红，脉弦或沉弦。

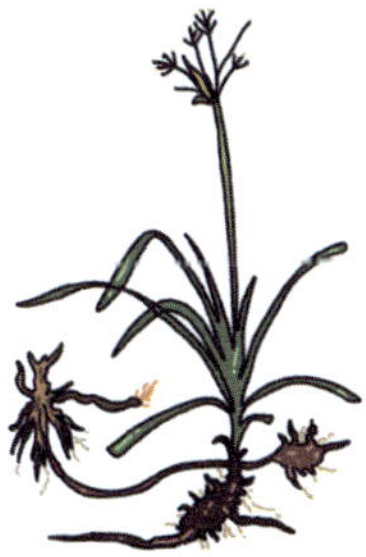
香附

60. 益母草降压方

【组成】钩藤（后下）28g，天麻14g，决明子28g，杜仲148，桑寄生14g，川牛膝11g，益母草14g，杭白芍14g，生山楂14g，夜交藤14g。

【用法用量】每日1剂，水煎服，分3次服用。15剂为1个疗程，一般治疗1～3个疗程。

【功能主治】平肝潜阳，适用于老年高血压，症见头痛头晕，健忘，烦躁易怒，面红耳赤，心悸，小便黄，大便秘。

61. 熄风止眩汤

【组成】桑寄生7g，百合、生地、菊花、决明子、夏枯草、白芍各11g。

【用法用量】水煎服，每日1剂，分2次服。

【功能主治】熄风止眩，凉肝滋阴。适用于高血压病，症见头晕脑涨，每因劳累或情绪波动而加重，偶有心悸、耳鸣。

62. 平肝降压汤

【组成】菊花14g，葛根28g，白芍11g，天麻18g，石决明28g，夏枯草18g，川芎16g，桃仁11g，丹参18g，瓜蒌18g，太子参11g，水蛭7g。

【用法用量】将药水煎服，每日1剂，分2次服，早晚各1次。

【功能主治】活血化瘀，平肝潜阳，滋阴降压。适用于高血压瘀血阻络证。

63. 甘草降压饮

【组成】竹叶、甘草、灯芯草各14g，生地16g，茅根、白芍、丹参各11g，益母草、夏枯草、豨莶草各18g，石决明、菊花各8g。

【用法用量】每日1剂，水煎服。分2次服用。

【功能主治】平肝熄风，适用于老年高血压病。

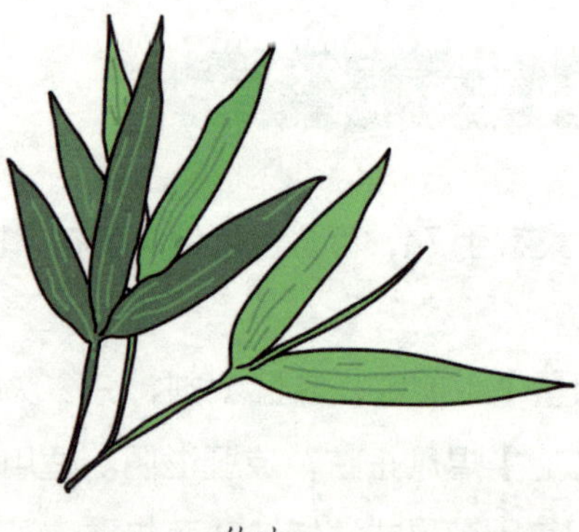

竹叶

64. 平肝熄风汤

【组成】天冬 18g，白芍 18g，玄参 18g，龟甲 18g，生代赭石 18g，茵陈 14g，生龙骨 18g，生牡蛎 18g，生麦芽 14g，怀牛膝 26g，川楝子 14g，菊花 18g，生鳖甲 18g。

【用法用量】水煎服，每日 1 剂，每日 2 次服。

65. 滋肝养肾汤

【组成】桑寄生 18g，益母草 60g，杜仲 18g，甘草 6g。

【用法用量】每日 1 剂，水煎服，分 3 次服。

【功能主治】滋肝养肾。适用于高血压病，产后血压高尤有效验。

66. 枸杞脉压汤

【组成】枸杞子 18g，何首乌 18g，菟丝子 18g，女贞子 18g，益母草 18g，昆布 18g，龙胆草 16g，丹皮 16g，夏枯草 16g，青木香 16g，沙参 16g，红花 11g，桑寄生 11g，山楂 11g，泽 11g，炒枣仁 11g。

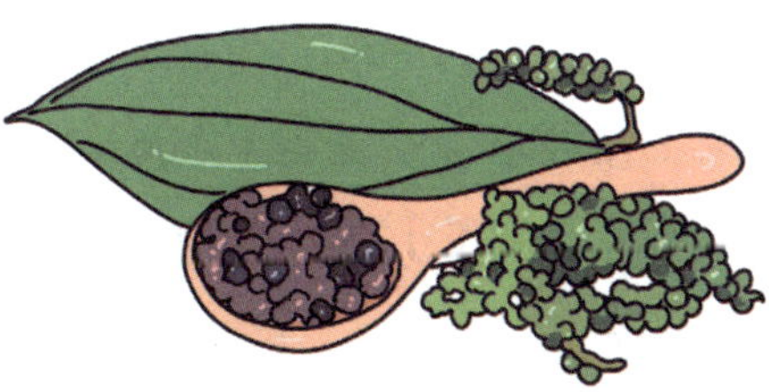

女贞子

【用法用量】每日 2 次，水煎内服。

【功能主治】养阴补虚。适用于老年高血压动脉硬化症，症见头痛头晕，健忘失眠，腰酸肢麻，身重乏力，心悸多梦，烦躁易怒。

67. 养心安神汤

【组成】桂枝 11g，茯苓 18g，炒白术 11g，炙甘草 6g，天麻 14g，川牛膝 14g，半夏 11g，黄芪 28g，陈皮 6g。

【用法用量】水煎服，每日 1 剂，分 2 次服用。

【功能主治】利水温阳，化痰止眩。主治高血压痰湿中阻证。

68. 滋养肝肾汤

【组成】熟地黄 16g，黄柏 16g，当归 11g，山药 11g，枸杞子 11g，知母 8g，山茱萸 8g，白芍 8g，生地黄 14g，肉苁蓉 6g，玄参 6g，桑寄生 16g，杜仲 16g。

【用法用量】每日 1 剂，水煎服，分 2 次，分上下午各服 1 次。

【功能主治】潜阳育阴，滋肝养肾。适用于高血压肝肾阴虚证。

69. 补气养血汤

【组成】党参、泽泻各18g，茯苓16g，炙甘草6g，熟地黄、当归、白芍、川芎、白术、天麻各14g。

【用法用量】制成150ml煎剂2袋，每次1袋，每日2次温服。5周为1个疗程。

【功能主治】养血补气，健脾养胃，平肝熄风。适用于高血压气血两虚证。

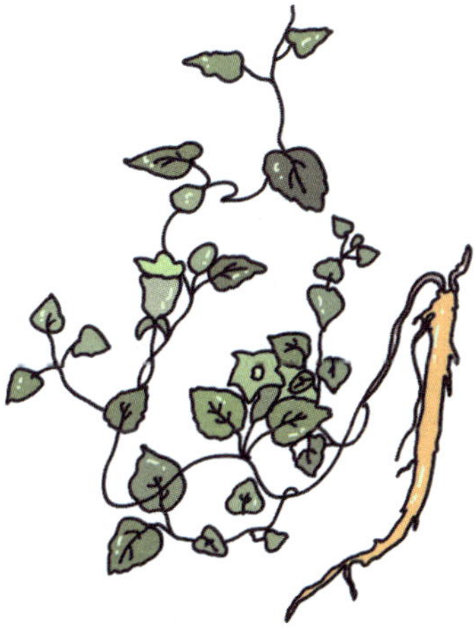

党参

70. 活血化瘀汤

【组成】丹皮、桃仁各16g，当归11g，红花14g，枳壳7g，赤芍14g，桔梗4g，川牛膝、川芎各14g，丹参、莪术各16g，水蛭7g。

【用法用量】每日1剂，分2次服，12天为1疗程。

【功能主治】活血化瘀，滋阴温阳。本方适用于老年高血压瘀血内停证，其症为目眩头晕，颈项板滞，手指麻木，有压榨感胸闷，口唇紫暗，夜间口干漱口，舌苔黯紫，脉迟或涩。

71. 化瘀地黄汤

【组成】白芍 11g，生地黄 18g，怀牛膝 28g，生龙骨 24g（先煎），生牡蛎 24g，代赭石 24g（先煎），山药 28g，柏子仁 11g，山茱萸 11g，牡丹皮 7g，泽泻 7g，茯苓 11g，枸杞子 11g，菊花 16g。

【用法用量】水煎，每日 1 剂，分 2 次口服，每疗程 5 周。

【功能主治】滋阴柔肝，化瘀理气。主治高血压症，症见头晕头痛，失眠健忘，耳鸣口苦。

72. 祛火消瘀饮

【组成】钩藤 18g，天麻 11g，泽泻 14g，黄柏 14g，石决明 18g，菊花 16g，白芍 18g。

【用法用量】每日 1 剂，水煎服，分 2 次服。

【功能主治】本方适用于肝阳上亢证，其症见心烦，易怒，五心烦热，腰膝酸软，舌红少津，眩晕，耳鸣，视物昏花，脉弦细或细数。

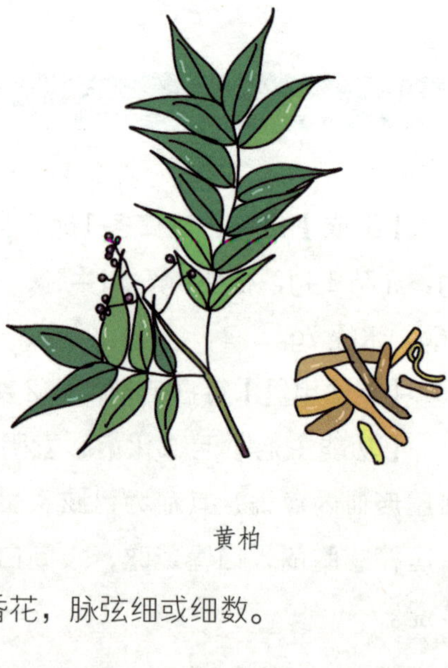

黄柏

73. 平肝化瘀方

【组成】地龙 16g，黄芪 28g，地鳖虫 14g，山楂 28g，杜仲、肉苁蓉各 16g，夏枯草 16g，决明子 28g，牛膝 14g。

【用法用量】水煎服，每日 1 剂，分 2 次服，早、晚各 1 次，连服 6 ~ 8 周。服药期间停服其他中西药物，每日测血压 1 ~ 2 次。

【功能主治】补肝益肾，消痰化瘀。适用于肝肾阴虚，痰瘀互结证，其症见头晕，头痛，舌质暗红，边夹瘀点、苔白，脉沉弦略涩。胸闷，心悸，腰酸，遇劳则甚，肢麻乏力，夜寐欠安，大便略干。

74. 菊花平肝汤

【组成】夏枯草 16g，钩藤 45 ~ 60g（后下），白芍 14g，枸杞 14g，牛膝 148，龙骨 18g（先煎），牡蛎 18g（先煎），菊花 14g，甘草 6g。

【用法用量】每日 1 剂，450ml 水煎 2 次，药液合并，每日 2 次服，上、下午各服 1 次，6 天为 1 个疗程。

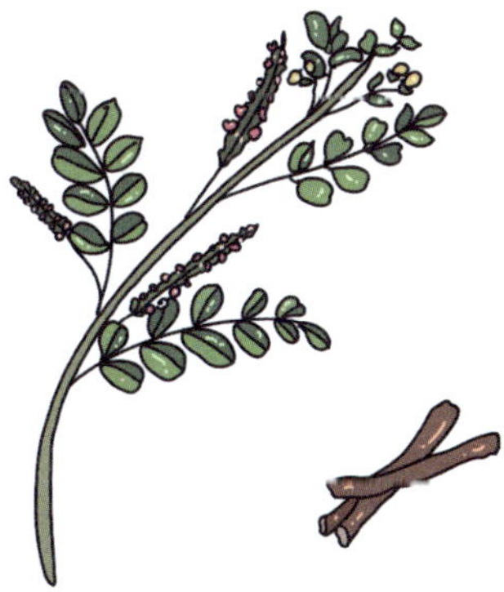

甘草

【功能主治】本方适用于肝阳上亢证，其症见头晕，面部潮红，两眼视物模糊不清，舌质偏红无苔，脉弦。

75. 养血活血汤

【组成】党参 16g，黄芪 18g，白术、当归各 14g，陈皮、升麻、柴胡各 7g，熟地黄、丹参各 28g，炙甘草 6g。

【用法用量】每日 1 剂，水煎服，分 2 次服。

【功能主治】适用于高血压气血亏虚证，其症头痛目眩，或有头晕，神疲乏力，面色少华，动则气短，心悸，失眠，舌质黯淡，大便秘结，脉多滑涩或细涩。

76. 肝肾阴虚汤

【组成】熟地黄 18g，天麻、钩藤、石决明、夏枯草各 14g，山茱萸、菟丝子、鹿角胶、龟板胶各 14g，丹参、牛膝各 16g，夜交藤、茯神各 14g。

【用法用量】每日 1 剂，水煎服，分 2 次早、晚分服。

【功能主治】适用于肝阳上亢证，肝肾阴虚，其症见头晕，耳鸣，视物昏花，心烦，易怒，五心烦热，腰膝酸软，舌红少津，脉弦细或细数。

77. 补肾益精方

【组成】地龙 16g，黄芪 28g，土鳖虫 14g，山楂 28g，杜仲 16g，肉苁蓉 16g，夏枯草 16g，决明子 28g，牛膝 14g。

【用法用量】水煎服，每日1剂，分2次服，早、晚各1次，连服6～8周。服药期间停服其他中西药物，每日测血压1～2次。

【功能主治】益精补肾，平肝化瘀。适用于高血压肾阴虚证。

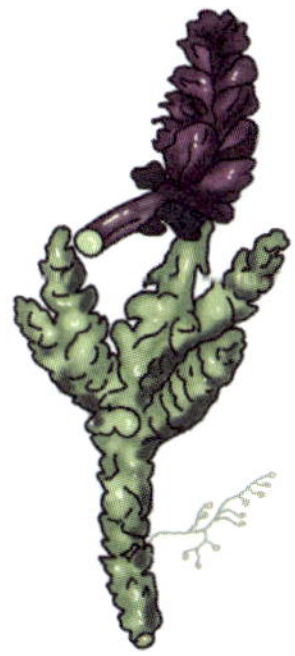

肉苁蓉

78. 活血化瘀汤

【组成】生龙骨、生牡蛎（先煎）各28g，天麻、钩藤、牛膝各16g，女贞子、墨旱莲各11g，丹参、红花、赤芍、葛根各14g，川楝子、甘草各6g。

【用法用量】每日1剂，水煎服，分2次服，15日为1个疗程。服药期间嘱患者忌食辛辣油腻之品、戒烟酒，保持心情舒畅。

【功能主治】降压平逆，镇肝熄风。主治脾肾俱虚证高血压。

79. 益气健脾方

【组成】菟丝子28g，炙龟甲28g，牛膝28g，熟地黄16g，茯苓16g，白蒺藜16g，枸杞子16g，杜仲16g，肉苁蓉16g，黄芪18g，桑寄生16g，覆盆子16g，黄精18g，炒白术14g，地龙14g，益母草14g，石菖蒲6g，淫羊藿14g。

【用法用量】水煎服，每日1剂，分3次服，饭后服。20日为1个疗程。

【功能主治】补肝益肾，益气健脾，祛瘀降压。适用于高血压脾肾俱虚夹瘀，症见眩晕，耳鸣眼花，腰膝酸软。

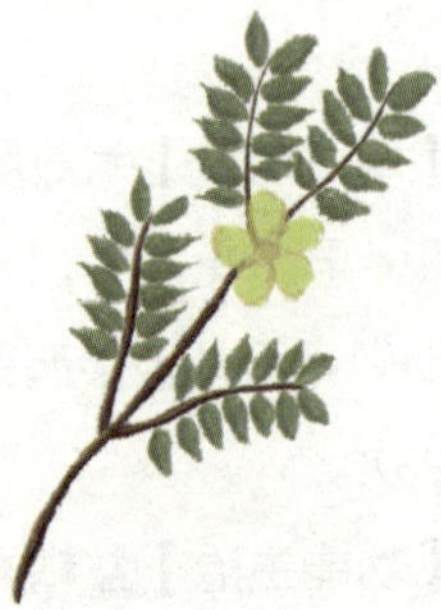

白蒺藜

80. 益母草汤加减

【组成】黄柏、知母各14g，仙茅、淫羊藿、巴戟天、菟丝子、益母草、肉苁蓉各16g，当归、白芍各11g，牡蛎28g，炙甘草6g。

【用法用量】每日1剂，水煎服，分2次服。8天为1个疗程，之间间隔2天，5个疗程后观察疗效。

【功能主治】滋补温阳，濡养冲任。

81. 滋肾养肝汤

【组成】枸杞子18g，菊花18g，熟地黄25，山茱萸16g，丹参28g，茯苓16g，泽泻16g，牡丹皮16g，石决明18g，怀牛膝16g，钩藤26g，天麻16g，白芍18g，龙骨18g，牡蛎18g。

【用法用量】上述中药每日1剂，分早、晚2次口服。水煎至300ml，5周为1个疗程。

【功能主治】滋养肝肾，育阴潜阳。主治妇女围绝经期高血压病。

82. 疏肝活血汤

【组成】香附14g，柴胡14g，葛根18g，白芍16g，川芎8g，丹参18g，红花8g，白蒺藜16g，钩藤14g，茯苓28g，白术11g。

【用法用量】每日1剂，水煎服，分别于上、下午各服1次，30日为1个疗程，连用2个疗程。

【功能主治】活血疏肝，宣畅气血。适用于高血压瘀血阻络证。

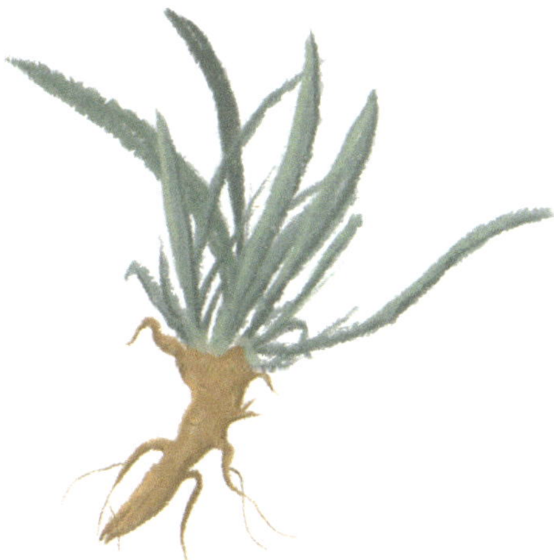

柴胡

83. 白芍熄风汤

【组成】生龙骨、生牡蛎、生龟甲、生杭白芍、玄参、天冬各16g，怀牛膝、生赭石各28g，川楝子、生麦芽、茵陈各6g，甘草4g。

【用法用量】每日1剂，水煎服。

【功能主治】熄风镇肝。适用于内中风症，脉弦有力；或上盛下虚，头目时常眩晕；或脑中时常作疼发热；或心中烦热；或时常噫气；或肢体渐觉不利；或口眼渐形歪斜；或目胀耳鸣；或面色如醉；或眩晕至于颠仆，昏不知人，移时始醒，醒后不能复原，精神短少或肢体痿废；或成偏枯。可用于高血压病，嗜铬细胞瘤，经前期紧张症，辨证属于阴不潜阳，肝阳上亢，肝风内动者。

84. 滋阴养血汤

【组成】生地黄24g，当归、白芍各11g，牡丹皮、茯苓各7g，山药、山茱萸各11g，泽泻7g。

【用法用量】水煎服，每日1剂，分2次服，早晚服。

【功能主治】养血滋阴。适用于高血压肝肾阴亏证，症见头痛头昏，目眩耳鸣，腰脚酸软，午后潮热，呕血，骨蒸盗汗，手足心热，咽干口燥，舌红苔少，脉细数。

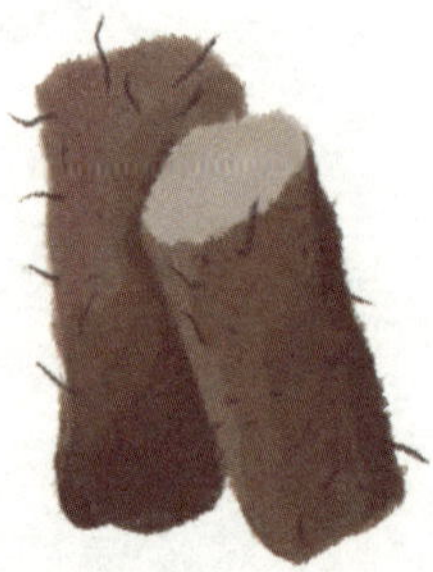

山药

85. 加味四草汤

【组成】怀牛膝 18g，黄精 18g，夏枯草 16g，益母草 16g，车前草 16g，豨莶草 16g，决明子 16g。

【用法用量】每日 1 剂，早、晚 2 次分服，水煎服。

【功能主治】平肝补肾。适用于肝肾阴虚证高血压。

86. 多味地黄丸加味

【组成】山茱萸 11g，山药 11g，熟地黄 24g，泽泻 7g，茯苓 7g，牡丹皮 7g，钩藤 28g，石决明 38g，生龙骨 36g，生牡蛎 36g，天麻 18g，菊花 18g，夏枯草 18g，牛膝 14g。

【用法用量】每日 1 剂，分 2 次温服，水煎服，15 日为 1 个疗程。

【功能主治】滋阴潜阳，熄风平肝。适用于高血压。

87. 养血补肾汤

【组成】山药 18g，熟地黄 18g，山茱萸 148，茯苓 14g，泽泻 14g，牡丹皮 8g。

【用法用量】每日 1 剂，水煎服，分 2 次服，早、晚服，患者应慎起居，节饮食，远房事，调情志，每天早、晚各运动 1 小时。

【功能主治】滋肝补肾，调节血压。适用于肝肾阴虚证高血压。

88. 利湿舒肝方

【组成】川芎16g，当归14g，白芍16g，熟地14g，丹参16g，山楂16g，夏枯草16g，钩藤28g，天麻16g，鸡血藤16g，泽泻16g，牛膝14g。

【用法用量】每日1剂，煎服。治疗期间停服其他降压药。

【功能主治】活血化瘀，平肝息风。适用于头晕目眩，心烦易怒，耳鸣耳聋，视物模糊，心悸胸闷，舌麻木或偏身麻木，腰膝酸软，健忘多梦，舌质暗或有瘀点，苔白腻，舌底静脉迂曲，脉弦细或弦滑数。

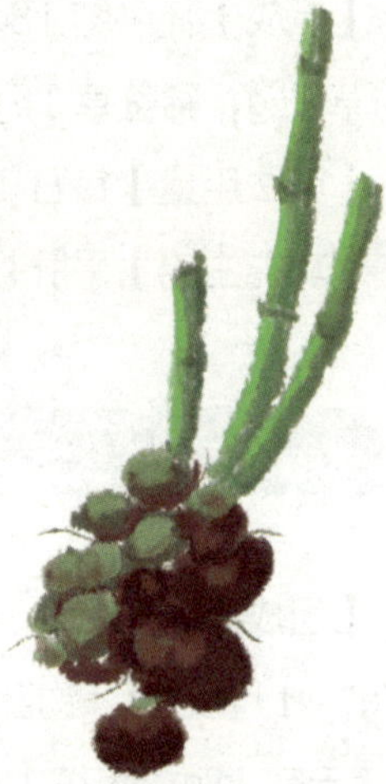

川芎

89. 活血化瘀方

【组成】山萸肉14g，熟地16g，枸杞子16g，菟丝子16g，制首乌16g，厚杜仲14g，怀牛膝14g，川芎14g，丹参14g，益母草14g，当归14g。

【用法用量】每日1剂，水煎300ml，早晚2次分服，15天为1个疗程，可连服2～5个疗程。

【功能主治】活血补肾。适用于高血压肝肾阴虚证。

90. 活血降压汤

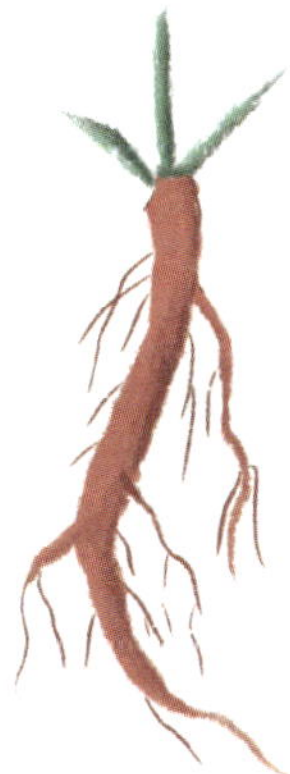
丹参

【组成】桑寄生11g，杜仲11g，女贞子11g，白芍11g，钩藤11g，牛膝7g，石决明18g，熟枣仁11g，丹参11g，橘红6g，龟板18g。

【用法用量】水煎服，每日1剂，分2次服，早晚分服。

【功能主治】调理肝肾，降压活血。适用于高血压病之肝肾不足、阴虚阳亢证。

91. 通络止痛方

【组成】白芍、毛冬青各28g，生地、酸枣仁各26g，天麻16g，钩藤18g。

【用法用量】水煎服。每日1剂，分2次服。8天为1个疗程。

【功能主治】熄风柔肝，滋养肝肾，除痰祛瘀。适用于高血压病。

92. 菊花降压散

【组成】决明子18g，青葙子、冬青子、天青果各28g，夏枯草、野菊花、玉米须各50g。

【用法用量】药物低温烘干粉碎后过 20 ~ 30 目筛，用无纺布纸包装成每袋 14g 的袋泡茶剂，开水泡 10 分钟，以饮茶方式慢饮服用，每日 3 次，每次 1 袋，30 天为 1 个疗程。

【功能主治】平肝息风。适用于血压高病。

93. 平肝泻火降压汤

【组成】杜仲 16g，黄芩 16g，生地黄 16g，山茱萸 14g，牡丹皮 8g，生石决明（先煎）14g，钩藤（后下）14g，甘菊花 14g，川牛膝 11g，茯苓 14g，柏子仁 14g。

【用法用量】把药用水浸泡半小时，再放火上煎 22 分钟，下钩藤，然后煎 10 分钟。每剂煎 2 次，将 2 次煎出的药液混合。每日 1 剂，分 2 次服。

【功能主治】滋阴潜阳，泻火平肝。适用于高血压（肝阳上亢证），症见心烦急躁，头晕目眩，甚则耳鸣震颤，舌质稍红，脉弦微数。

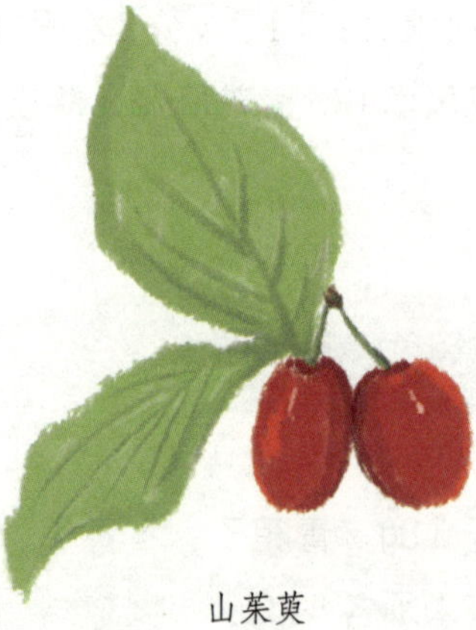

山茱萸

94. 镇肝熄风汤

【组成】怀牛膝 28g，生山药 28g，代赭石（先煎）24g，生龙骨（先煎）18g，生牡蛎（先煎）18g，生地黄 18g，白芍 11g，柏子仁 11g。

【用法用量】每日 1 剂，分 2 次服，水煎。

【功能主治】熄风镇肝，育阴潜阳。适用于肝阳上亢之目眩头晕，耳鸣目胀，梦多失眠，心悸健忘，口干，舌稍红，脉弦劲而长等症；可用于高血压、神经衰弱、眩晕症属肝阳上亢者。

95. 多味建瓴汤

【组成】生白芍 16g，生地黄 28g，生龙骨 28g，柏子仁 11g，川牛膝 16g，代赭石（先煎）28g，紫丹参 16g，郁金 7g。

【用法用量】每日 1 剂，分 2 次服，水煎。

【功能主治】滋阴安神，镇肝熄风。适用于原发性高血压（肝阳上亢证）。

96. 滋阴凉血汤

【组成】玉竹 28g，生石膏（先煎）28g，钩藤 28g，玄参 16g，女贞子 11g，车前草（鲜草尤佳，用 60g）24g。

【用法用量】每日 1 剂，分 2 次服，水煎。

【功能主治】滋阴益肾，平肝潜阳，泄热熄风。适用于高血压（肝火上亢证）。症见头部胀痛，面红目赤，眩晕，口苦干，舌红苔黄干，气促便秘，烦躁易怒，睡眠不安或夜梦纷纭，小便短赤，脉弦数有力者。

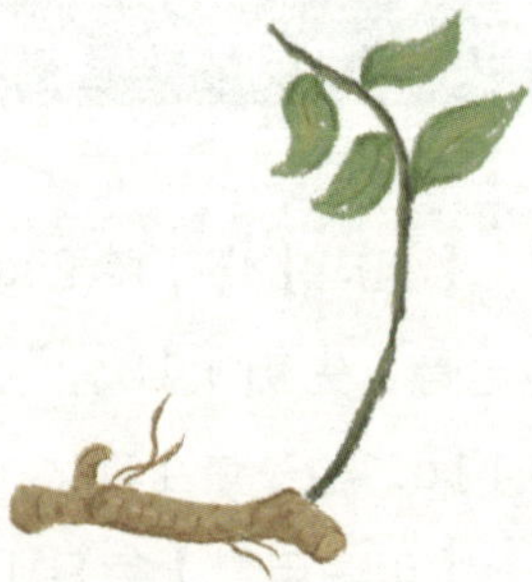

玉竹

97. 滋阴养肝汤

【组成】桑葚 11g，莲须 11g，女贞子 11g，旱莲草 11g，山药 16g，牛膝 16g，龟板（先煎）28g，生牡蛎（先煎）28g。

【用法用量】每日 1 剂，分 2 次服，水煎。

【功能主治】补肾滋阴，平肝潜阳。适用于高血压（阴虚阳亢证）。症见眩晕，记忆力减退，耳鸣，失眠，精神不振，盗汗，腰膝酸软无力，脉细数者。

98. 育阴潜阳方

【组成】天麻 11g，珍珠母 11g，钩藤 16g，菊花 14g，桑葚 11g。

【用法用量】每日 1 剂，分 2 次服，水煎。①煎剂：每日煎服 1 剂，珍珠母敲碎先煮 1 小时，然后入其他药，煎沸后用小火煮 1 小时，每剂煎 2 次，分早、晚服完。②片剂：珍珠母先熬；余药熬成浸膏，作糖衣片，20 日为 1 个疗程。服药过程中停服其他药物，忌辛辣刺激性食物。

【功能主治】潜阳育阴，平肝熄风。适用于高血压病肝阳上亢、阳亢阴虚证。表现为眩晕，易怒，面红，耳鸣，心烦，心悸，肢体麻木，脉弦细数，舌赤者。

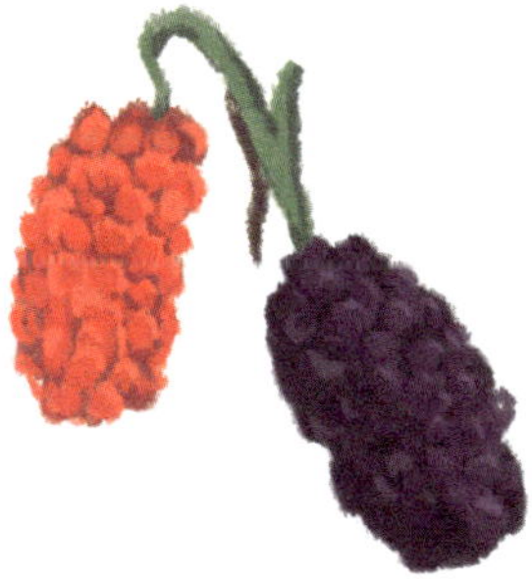
桑葚

99. 珍珠降压汤

【组成】石决明 26g，珍珠母 18g，何首乌 50g，菊花 16g，钩藤 16g。

【用法用量】水煎服，每日 1 剂，分 2 次分服。

【功能主治】熄风平肝，潜阳育阴。适用于原发性高血压病。中医辨证属肝阳上亢、肝肾阴虚证。

100. 清肝泻火汤

【组成】豨莶草 28g，夏枯草 28g，益母草 28g，决明子 36g，石决明 28g。

【用法用量】水煎服，每日 1 剂，分 2 次服。

【功能主治】适用于高血压病。清肝潜阳。对情志失调或饮食不节所致之肝火和肝阳上亢者尤宜。

101. 养血健脾方

【组成】当归、茯苓、芍药、白术、柴胡各28g，甘草16g，生姜、薄荷少许。

【用法用量】水煎服，每日1剂。

【功能主治】养血健脾，疏肝解郁。适用于高血压之肝阳上亢脾虚证。两胁作痛，口燥咽干，神疲食少，头痛目眩，或往来寒热，或月经不调，乳房胀痛，脉弦而虚者。

102. 清热活血饮

【组成】钩藤（后下）11g，天麻7g，石决明（先煎）18g，栀子、黄芩各7g，川牛膝11g，杜仲、益母草、桑寄生、夜交藤、朱茯神各7g。

【用法用量】水煎服，每日1剂。

【功能主治】平肝熄风，清热活血，补益肝肾。头痛，眩晕，失眠，舌红苔黄，脉弦。适用于肝阳偏亢，肝风上扰证。

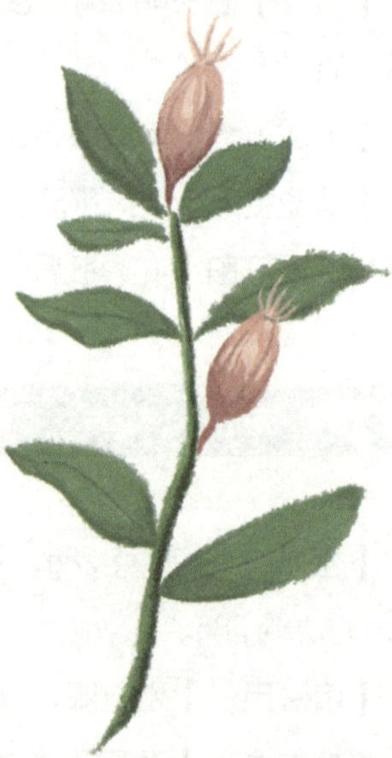

栀子

103. 补益肝肾汤

【组成】桑叶 6g，羚羊角片（先煎）4.6g，贝母（去心）11g，生地黄 16g，钩藤（后入）7g，菊花 7g，朱茯神 7g，白芍 7g，甘草 2.6g。

【用法用量】用竹茹 16g 与羚羊角先煎代水，再煎剩余各药，去渣，每日 1 剂，分 2 次温服，早、晚各 1 次。

【功能主治】清热止痉，平肝熄风。适用于肝阳上亢，肝风内动之高血压症，症见头晕脑涨，耳鸣心悸，或手足躁扰，甚则，狂乱痉厥。

104. 党参降压汤

【组成】白术 18g，茯苓 18g，党参 18g，天麻 16g，法半夏 16g、胆南星 16g，石菖蒲 18g，僵蚕 16g，陈皮 8g。

【用法用量】水煎服，每天 1 剂，分两次服用。4 ~ 6 周为 1 个疗程，治疗期间停用一切对血压有影响的药物。

【功能主治】适用于高血压之心悸、胸脘闷、头晕、头痛、肢体倦怠、纳呆多寐、舌胖质淡、苔白腻、脉弦滑。

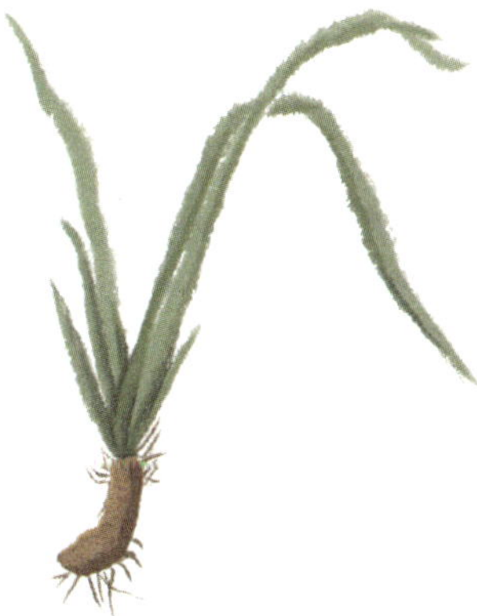

石菖蒲

105. 化痰熄风汤

【组成】半夏 11g，天麻 14g，白术 16g，茯苓 28g，橘红 11g，钩藤 16g，海藻 18g，怀牛膝 16g，决明子 18g，生山楂 16g，栀子 14g，泽泻 11g，车前子 18g。

【用法用量】每日 1 剂，水煎，分早、晚 2 次口服。60 日为 1 个疗程。

【功能主治】熄风化痰，降浊通脉。适用于痰浊内蕴证高血压。

106. 化痰降压汤

【组成】杜仲 16g，黄芪 28g，陈皮 6g，半夏 14g，茯苓 18g，桑寄生 16g，牛膝 16g，竹茹 14g。

【用法用量】水煎服，每日 1 剂，分 2 次服，

【功能主治】补肾健脾，化痰降压。适用于痰浊内蕴证高血压。

107. 健脾化痰汤

【组成】钩藤 20 ~ 28g，天麻 14g，珍珠母 28g，牛膝 14g，半夏 14g，陈皮 14g，云茯苓 14g，甘草 6g。

【用法用量】水煎服，每日 1 剂，分 2 次服，15 剂为 1 个疗程。

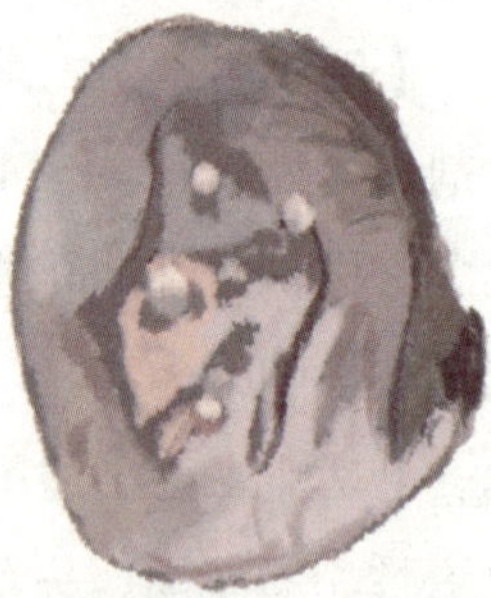
珍珠母

【功能主治】健脾祛湿，化痰祛风。适用于高血压，症见头晕头痛，烦躁易怒，口苦口干，肢体麻木，失眠健忘，舌红苔黄腻，脉弦。

108. 补肾化痰汤

【组成】茯苓、石菖蒲、杜仲各 16g，天麻、半夏各 18g，白术、陈皮、夏枯草各 11g，大枣 5 枚，甘草 6g。

【用法用量】上述方药分别以常法水煎，头煎加水 500ml，取汁 150ml，二煎加水 400ml，取汁 100ml，两煎混匀，每日 1 剂，分 3 次服，连续服药 15 日。并口服氨氯地平 5mg，每日 1 次。

【功能主治】燥湿祛痰，和胃健脾。适用于痰浊内蕴证高血压。

109. 当归降压汤

【组成】知母、淫羊藿、巴戟天各 11g，当归 16g，仙茅、黄柏各 14g。

【用法用量】水煎服，每日 1 剂，分 2 次服，早晚分服。

【功能主治】温补肾阳，补肾精，相火。适用于老年高血压糖尿病，证属阴阳两虚、相火内动。

110. 祛湿化痰汤

【组成】白术、茯苓、泽泻各24g，党参、生龙骨、生牡蛎各28g，当归、白芍、代赭石、荷叶各16g，川芎、柴胡各11g，半夏、陈皮各7g，甘草48g。

【用法用量】水煎取汁，每日1剂，早晚分服。5周为1个疗程。

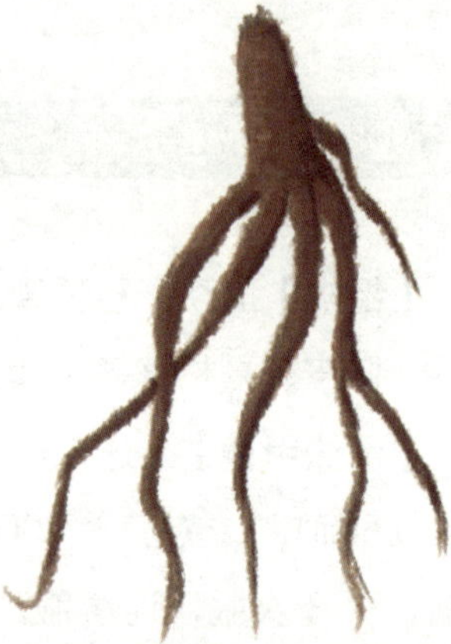

当归

【功能主治】益气健脾，活血养血，祛湿化痰，升清降浊。适用于老年高血压病，证属脾失健运、升降失常、阴阳两虚、湿邪停聚。

111. 补肾填精方

【组成】巴戟天、山茱萸、石斛、肉苁蓉各7g，熟地黄11g，大枣14g，炮附子、五味子、肉桂、白茯苓、麦冬、石菖蒲、远志各6g，薄荷、生姜各6g。

【用法用量】每日1剂，水煎服。

【功能主治】滋补肾阴，肾阳，开窍化痰。适用于高血压病，足废不能用，舌强不能言，口干不欲饮，足冷面赤，脉沉细弱。

112. 补肾助阳丸

【组成】山药、山茱萸各11g，干地黄24g，泽泻、茯苓、牡丹皮各7g，桂枝、附子各4g。

【组成】每日1剂，水煎服。

【功能主治】助阳补肾。适用于肾阳不足证。脚软腰痛，身半以下常有冷感，小便不利，或小便反多、入夜尤甚，阳痿早泄，舌淡而胖，脉虚弱，少腹拘急，尺部沉细，以及痰饮，水肿，消渴，脚气，转胞等。

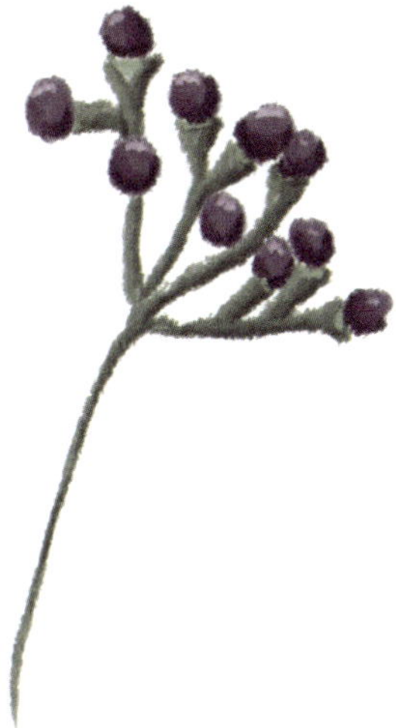

桂枝

113. 温补肾阳汤

【组成】首乌24g，桑寄生、玉米须、生龙骨（先煎）、磁石（先煎）各28g，川芎、羊藿、杜仲各7g。

【用法用量】水煎，分2次分服，每日1剂。

【功能主治】滋肾潜阳平肝。适用于高血压病，症见头晕，耳鸣，眼花，腰酸，腰痛，遗精，阳痿，夜尿增多，或自汗盗汗，舌淡嫩红，苔白厚或腻，脉弦滑。

114. 平肝降压方

【组成】钩藤、黄芩、赤芍、川芎、茯神、决明子、杜仲、代赭石各 11g，丹参 18g，罗布麻叶 14g，天麻、牛膝、生地黄、地龙、桃仁、红花各 16g。

【用法用量】水煎服，每日 1 剂，分 2 次服。早晚各 1 次，2 周为 1 个疗程。

【功能主治】调整阴阳，疏血通脉。适用于阴阳两虚证高血压。

115. 人参降压汤

【组成】人参 6g，吴茱萸 4g，生姜 18g，大枣 4 枚。

【用法用量】水煎服，每日 1 剂，分 2 次服。

【功能主治】降逆止呕，温中补虚。适用于食入欲呕，胃中虚寒，胸膈满闷，或胃脘部疼痛，厥阴头痛，吞酸，呕吐涎沫，手足逆冷，烦躁不宁，舌质淡，苔白滑，脉细迟或弦细。

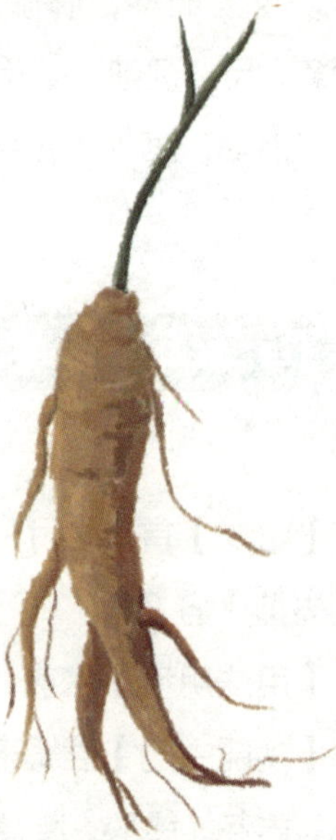

人参

116. 牡丹降压丸

【组成】薯蓣（即山药）118g，干地黄 238g，山茱萸 118g，泽泻 90g，茯苓 90g，牡丹皮 90g，桂枝 28g，附子（炮）28g。

【用法用量】上 8 味研成末，炼蜜和丸，桐子大，酒下 15 丸，可加至 25 丸，每日服 2 次（现代用法：研为细末，炼蜜和丸，每丸重 16g，早、晚各服 1 丸，温开水送下。或根据原方用量比例酌情增减，水煎服）。

【功能主治】温阳补肾。适用于肾阳不足。症见腰痛腿软，下半身常有冷感，小便不利，少腹拘急，或小便反多，舌质淡而胖，尺脉沉细，苔薄白不燥，以及脚气、痰饮、消渴、转胞等证。

117. 益母草活血降压方

【组成】丹皮 18g，赤芍、川芎各 14g，丹参、女贞子各 16g，沙苑子、钩藤、泽泻、酸枣仁各 11g，葛根 7g，琥珀粉 4g（冲），益母草 28g。

【用法用量】水煎服，每日 1 剂，分 2 次服，早晚各 1 次。

【功能主治】清肝熄风，育阴潜阳，养血活血。适用于高血压病。

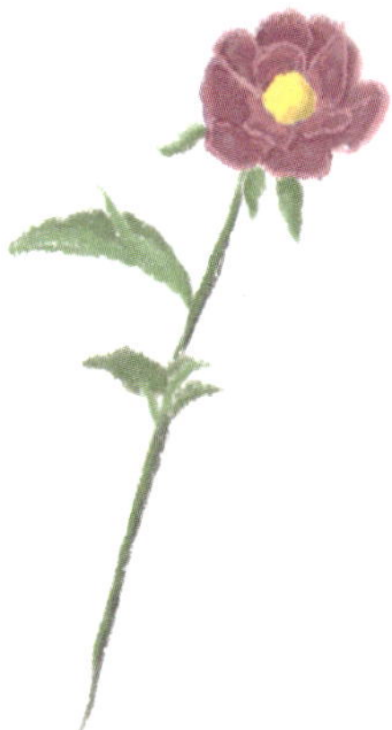

赤芍

118. 山楂活血汤

【组成】丹参18g，当归、何首乌各16g，蒲黄、莪术、槐花各14g，生山楂28g。

【用法用量】浸泡30分钟，煎至200ml再加水煎到200ml，混合后早晚分2次温服。

【功能主治】养血滋阴，活血通脉。适用于高血压病。

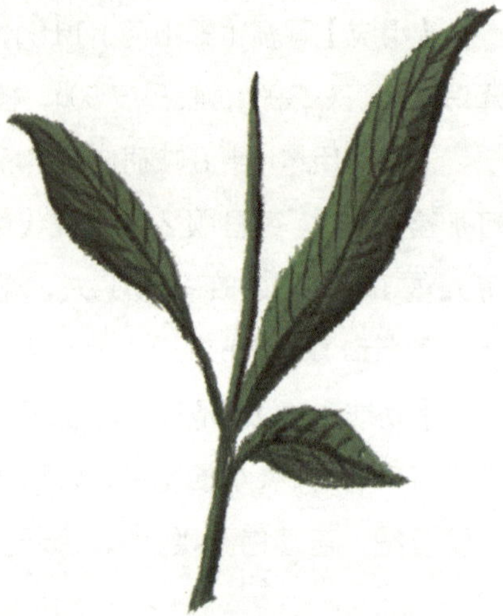

莪术

119. 辛凉升散汤

【组成】葛根10～16g，柴胡6～14g，丹参10～16g，牡丹皮10～11g，杭菊花12～16g，桑枝12～16g，赤芍10～11g，红花10～11g，广地龙10～11g，薄荷（后入）6g。

【用法用量】水煎服，每日1剂，分3次服。

【功能主治】辛凉升散，化瘀清热。适用于高血压（瘀血内停证）。症见手足发麻，头晕头痛，胸闷心悸，心烦少，溲黄便干，面色晦暗，唇紫，有热上冲感，脉弦数，舌质暗红，苔薄黄，舌下脉络曲张。

120. 活血祛瘀汤

【组成】钩藤 28g，川牛膝 18g，丹参 18g，益母草 14g，桑寄生 16g，地龙 148，川贝母 6g，生地、山药各 14g，泽泻 18g，枸杞 14g，制附片 4g，茶叶适量。

【用法用量】水煎服，每日 1 剂，分 2 次服。

【功能主治】潜阳降压，活血化瘀，熄风祛痰。适用于亚期高血压瘀血内停证。

121. 养血地龙汤

【组成】鸡血藤 28g，地龙 14g，益母草 14g，丹参 16g，赤芍、白芍各 16g，天麻 14g，夏枯草 14g（后入），泽泻 6g，川牛膝 16g。

【用法用量】水煎 2 次，每日 1 剂，早、晚各 1 次。连续用药 2 ~ 5 日。

【功能主治】养血化瘀，平抑肝阳。

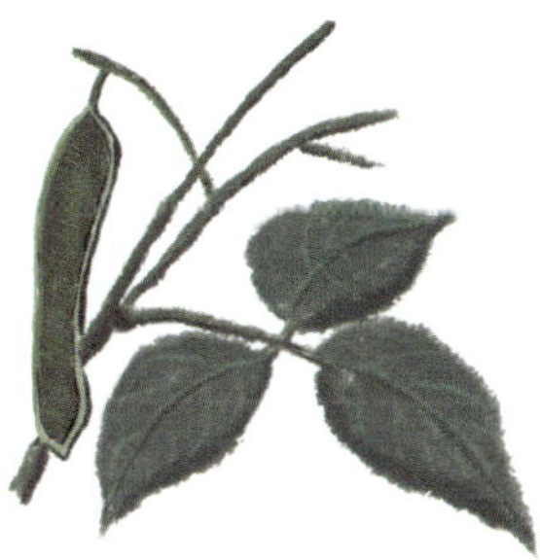

鸡血藤

122. 天麻熄风汤

【组成】红花 6g，天麻、川芎各 14g，地龙 14g，丹参、葛根各 28g，钩藤 18g，牛膝 16g，石决明、生牡蛎（均先煎）各 28g。

【用法用量】水煎 2 次，每天 1 剂，取汁 400ml，分 2 次服。4 周为 1 个疗程。

【功能主治】活血降压，平肝潜阳。适用于原发性高血压瘀血内停证。

123. 益气活血方

【组成】赤芍 18g，黄芪 50g，丹参 28g，川芎 18g，桂枝、桃仁各 16g，红花、当归、牡丹皮、炙甘草各 14g，生姜 3 片，大枣 3 枚。

【用法用量】水煎服，每日 1 剂，分早、晚 2 次服。连续用药 1 个月。

【功能主治】益气活血，祛瘀通络，主治高血压。

124. 化痰安神熄风方

【组成】法半夏 9g，白术 10g，天麻 10g，钩藤（后下）10g，枳实 10g，竹茹 10g，茯苓 15g，泽泻 10g，黄连 5g。

【用法用量】水煎服。每天 1 剂，早晚 2 次温服。

【功能主治】化痰降浊、安神息风。适用于高血压痰浊上扰证。

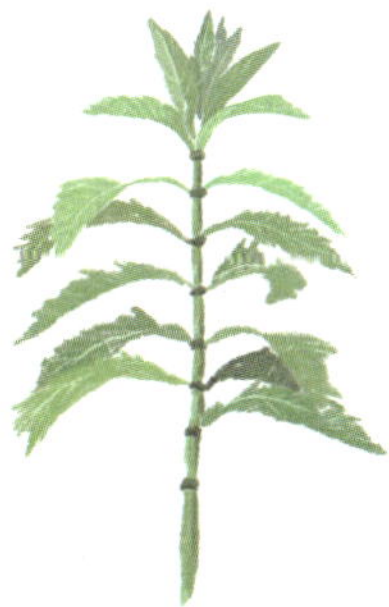

泽兰

125. 活血降压方

【组成】川芎 9 ~ 18g，丹参 15 ~ 28g，赤芍 12 ~ 18g，丹皮 9 ~ 16g，泽兰 9 ~ 16g，红花 6 ~ 7g，生山楂 12 ~ 28g，川牛膝 12 ~ 28g，水蛭 1 ~ 4g，土鳖虫 1 ~ 4g，茯苓 15 ~ 28g，葛根 12 ~ 18g。

【用法用量】水煎服，每日 1 剂，早晚分服。

【功能主治】适用于老年人高血压病。头痛部位固定或痛如针刺，症见头晕，肢体麻木，心前区憋闷疼痛，心悸健忘，面部、唇、齿龈及眼周紫黑，性情急躁，舌体瘀点、斑、舌质紫暗，或舌下脉络迂曲紫暗，脉涩或结代。

126. 补肾补阳汤

【组成】当归 6g，黄芪 28g，赤芍 16g，桃仁 16g，川芎 6g，红花 6g，地龙干 16g，丹参 28g。

【用法用量】水煎服，每日 1 剂，每日服 2 次，每 2 周为

1 个疗程，观察 2 个疗程后判定疗效。每日测血压 1 次。治疗时停服其他降压药。

【功能主治】适用于肢麻偏瘫，或头晕头痛，或胸闷心悸，或神倦乏力，腰酸，舌胖大，舌下脉络发紫，舌质紫暗或瘀点，脉细涩或结代。

127. 活血化瘀汤

【组成】大黄（后下）14g，水牛角（先煎）、生龙骨、生牡蛎（先煎）28g，枳实、川朴各 7g，三七粉（冲服）6g，丹皮、赤芍各 11g。

【用法用量】水煎取汁，分次口服或鼻饲。每日 1 剂，同时采用西药常规降颅压、维持水电解质平衡、抗感染治疗。

【功能主治】适用于急性高血压脑出血，证属热盛血瘀。

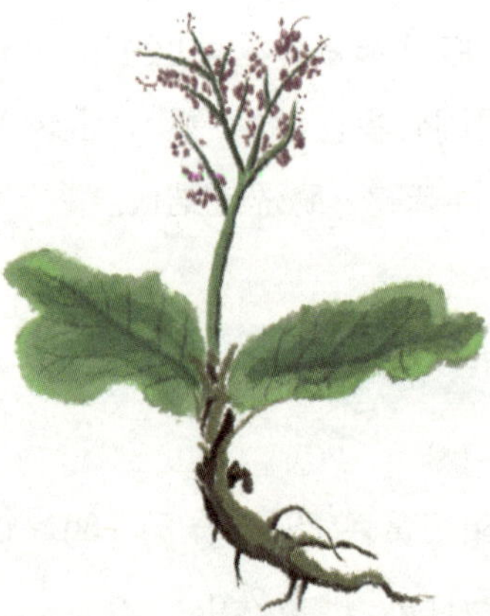

大黄

128. 清热化痰汤

【组成】玄参、北沙参、桑寄生、丹参、赤芍、牛蒡根、地龙、郁金各 16g，玉竹 28g，桃仁、红花、胆南星、虎杖各 7g，绞股蓝 28g。

【用法用量】每日 1 剂，水煎服，早晚 2 次分服，疗程 6 周。

【功能主治】活血化痰，养阴清热。适用于高血压性脑出血恢复期，证属阴虚痰瘀。

129. 补气活血汤

【组成】淫羊藿、枸杞子、川芎、赤芍各 10g，当归、地龙、山楂、桃仁、红花、黄芪、黄柏各 15g。

【用法用量】水煎服，每日 1 剂，水煎取汁并浓缩至 70ml，每毫升含生药 2g，早晚各服 35ml。

【功能主治】补肾益气，通经活络，活血化瘀。适用于高血压病相关性中风（恢复期），证属肾气虚血液瘀滞。

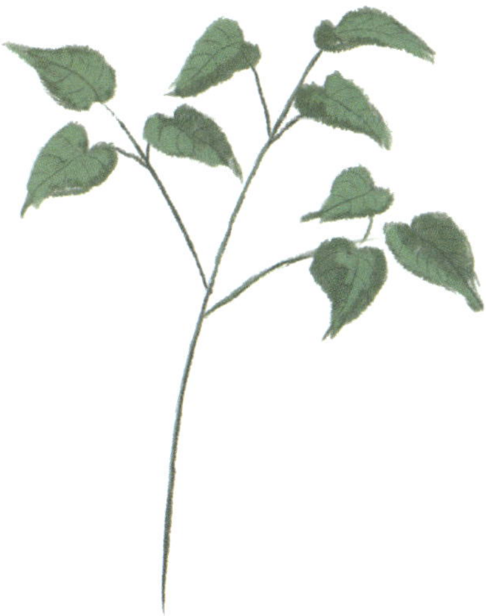

淫羊藿

130. 黄芪补血汤

【组成】当归 11g，黄芪 60g。

【用法用量】水煎服，每日 1 剂，每日 2 次，早晚各 1 次。8 周为 1 个疗程。

【功能主治】活血化瘀，益气养血。适用于肾性高血压，证属气血亏虚、血液瘀滞，症见头晕头痛，腰膝酸软，耳鸣，口苦口干，全身无力，下肢水肿，舌暗红，苔黄腻，脉弦滑。

131. 平肝化瘀汤

【组成】天麻、钩藤、蔓荆子、当归、半夏、白术、夏枯草、川芎、怀牛膝、车前子各 11g。

【用法用量】水煎取汁 500ml，每日 1 剂，分 2 次于早晚服。

【功能主治】化瘀通络，平肝熄风。适用于肾性高血压，证属肝阳上亢、气滞血瘀、痰湿郁阻。

132. 生地降压汤

【组成】玄参 11g，生地 18g，生牡蛎（先煎）26g，菊花、牛膝各 14g。

【用法用量】水煎服，每日 1 剂，分 2 次服，早晚服。

【功能主治】平肝潜阳，滋肾养肝。适用于肾性高血压，证属肝肾阴虚、肝阳上亢。

133. 通便降压汤

【组成】芦荟 11g，决明子 28g，当归 11g，龙胆草 11g，炒莱菔子 28g，生地黄 11g，山茱萸 11g，甘草 14g。

【用法用量】水煎服，每日 1 剂。分 2 次服，早晚各 1 次。

【功能主治】降压，泄腑，通便。适用于高血压肝火上炎证，症见眩晕，面部潮红，失眠多梦，大便秘结。

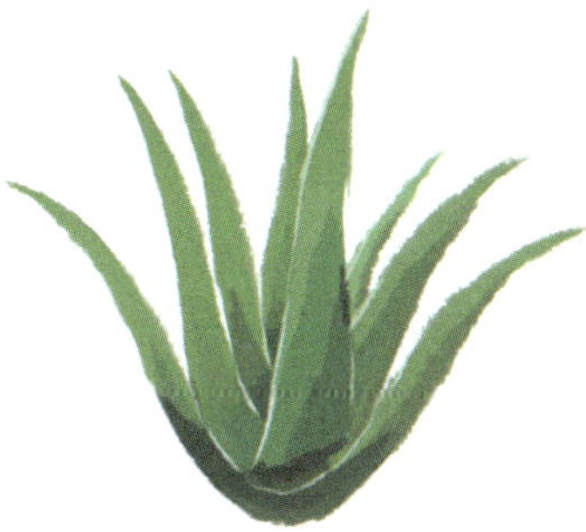

芦荟

134. 补气健脑汤

【组成】葛根 18g，黄芪 30 ~ 60g，桑寄生 26g，丹参 28g，生山楂 16g，川芎 14g。

【用法用量】将药浸泡半小时左右，煎 2 次，取汁约 200ml，每日 1 剂，分 2 ~ 3 次温服。

【功能主治】益心健脑，补气活血。适用于气虚血瘀之冠心病、高血压病、脑血栓形成、脑栓塞、脑动脉硬化以及心律失常、高脂血症等心脑血管疾病。

135. 益气养阴汤

【组成】生黄芪15～28g，汉防己15～28g，熟地11g，淮山药11g，山萸肉14g，泽泻11g，白茯苓16g，丹皮11g，丹参16g，卫矛16g。

【用法用量】每日1剂，水煎服，分2次分服，早晚各1次。

【功能主治】化瘀利湿，益气养阴。适用于肾实质性高血压。

136. 丹参防风汤

【组成】黄芪16g，龟甲14g，川芎14g，制何首乌14g，地龙11g，丹参18g，怀牛膝16g，豨莶草18g，葛根6g，郁金14g，石菖蒲14g，半夏14g，菊花16g，人工牛黄0.4g，生山楂18g。

【用法用量】水煎服，每日1剂，分2次服。5周为1个疗程。

【功能主治】滋肾平肝，化痰醒神，益气活血。适用于预防脑卒中。

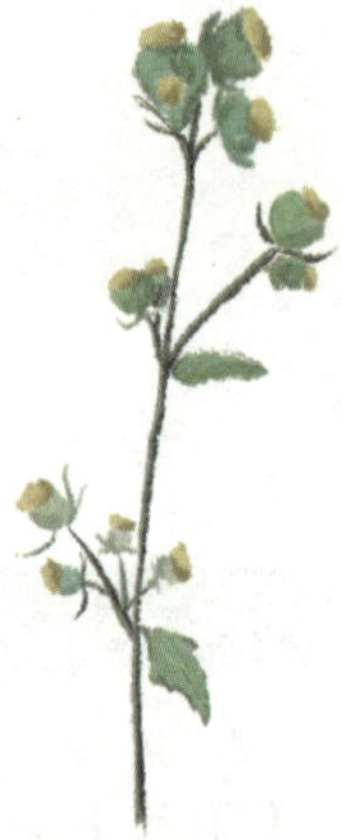

豨莶草

137. 济生肾气汤加味

【组成】肉桂16g，附片28g，熟地16g，山药16g，枣皮16g，丹皮16g，泽泻16g，茯苓16g，车前子28g，怀牛膝16g，巴戟天 16g，淫羊藿 16g，龙骨 16g，牡蛎 16g，丹参 28g。

【用法用量】附片用开水先煎3小时，后入诸药再煎半个小时，每日 1 剂，分 3 次服。服药期间禁服西药。

【功能主治】活血降压，温阳利水。适用于脾肾阳虚证高血压病。

138. 黄芪定眩汤

【组成】天麻、杭菊花各 14g，黄芪 24g，石决明、夏枯草各 28g，沙苑子、牛膝、钩藤各 16g，甘草 8g。

【用法用量】水煎 2 次，每日 1 剂，早晚分服，连服 14 天为 1 个疗程。2 疗程统计疗效，有效者，继续用药 1 个疗程，以巩固疗效。善后用原方研细炼蜜为丸，每日 2 丸，分早晚 2 次口服。无效者 2 疗程后停药。若已有口服西药患者，不可立即停用，先原剂量服用，待血压平稳后，再渐次减量，一般在 30 天后可不再服用西药。

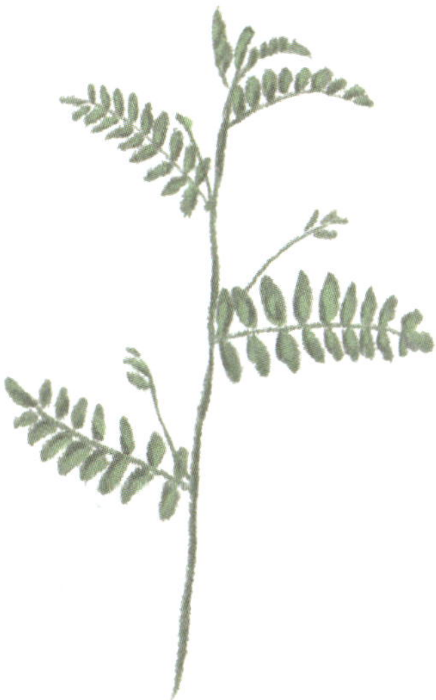
沙苑子

【功能主治】养阴平肝，降血压。适用于高血压肝肾阴虚证，症见头晕头痛，周身乏力，失眠健忘，食欲不振，大便干。

139. 丹参通冠汤

【组成】丹参 16g，当归 16g，红花 6g，地龙 11g，降香 16g，生山楂 16g，生首乌 14g，泽泻 16g。

【用法用量】水煎每日 1 剂，分 2 次服，早晚各 1 次，每次 150 ~ 300ml，连服 8 周为 1 个疗程。治疗期间停服一切降压药，疗程前后观测血压、血脂等变化。

【功能主治】适用于高血压病、心绞痛冠心病。

140. 补气镇肝降压汤

【组成】紫丹参、夏枯草各 16g，黄芪 38g，代赭石 28g，龙胆草、钩藤、天麻、石决明、远志、白茯苓各 7g，怀牛膝、杭白芍、枸杞子、山茱萸各 11g，生龙牡各 18g，柏子仁 6g。

【用法用量】水煎服，每日 1 剂，每剂药煎 3 次，每次 200 ~ 250ml，日服 3 次，连服 4 周为 1 个疗程。

【功能主治】适用于高血压病。头晕目眩，手足麻木。

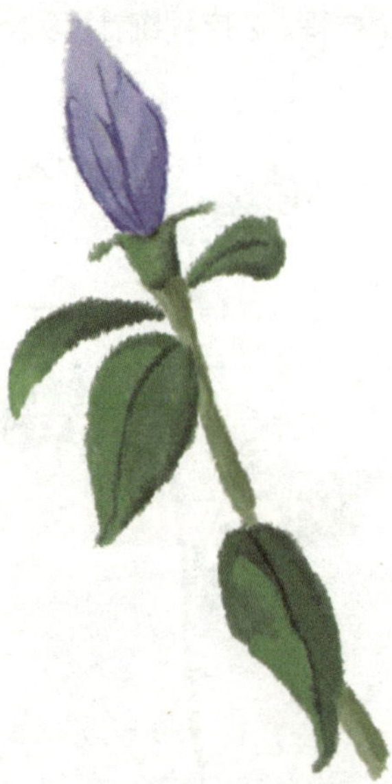

龙胆草

141. 黄芪养心汤

【组成】牛黄芪28g，天麻、杭菊（后下）各14g，夏枯草14g，白蒺藜、丹参、赤芍各16g，红花6g，炒枣仁18g，瓜蒌壳、生龙齿各16g，生地18g，决明子16g，夜交藤18g。

【用法用量】水煎服，每日1剂，分2次，早、晚各1次。

【功能主治】益气养心、活血通脉、平肝定悸。本方适用于高血压合并心绞痛冠心病、心律失常患者，辨证为阴虚阳亢夹气虚血瘀。

142. 清热解毒汤

【组成】汉防己、当归、赤芍、茯苓、白术、泽泻、黄芩各16g，生黄芪、益母草各15～28g，川芎14g，车前草28g。

【用法用量】水煎取汁，每日1剂，分2次服。5周为1个疗程。一般连服2个疗程。

【功能主治】利水祛湿，清热燥湿，益气活血。适用于肾性高血压，证属气虚血瘀、水湿内停。

143. 半夏汤加味

【组成】陈皮4.6g，法半夏、枳壳、瓜蒌、薤白各11g，茯苓、白芍、钩藤各24g，甘草6g，竹茹16g，石决明28g。

【用法用量】水煎服。每日1剂，分2次服。

【功能主治】清热化痰，平肝息风。适用于冠心病、高血压病，适用于痰热内郁，肝胆火旺，症见头晕，头痛，胸闷，口苦，失眠健忘。

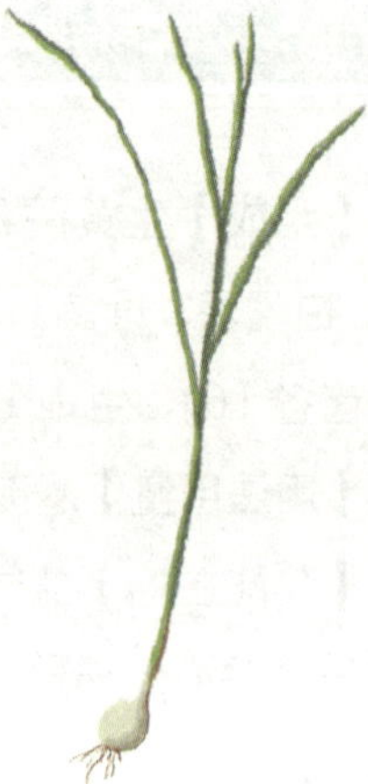

薤白

144. 益气地黄汤

【组成】白茯苓、丹参、地黄各16g，汉防己、生黄芪各26g，淮山药、泽泻、丹皮各11g，山茱萸14g。

【用法用量】水煎取汁，每日1剂，2次分服。5周为1个疗程。

【功能主治】化瘀利湿，益气养阴。适用于肾性高血压，证属气阴两虚、湿聚血瘀。

145. 首乌降压汤

【组成】龟板28g，首乌28g，肉桂14g，制附片7g，桂枝14g，寄生28g，瓜蒌28g，薤白14g，丹参28g，川芎16g，益母草28g，牛膝16g，桑寄生28g，泽泻16g，夏枯草28g，菊花16g，蝉衣 11g，决明子 16g，珍珠母（先煎）28g，木香 16g。

【用法用量】水煎服，每日 1 剂，分 2 次服。

【功能主治】活血通脉，降压除眩。适用于高血压并发冠心病。

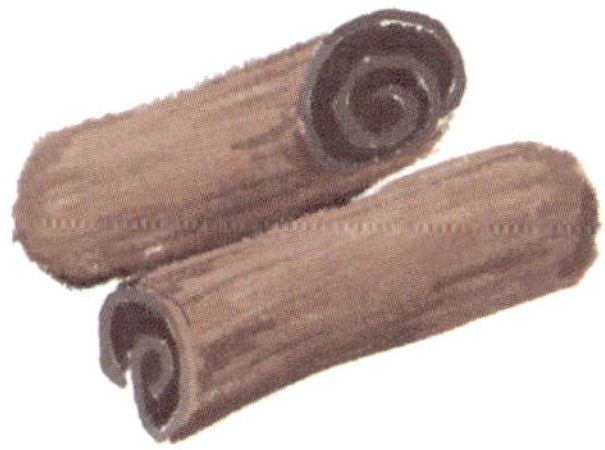

肉桂

146. 疏肝解郁丸加味

【组成】枳实 11g，柴胡 11g，白芍 11g，桂枝 11g，茯苓 11g，桃仁 11g，牡丹皮 11g，炙甘草 11g。

【用法用量】水煎服，每日 1 剂，分 3 次温服，6 剂为 1 个疗程，需要 4 ~ 6 疗程。

【功能主治】疏肝解郁，活血化瘀。适用于妊娠高血压。

147. 多味肾气汤

【组成】山萸肉、陈皮、丹皮各 7g，生地、首乌各 11g，茯苓、钩藤各 14g，制附片、红花、桂枝各 6g，桑寄生、丹参各 16g，泽泻、天麻、川芎各 148。

【用法用量】水煎服。每日 1 剂，分 2 次服。

【功能主治】滋肾温阳行水。适用于高血压阴阳两虚证，症见耳鸣，头晕，头痛，下肢水肿，胸闷，胸痛。

148. 天冬降压汤

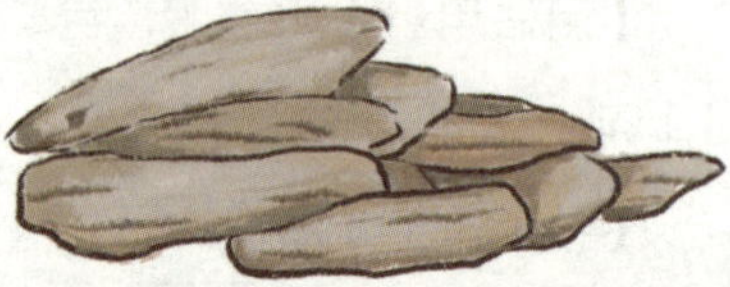

麦冬

【组成】麦冬 7g，天冬 7g，贝母 7g，胆南星 4g，陈皮 4g，远志 4g，石菖蒲 4g，连翘 4g，茯苓 4g，茯神 4g，钩藤 6g，丹参 6g，朱砂 1g，生铁落 50g。

【用法用量】水煎服，每日 1 剂，分 3 次温服，6 剂为 1 个疗程。

【功能主治】镇心开窍，清热豁痰。适用于妊娠高血压。

149. 仙灵降压丸

【组成】淫羊藿地上茎叶部分。

【用法用量】制成丸剂，每天用药量相当于生药 30g，分 3 次口服，1 个月为 1 个疗程。

【功能主治】益肾壮阳，强心降压。用于阳虚证高血压。

150. 多味地黄丸

【组成】干地黄、山药、山茱萸、泽泻、茯苓、牡丹皮各 14g，中药六味地黄丸加仙茅、淫羊藿各 16g。

【用法用量】水煎服，每日 1 剂，早、晚 2 次分服。4 周为 1 个疗程，连用 2 个疗程。

【功能主治】滋肝补肾，温补肾阳。

151. 补肾地黄丸

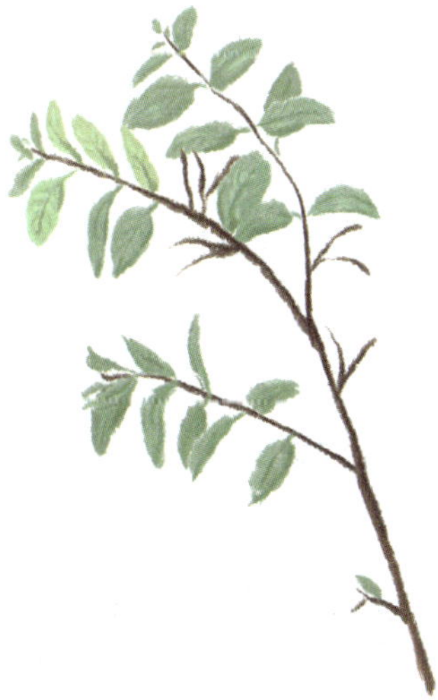
桑寄生

【组成】怀牛膝、桑寄生、菟丝子各11g，熟地、山茱萸、山药各16g，茯苓、泽泻各7g。

【用法用量】每日1剂，水煎服，分早、晚2次温服。

【功能主治】适用于阴阳皆虚，肾阴亏损，肾阳虚弱之证，其症见眩晕或头部空虚感，头晕头痛，耳鸣，心悸，胸闷，动则心慌，腰膝酸软，倦怠乏力，手足不温，面色潮红或暗淡，健忘，嗜睡或失眠，夜尿频多或尿失禁，双下肢或有水肿，舌质黯淡，苔少或薄白滑腻，脉沉细弦。

152. 远菊二天散

【组成】生远志15g，菊花15g，天麻15g，川芎15g，天竺黄12g，柴胡10g，石菖蒲10g，僵蚕10g。

【用法用量】研末后装胶囊服用，餐前半小时服，每次20克，每日3次。

【功能主治】平肝降压。适用于各期高血压病患者。

153. 天石散

【组成】天麻 15g，石决明 30g，炒黄芩 9g，生远志、菊花、川芎各 15g，天竺黄 12g，柴胡、石菖蒲、僵蚕各 10g，夏枯草 15g。

【用法用量】上药共研极细末，贮瓶或装入胶囊备用（每粒重 0.5g）。每次服 20 ~ 25g，1 日服 3 次，饭前半小时服下。

【功能主治】平肝潜阳，清热化痰，活血祛风，安神定惊。主治高血压病。

154. 定摇散

【组成】东北红参、白术、茯神、炙甘草、姜半夏、陈皮、远志各 35g，钩藤、僵蚕各 70g，全蝎 35g，炙蜈蚣 17.5g，羌活 35g，防风 10.5g，麻黄、干姜各 17.5g，玳瑁、黄芪、附片各 35g，天麻 70g，杭白芍 35g。

【用法用量】上药共研细末，贮瓶备用。每次服 7 ~ 10g，温开水送服，1 日服 3 次，连服 4 个月为 1 疗程。

【功能主治】益气安神，平肝熄风，温肾健脾。主治肝阳上亢证高血压病。

155. 灵乌二仁膏

【组成】首乌、灵芝各500g，核桃仁、薏苡仁各250g。

【用法用量】先将首乌、灵芝、苡仁反复浓煎，加蜜收膏，再将核桃仁研细末兑入拌匀，贮瓶备用。每日早晚各服10g。

【功能主治】滋养肝肾，补益精血，调和脾肺。主治肝肾阴虚、精血亏虚之证，症见头晕头痛，失眠多梦，心悸健忘，大便不畅或兼咳喘等。适用于高血压病、冠心病、脑动脉硬化症、脂肪肝及高胆固醇血症，也可用于神经官能症及心动过速。对于老年体虚而有喘促、失眠、大便燥结者，尤为适用。

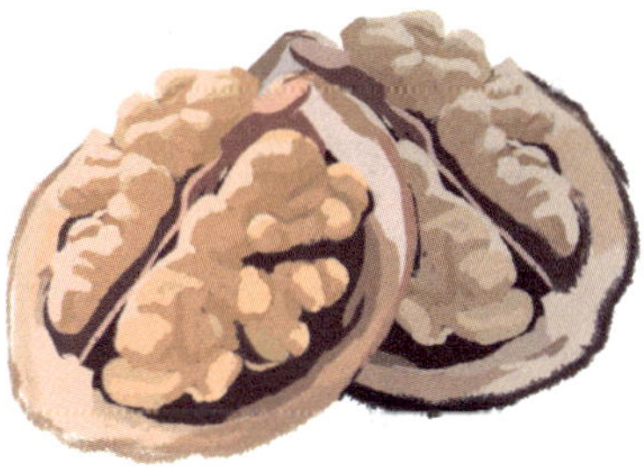

核桃仁

156. 元茶浸膏

【组成】元参12g，苦丁茶10g。

【用法用量】依法制成浸膏，备用。1日量，分2次冲服。

【功能主治】滋阴降逆，通络止痛。主治阴虚阳亢证高血压病，冠心病。

157. 止眩膏

【组成】潞党参、太子参、炒熟地、制首乌各 90g，山萸肉 45g，怀山药、山栀子各 90g，白术 45g，归身 60g，炒白芍 45g，枸杞 60g，白蒺藜 90g，炒池菊 45g，煅石决明 120g，明天麻 30g，玳瑁片 45g，冬青子 90g，枳壳、橹豆衣各 45g，炒杜仲、鸡血藤各 90g，新会皮、炒竹茹各 45g，大川芎 24g，大红枣、核桃仁肉各 120g，再加驴皮胶、龟板膏各 120g，冰糖 250g。

【用法用量】上味浓煎 2 次，滤汁、去渣，再加驴皮胶、龟板胶、冰糖，文火收膏，收贮备用。冬令服用，每取适量，温开水送服，每日服 2 ~ 3 次。

【功能主治】养血平肝，育阴滋肾。主治肝肾阴血不足证高血压病。

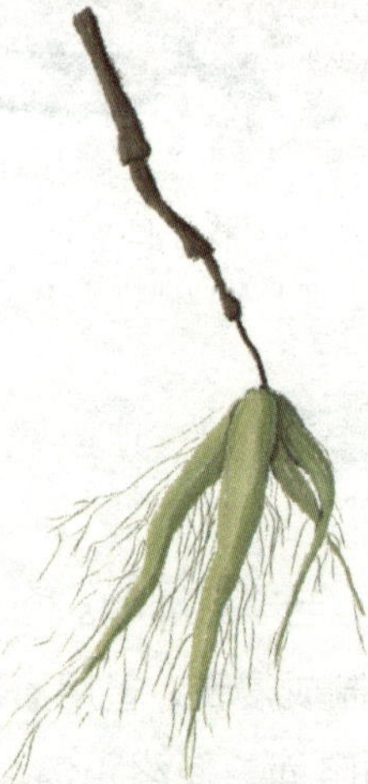

太子参

第六章 针刺疗法

针刺疗法是中医外治法的一种，主要涉及使用针灸针来刺激皮肤表面的穴位和经络。这些穴位分布在人体的不同部位,被认为与人体内部器官和功能有着密切的联系。针刺疗法旨在通过调节经络中的“气”（生命力或能量）来恢复人体的阴阳平衡，从而达到治疗疾病的效果。

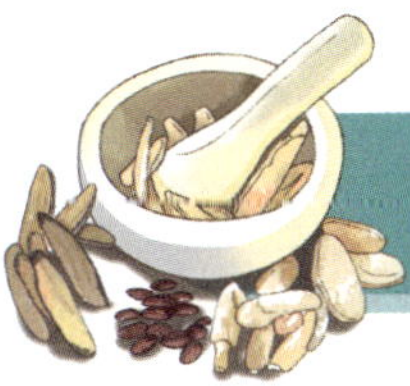

一、针刺疗法常识

（一）毫针选择

一般选用一次性针灸针。需要根据病人的性别、年龄、形体的肥瘦、体质的强弱、病情的虚实和腧穴所在的部位，选择长短、粗细适宜的毫针。男性、体壮、形肥者，可选粗且略长的毫针；反之，就应选用较短、较细的毫针。皮薄肉少之处和较浅的腧穴，选针宜短而针身宜细；皮厚肉多而针刺宜深的腧穴，宜选用针身稍长、稍粗的毫针。施针时，针身应有部分露在皮肤外。如应刺入 0.5 寸，可选用 1 寸的毫针，应刺入 1 寸时，可选用 1.5 ~ 2 寸的毫针。

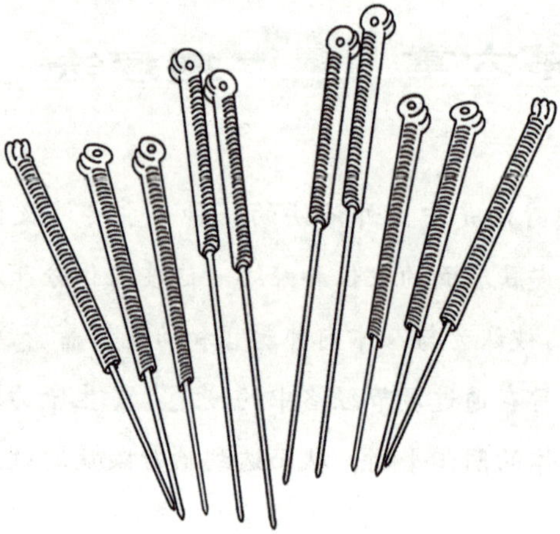

毫针

（二）体位选择

针刺时患者选择适宜的体位，对于腧穴的正确定位、针刺的施术操作、持久的留针以及防止晕针、滞针、弯针甚至折针等都有重要的意义。针刺常用的体位有仰卧位、侧卧位、俯卧位、仰靠坐位、俯伏坐位、侧伏坐位等。施针时应根据所选穴位选择合适的坐位。

（三）针刺角度

（1）直刺

直刺是针身与皮肤表面呈 90° 垂直刺入，适用于大部分腧穴。

（2）斜刺

斜刺是针身与皮肤表面呈 45° 倾斜刺入，适用于肌肉浅薄处或内有重要脏器，或不宜直刺、深刺的腧穴。

（3）平刺

平刺是针身与皮肤表面呈 15° 左右或沿皮以更小的角度刺入，适用于皮薄肉少的腧穴，如头部的腧穴等。

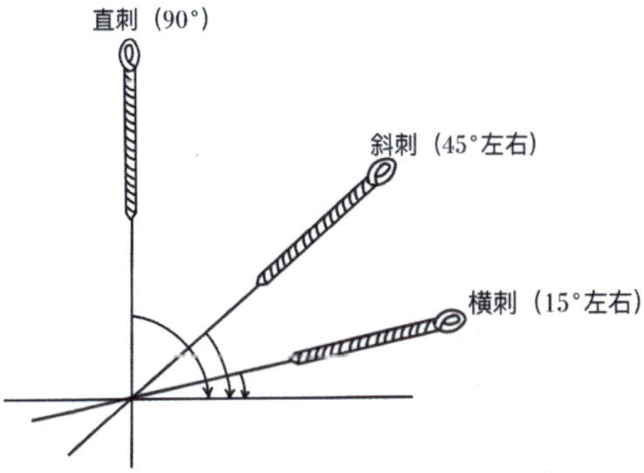

针刺角度

（四）行针手法

（1）提插法

提插法是将针刺入腧穴一定深度后，施以上提下插的操作手法。提插的幅度越大，频率越快，刺激量就越大。

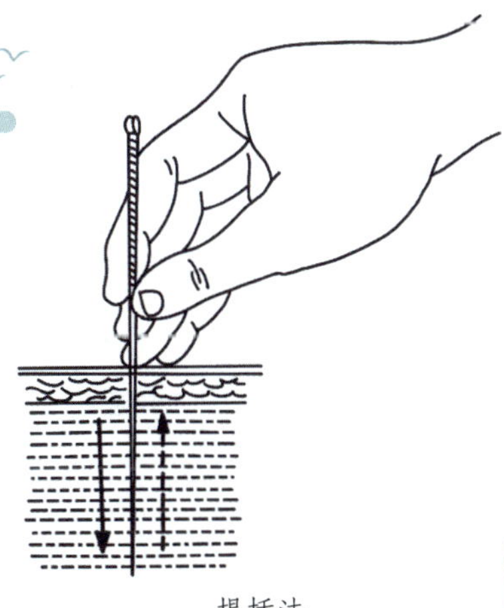

提插法

（2）捻转法

捻转法是将针刺入腧穴一定深度后，施向前向后捻转动作使针在腧穴内反复前后来回旋转的行针手法。捻转时，不能单向捻针，否则针身容易被肌纤维等缠绕，引起局部疼痛或出针困难。捻转角度越大，频率越快，刺激量就越大。

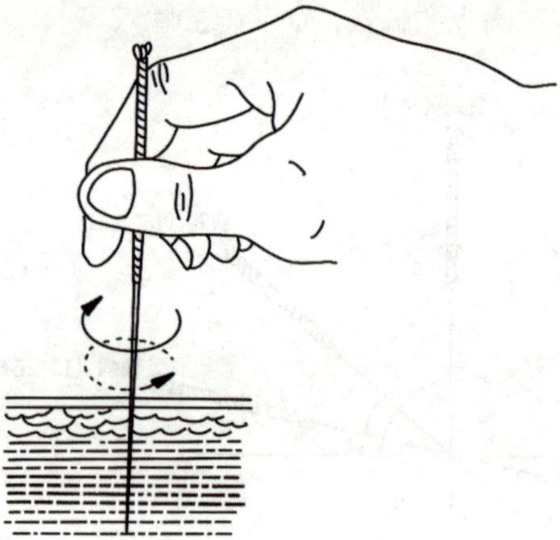

捻转法

（五）得气

得气又叫针感，是指毫针刺入腧穴一定深度后，施以提插或捻转等行针手法，使针刺部位获得经气感应。得气时，针刺部位会有酸胀、麻重等自觉反应，有时还会出现热、凉、痒、痛、抽搐、蚁行等感觉，或呈现沿着一定的方向和部位传导和扩散的现象。施针者也能体会到针下沉紧、涩滞或针体颤动等反应。

（六）异常情况的处理和预防

（1）晕针

晕针是指针刺过程中患者出现面色苍白、恶心、多汗、心慌等症状，甚至可能会出现昏迷不醒。一旦发生，应立即将针全部起出，使患者平卧，给予少量温开水或糖水，休息片刻可恢复正常。

为避免出现晕针，应在患者首次接受针刺前做好解释，消除顾虑，同时选择舒适体位，最好采用卧位。避免在患者疲劳、饥饿的时候施针。治疗过程中要随时观察患者的神色，一旦出现不适，应立即采取处理措施。

（2）滞针

滞针是指在行针时或留针后医者感觉针下涩滞，捻转、提插、出针均感困难而患者感觉剧痛的现象。若因患者紧张，肌肉强烈收缩导致，可延长留针时间，或在附近再刺一针，以宣散气血，缓解肌肉紧张。若因行针不当或单向捻针所致，可向相反方向将针捻回。在行针前，应向患者做好解释，消除患者的顾虑。注意行针的手法，避免单向捻针。

（3）血肿

血肿是指针刺部位出现皮下出血而引起的肿痛。若出血量小，只有局部小块青紫，一般不必处理，可自行消退。若局部肿胀疼痛剧烈，青紫面积大而影响到活动功能时，可先做冷敷止血后，再做热敷或在局部轻轻揉按，促进瘀血消散吸收。在施针前应仔细检查针具，熟悉人体解剖部位，避开血管针刺，出血时立即用消毒干棉球按压针孔。

二、毫针疗法

【主治】

原发性高血压。

【治法】

平肝潜阳，调和气血，以足厥阴、足少阳经穴为主。

【主穴】

风池、人迎、曲池、合谷、三阴交、太冲。

【配穴】

肝火亢盛加行间、侠溪；痰湿壅盛加中脘、丰隆；气虚血瘀加气海、膈俞；阴虚阳亢加太溪、行间；阴阳两虚加关元、命门；眩晕头痛加太阳、印堂；心悸失眠加神门、内关。

【操作】

风池针尖向鼻尖斜刺 0.6~1 寸，人迎避开颈总动脉，直刺 0.3~0.8 寸，曲池直刺 0.8~1 寸，合谷直刺 0.5~1 寸，三阴交直刺 1~1.5 寸，太冲直刺 0.5~0.8 寸，中等强度刺激。痰湿壅盛、气虚血瘀、阴阳两虚，可加用灸法。曲池、行间、侠溪、膈俞可点刺出血。

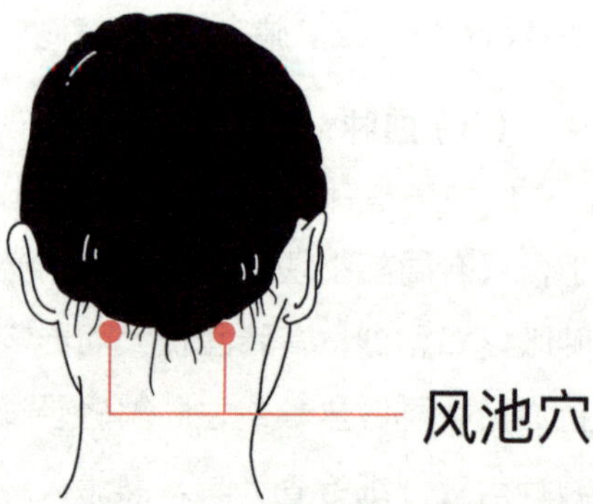

风池穴

针刺对Ⅰ、Ⅱ期高血压病有较好的效果，对Ⅲ期高血压可改善症状，应配合中西降压药物治疗。高血压脑病、高血压危象应采取综合治疗措施，慎用针刺。针刺治疗期间应嘱患者不要突然停药，治疗一段时间，待血压降至正常或接近正常，自觉症状明显好转或基本消失后，逐渐减少药量。切不可骤然停药或减药太快，以免出现意外。

三、平衡针法

【主治】

原发性高血压。

【主穴】

降压穴（内踝中点下 2 寸），双侧取穴。

【配穴】

胸痛穴（前臂背侧尺桡骨间，腕关节与肘关节连线上的下 1/3 处），双侧取穴。

头痛穴（足背第一、二跖骨结合之前的凹陷处），双侧取穴。

【操作】

（1）降压穴直刺 1~2 寸。

（2）胸痛穴针尖向上呈 45° 斜刺 1~2 寸。

（3）头痛穴平刺 1~2 寸。

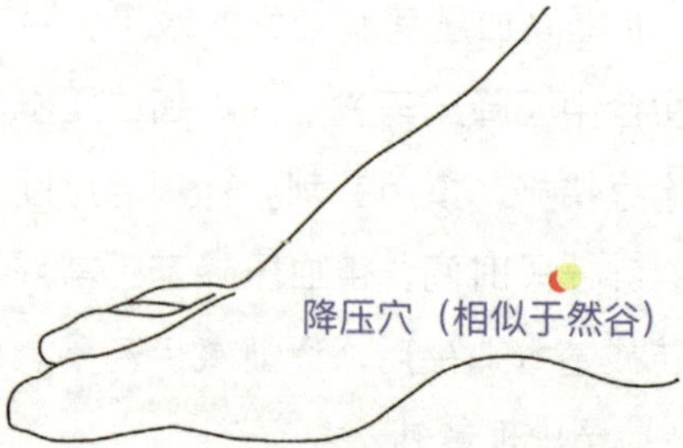

降压穴

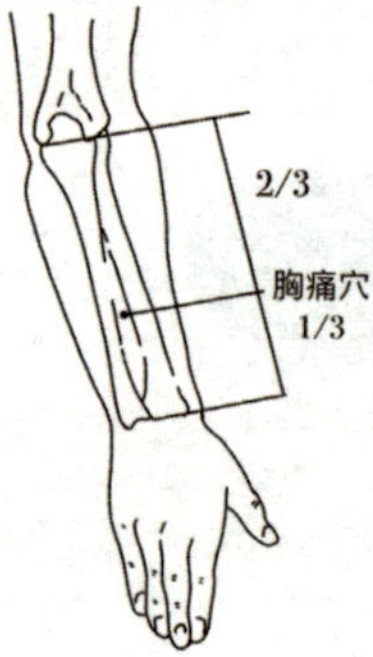

胸痛穴

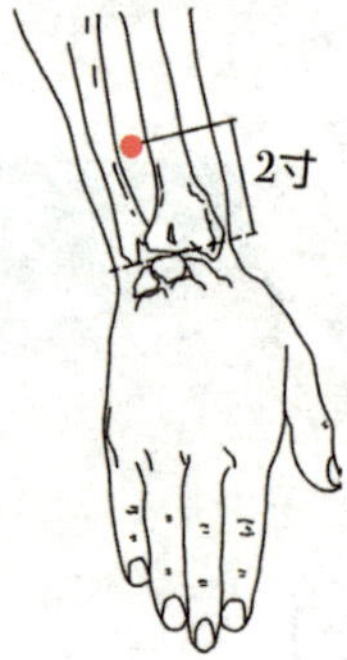

头痛穴

四、头针疗法

方1

【主治】

高血压伴失眠。

【选穴】

神庭、四神聪、百会。

方 2

【主治】

高血压合并抑郁症。

【选穴】

印堂、神庭、前顶、上星、百会、四神聪、后顶、合谷、内关。

【操作】

采用直径为 0.35mm，长度为 25mm 的毫针，头部穴位采用平刺，其他穴位采用直刺。强度以针刺部位出现酸、麻、胀、放射等感觉为准。每次留针 20 分钟，1 天 1 次。治疗 8 周。

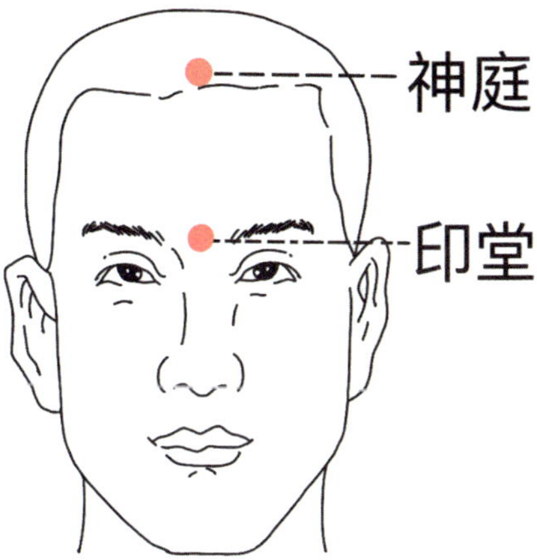

神庭、印堂穴

通常选择坐位，对于不方便坐下和身体虚弱的患者，可选择卧位。留针应注意安全，针体应稍露出头皮，不宜随意或盲目碰触留置在头皮下的毫针，以免折针、弯针。如在进针和留针中局部不适，可稍退出 1 ～ 2 分。对有严重心脑血管疾病而需要长期留针者，应加强监护，以免发生意外。

五、耳针疗法

方 1

【主治】

原发性高血压。

【主穴】

双侧神门、心、皮质、降压沟。

【配穴】

肝火亢盛加肝、交感；阴虚阳亢型加肺、胃、肾等穴位；选用揿针（规格：0.2mm×0.9mm），将针尖对准耳部穴位快速按压后粘贴并留置。每 3 天 1 次，每做 2 次休息 1 天，4 周为 1 个疗程。

方 2

【主治】

原发性高血压伴失眠。

【选穴】

降压沟、神门、心、肾、肝。

【操作】

（1）使用 0.35mm×15mm 毫针对准选定穴位刺入，深度以患者感到酸胀为宜。

（2）每次留针 30 分钟，隔天 1 次。持续 12 周。

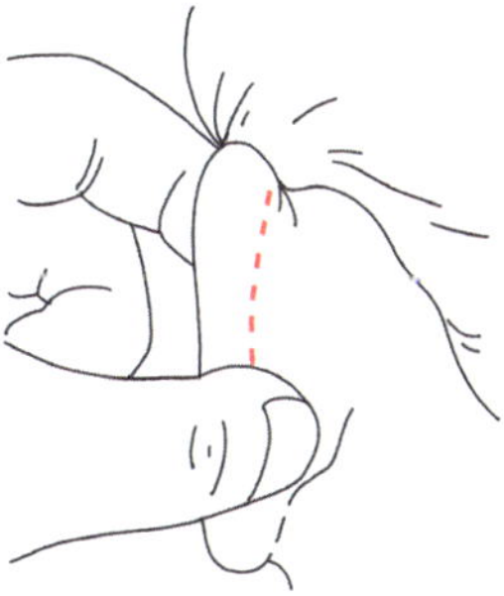

降压沟

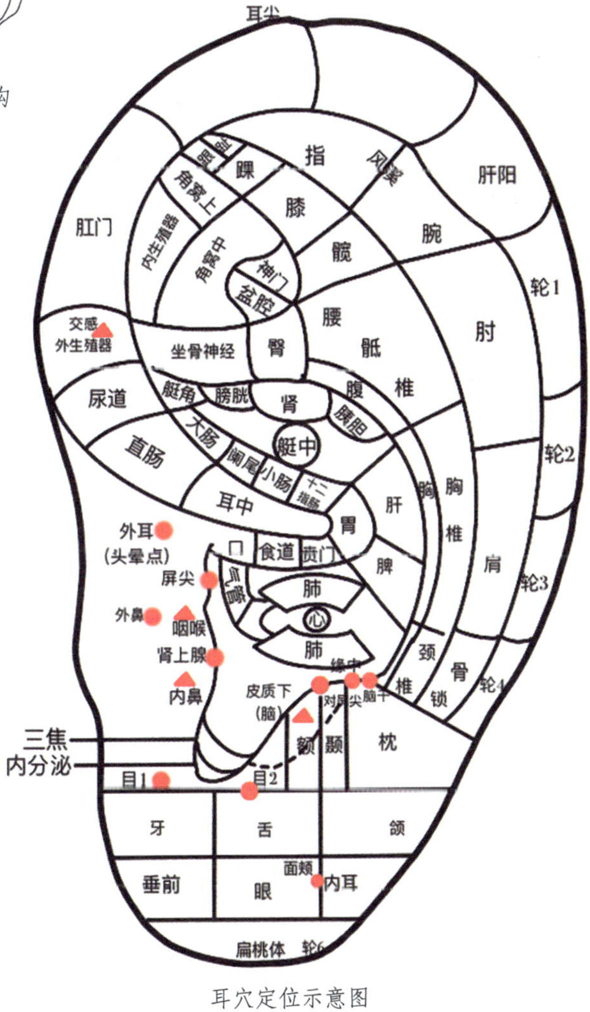
耳尖
指
风溪
肝阳
趾
跟
踝
角窝上
膝
肛门
内生殖器
角窝中
神门
髋
腕
盆腔
轮1
交感
外生殖器
坐骨神经
臀
腰
骶
肘
尿道
艇角
膀胱
肾
腹
椎
胰胆
直肠
大肠
艇中
轮2
阑尾
小肠
十二指肠
肝
胸
胸
耳中
椎
外耳
(头晕点)
胃
口
食道
贲门
脾
肩
屏尖
气管
肺
轮3
外鼻
咽喉
心
肾上腺
肺
颈
缘中
骨
皮质下
(脑)
对屏尖
脑干
椎
锁
轮4
内鼻
三焦
内分泌
额
颞
枕
目1
目2
牙
舌
颌
面颊
垂前
眼
内耳
扁桃体
轮6

耳穴定位示意图

严重心脏病者、严重器质性疾病、伴严重贫血者、外耳有湿疹、溃疡、冻疮等不宜采用。妊娠妇女、有习惯性流产史者宜慎用。消毒应严密，一旦耳郭感染较难痊愈，因耳郭血液循环差，严重的可导致耳郭肿胀、软骨坏死、萎缩、畸变，故应积极预防。

六、眼针疗法

方1

【主治】

原发性高血压病。

【选穴】

双肝区。

【操作】选用29号直径0.34mm，长15mm的不锈钢针，直刺。

方2

【主治】

难治性高血压。

【选穴】

双侧上焦区、肝区和肾区。

【操作】

（1）患者取卧位，以使患者放松以便于取穴。

（2）以左手拇指轻轻按压眼球，令眼周皮肤绷紧，然后以右手持针，距眼眶内缘外2mm区域沿皮刺入，不施以任何提插、捻转手法，留针时间为 30 分钟。

（3）每日 1 次，针刺 30 分钟，7 天为 1 疗程。

眼针不宜留针太久，至少 5 分钟，最长不可超过 30 分钟。病势垂危、抢救期间、精神错乱、气血虚脱者不宜使用。

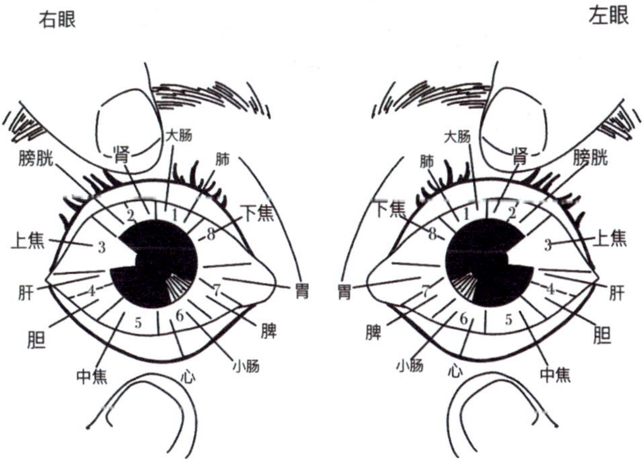

眼部穴位示意图

七、鼻针疗法

【主治】

原发性高血压病。

【选穴】

高血压上点穴（两眉正中点，即印堂穴）、高血压下点穴（鼻尖稍下方）、心穴（两目内眦连线中点）、肝穴（鼻梁最高处，鼻正中线与两颧骨连线交点）。

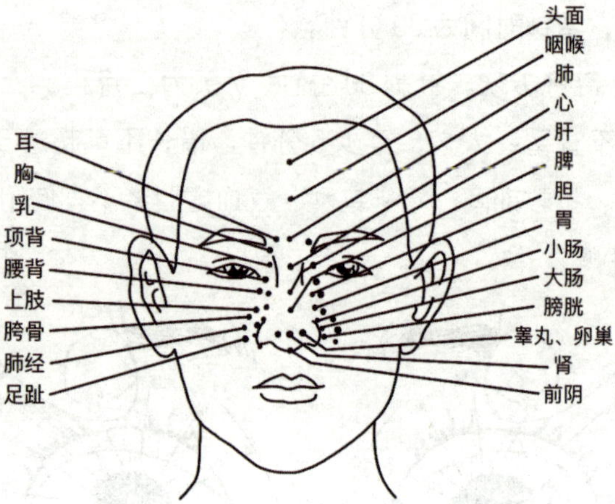

鼻部穴位示意图

【操作】

（1）针刺前常规消毒，用 30~32 号 0.5 寸不锈钢毫针，以轻缓手法捻转刺入穴位，先垂直刺入皮下，然后根据穴位所在位置斜刺或透刺。捻转要轻，待患者出现酸、胀感时，可留针 10 ~ 20 分钟。每隔 5 ~ 10 分钟捻转 1 次。

（2）一般以 10 次为 1 个疗程，隔日或每日 1 次，2 个疗程之间休息 7 天左右。

（3）刺高血压上点穴时，以左手拇指、食指夹持穴位，右手持针，从上向下沿皮横刺 0.5~1 寸，忌向下外方向刺，免伤眼球。得气时有胀感，或放散至鼻部。

鼻针刺激较强，应使患者预先有所思想准备。一般采用卧位，以防晕针。施针前需严格消毒，避开瘢痕，以免引起疼痛或出血。鼻部肌肉较薄，选用针具不宜过长；针刺进皮后，不宜垂直刺入；同时应避免进针过深（一般以不刺及软骨为标准）和使用强刺激手法，以致病人难以忍受。

八、舌针疗法

【主治】

原发性高血压病。

【选穴】

脑灵穴、肝穴、肾穴。

【操作】

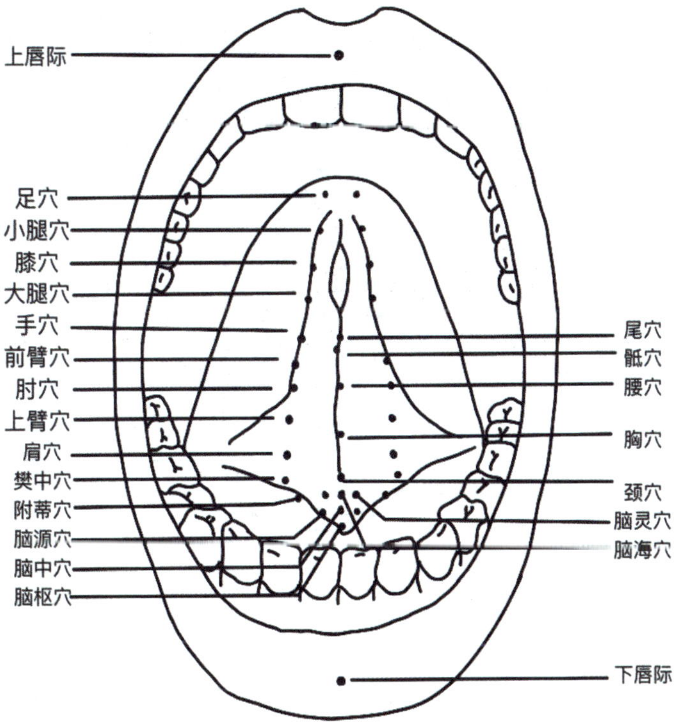

舌底穴位示意图

（1）针刺前先清洁口腔，一般用 3% 的高锰酸钾溶液或淡盐水漱口。

（2）选用 30 号 1.5 寸的毫针，快速刺入并提插或捻转 5~7 下，不留针。每日 1 次，10 次为 1 个疗程。

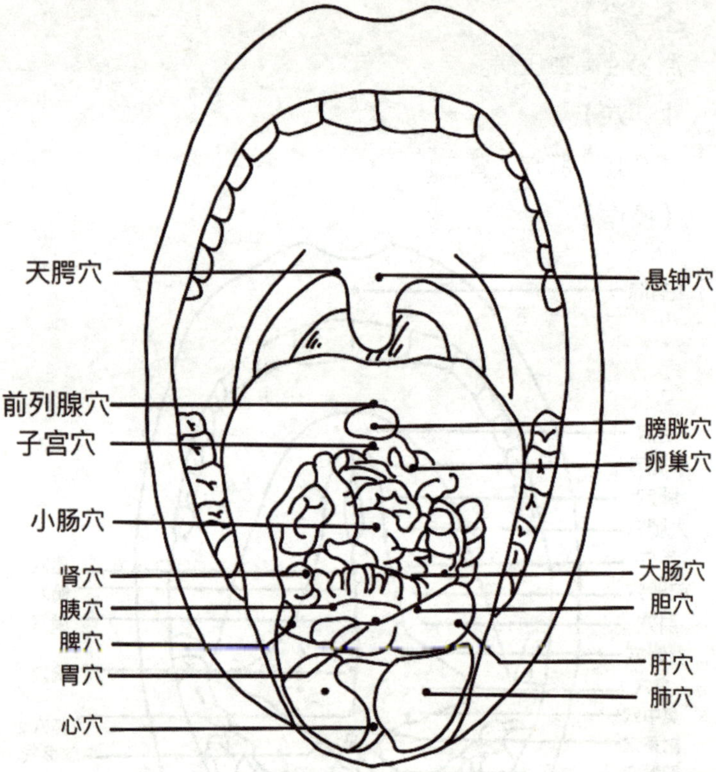

舌面穴位示意图

严格消毒，避免针刺感染，或口腔污染。体弱、急重病患者禁忌，防止晕针。注意掌握针刺深度与手法。有自发性出血或凝血机能较差的患者，不宜针刺。

九、腕踝针疗法

【主治】

原发性高血压病。

【选穴】

上 1、上 3。

【操作】

（1）选定刺激点后，皮肤常规消毒。以左手固定进针点上部，右手拇、食、中指夹持针柄、针，与皮肤呈 30° 快速进入皮下，针体贴于皮肤表面，针体沿皮下刺入一定深度，以针下有松软感为宜。

（2）若患者有酸、胀、麻、沉感觉，说明针体进针过深，已深入筋膜下层，应将针调至皮下浅表层。针刺深度为 1.5 寸，留针 20 ~ 30 分钟，不需捻转提插。一般隔日 1 次，10 次为 1 个疗程。急症可每日 1 次。

腕踝针进针应以不痛为佳，如进针时有痛感，需调整针的方向或将针退至皮下表浅部位再重新进针。留针时不应有酸、胀和重、麻感，以无感应为佳，如有较强感应，说明针刺过深。若出现头昏、心悸等症状需将针退出，以防晕针。

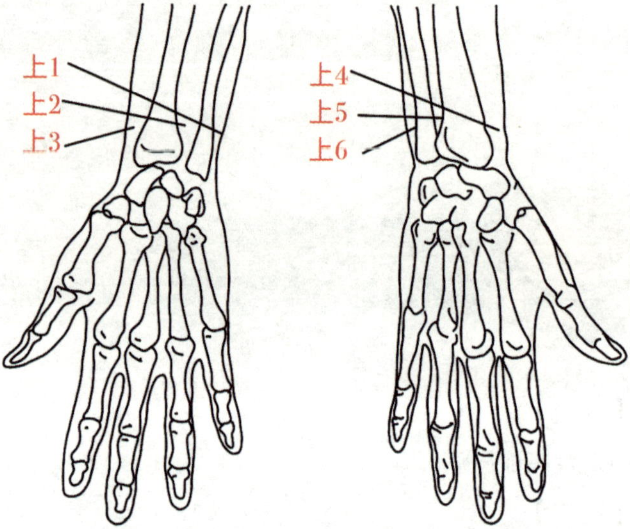

腕部穴位示意图

十、揿针疗法

【主治】

老年高血压病伴失眠。

【选穴】

内关、神门、照海、足三里、三阴交。

【操作】

（1）患者取坐位。

（2）采用医用酒精棉球消毒所取穴位，使用直径 0.2mm 的新型内皮针，垂直贴针于上述所取穴位皮肤，使用胶布固定于皮肤处。

（3）3 天为 1 个疗程，每次埋针 24 ~ 72 小时，每隔 3 ~ 4 小时按压 1 次（点按 20 下），以病人可承受为宜，不可用力揉搓及撞击。7 ~ 10 天为 1 个疗程，每个疗程后休息 1 ~ 2 天后再进行下一个疗程，共进行 1 ~ 3 个疗程。

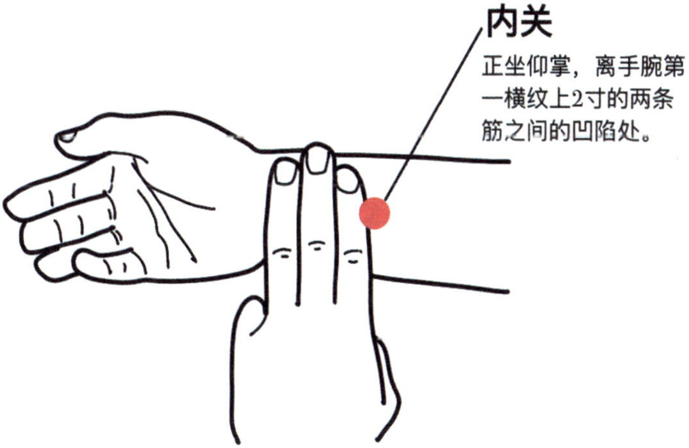

内关穴

十一、梅花针疗法

【主治】

原发性高血压病。

【选针】

以长 24cm，把柄 12cm，头部 12cm，其上有长 2cm，直径

0.8mm 铝针 190 枚的椭圆形带弹性胶膜的铝质头为针具，即大型梅花针。

【操作】

分二种

（1）由医者实施，患者采取抱枕俯卧式，用大型梅花针沿颈椎至骶部叩击一遍，再沿脊旁足太阳膀胱经从上至下叩击一遍，各反复 3 次，此为适应辅助阶段，后集中腰部叩击两肾区，速度约等于病人的脉率，叩击要有节奏，轻重恰当，以患者有明显刺痛，又能忍受为宜，1 ～ 2 次 / 日。

（2）由患者自施，双手五指作不完全屈曲状，先从腰脊叩击起至尾椎止，连续 3 遍，继之以本人脉率速度轻巧叩击两侧肾区，以两手掌或手背叩击亦可。每次叩击 30 分钟，早、午、晚各 1 次，也可多次进行。30 天为 1 疗程。

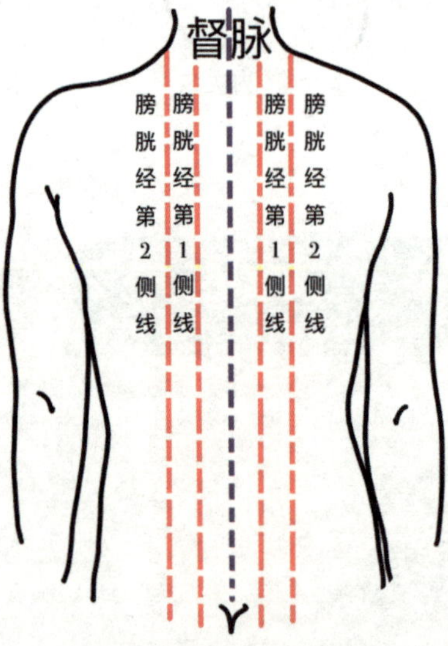

膀胱经叩刺线

十二、刺血疗法

【主治】

原发性高血压病。

【选穴】

耳尖。

【操作】

点刺前，可在被刺部位或其周围用推、揉、挤、捋等方法，使局部充血。点刺时，用一手固定被刺部位，另一手持三棱针，露出针尖 3 ~ 5mm，对准所刺部位快速刺入并迅速出针，进出针时针体应保持在同一轴线上。点刺后可放出适量血液或黏液，也可辅以推挤方法增加出血量或出液量。出针后，按压针孔。

点刺时手法宜轻、稳、准、快，不可用力过猛，防止刺入过深，创伤过大，损害其他组织。一般出血不宜过多，切勿伤及动脉。体质虚弱者、孕妇、产后及有出血倾向者，均不宜使用本法。注意患者体位要舒适，谨防晕针。

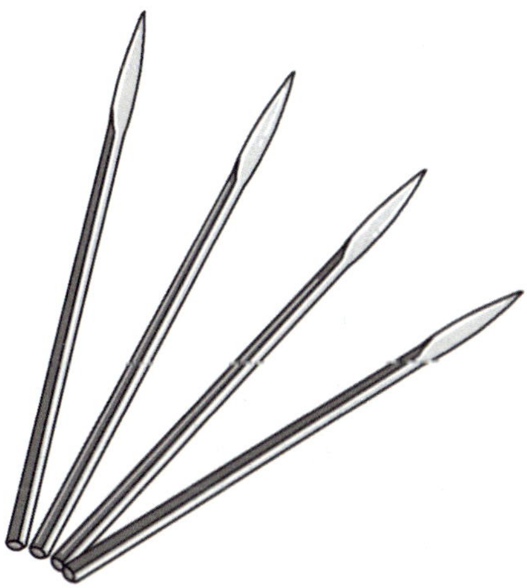

三棱针

十三、水针疗法

1. 疗法简介

水针疗法，又称穴位注射疗法，是选用药物注入有关穴位以治疗疾病的一种方法。

2. 操作方法

【选穴】

足三里、内关、三阴交、合谷、太冲、曲池。

【操作】

三组穴位交替使用，每次每穴注射 0.25% 盐酸普鲁卡因 1ml，每日 1 次。或每穴注射利血平 0.1mg，隔日 1 次，10 次为 1 个疗程。

一般药液不宜注入关节腔、髓腔和血管内，以防引起关节红肿热痛等不良反应；误入骨髓腔，则有损害骨髓的可能。胸腹部穴位注射不宜过深，以防伤及内脏。主要神经干经过的部位作穴位注射时要注意避开神经干，以保护其不受损害。年老体弱者，注射部位不宜过多，用药量可酌情减少，以免晕针。孕妇的下腹部、腰骶部穴及合谷、三阴交等穴，一般不宜做穴位注射，以免引起流产。

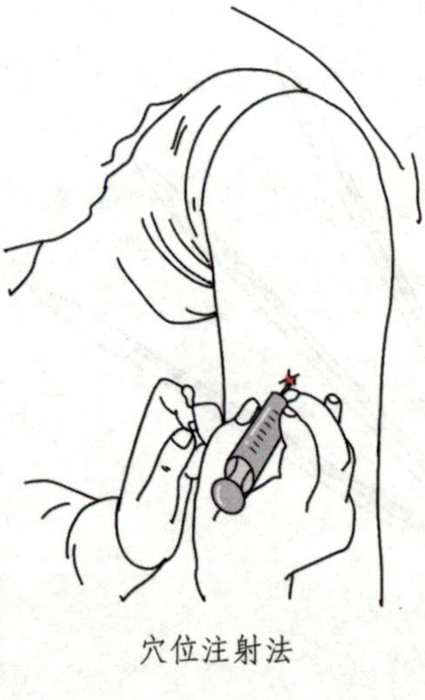

穴位注射法

十四、足针疗法

【主治】

原发性高血压病。

【选穴】

涌泉、肝阳、大敦、冲谷、中封。

【方法】

局部常规消毒后，涌泉穴用艾条温和灸；肝阳、大敦用三棱针点刺出血；冲谷用 1 寸毫针直刺，用平补平泻法。每日 1 次。同时嘱其将铁圆珠置地下，其圆珠对准涌泉穴或足中平穴，反复轻踏 30 分钟，每日早、晚各 1 次。

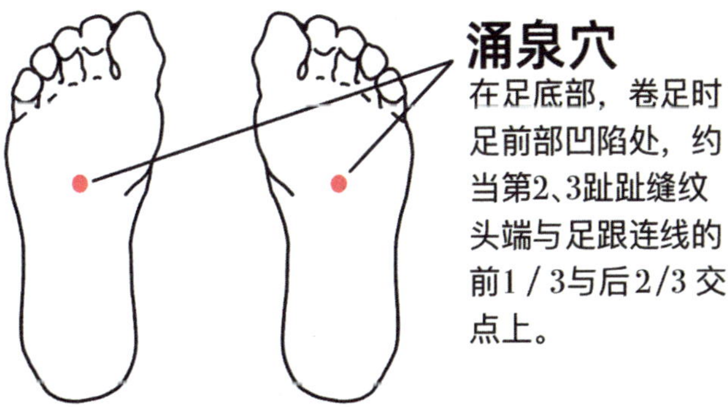

涌泉穴

足针进针较痛，刺激较强，针刺前应取得病人的合作，并采取快速无痛或微痛进针法，亦可采取穴位按摩法及艾条熏灸法。刺激时嘱患者活动或按摩患处，以提高疗效。针刺时避免伤及骨膜。

十五、电针疗法

【主治】

原发性高血压病。

【选穴】

百会、双侧风池、合谷、太冲、曲池、三阴交、太溪。

【操作】

患者取仰卧位，充分暴露施针部位，参照上述标准定位穴位，用酒精棉球消毒穴位后，选用一次性针灸针（规格：0.25mm×40mm），针刺百会（平刺0.5寸），风池（向鼻尖方向斜刺0.8寸），曲池（直刺1寸），合谷（直刺1寸），太冲（直刺0.8寸），三阴交（直刺1寸），太溪（直刺1寸）。针刺入上述穴位后，合谷、曲池、太冲行捻转泻法，三阴交、太溪行捻转补法，得气后两两为一组接上电针治疗仪，百会不加电，予以连续波，频率60次/分，电流强度从0开始逐渐加大，以患者耐受为度。接电后留针30分钟。每日治疗1次，每周治疗6天，周日休息。2周为1个疗程。

电针刺激量较大，因此要防止患者晕针。体质虚弱、神经过敏者尤应注意电流不宜过大。调整电流量时，不可突然增强，以防引起肌肉痉挛，造成弯针和折针。电针治疗前需检查输出电位器是否在“0”值，避免突然通电时电流处于最大值，以致患者难以接受。在脐上、脊柱两侧及心前部位针刺时不可交叉

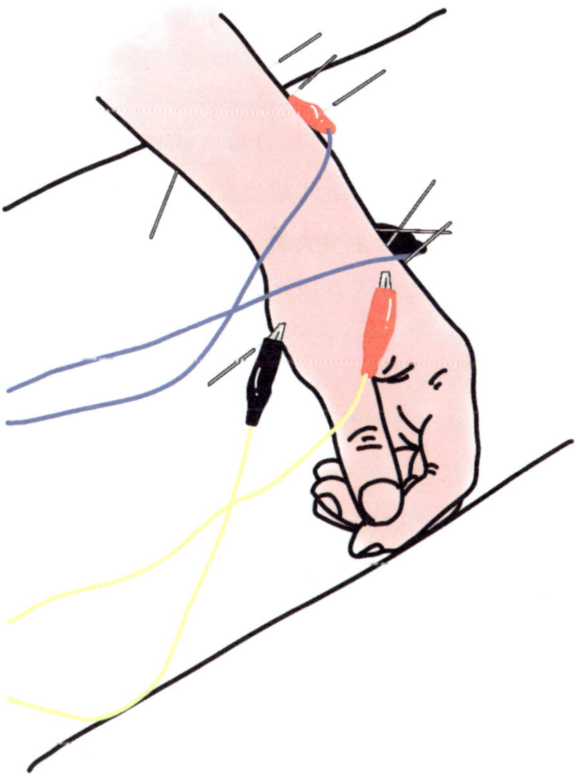

电针疗法

通电，避免电流回路通过脊髓和心脏而引起不良后果。若电针机输出电流时断时续，可能是导线接触不良所致，应检查修理后再用。

第七章 艾灸

灸法主要是借灸火的热力给人体以温热性刺激，通过经络腧穴的作用，以达到防治疾病目的的一种方法。

艾灸是以艾叶为主要灸料的灸法。艾灸的种类很多，如下所示。本章将重点介绍几种临床上常用于治疗高血压的艾灸方法。

艾灸的种类

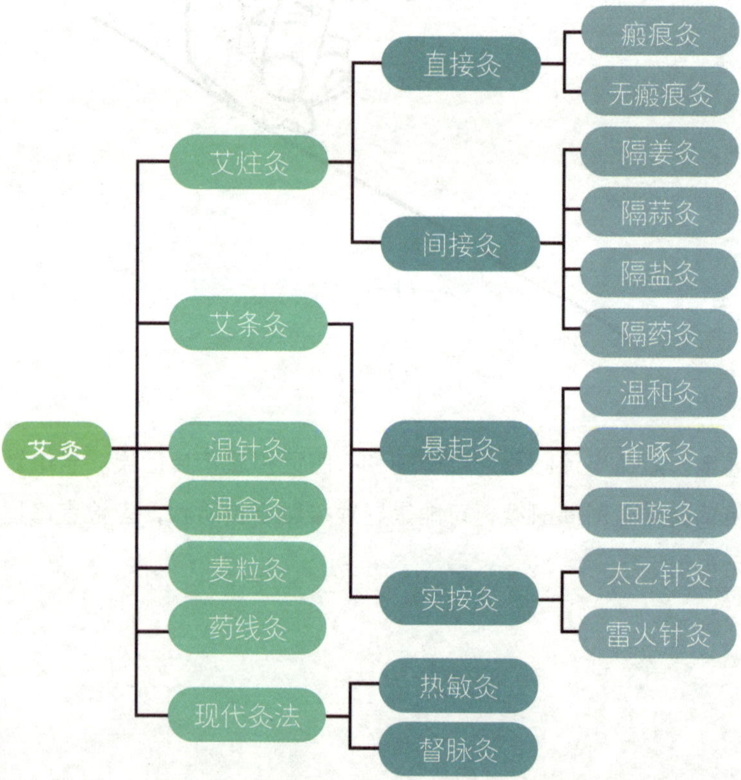

一、温和灸法

●方 1

【主治】

高血压病。

【选穴】

涌泉穴。

【操作方法】

（1）选择干燥、没有松动的艾条。

（2）患者取仰卧位，操作者点燃艾条后对患者的涌泉穴施以温和灸。

（3）每次 15 ~ 20 分钟，每日 2 次，7 天为 1 个疗程。

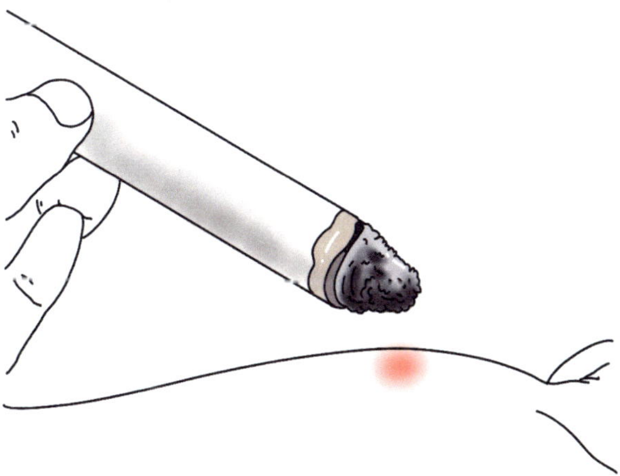

艾条灸

●方 2

【主治】

痰湿体质高血压前期。

【选穴】

百会、神阙、涌泉。

【操作】

（1）点燃艾条的一端，对准应灸的选定穴（百会、神阙、涌泉），以距皮肤 2 ~ 3cm 处灸，使患者穴位局域有温热感而无灼痛为宜。

（2）每穴灸 15 ~ 20 分钟，至皮肤红晕，每周 3 次，4 周为 1 个疗程，共施行 2 个疗程。

●方 3

【主治】

心肾不交型高血压伴失眠。

【选穴】

神门、太溪。

【操作】

（1）患者取舒适体位，充分暴露穴位，清洁皮肤，以指压穴位进行定位。

（2）施灸时，将艾条点燃，待其燃烧均匀，抖去灰烬，施灸者将左手食、中指分别放在穴位两侧，用右手拿艾条，在距穴位皮肤 2 ~ 3cm 处施灸。

（3）对神门穴施以雀啄灸，即施灸者手腕发力，点燃的艾条头端上下移动，似点头状，不能接触皮肤，通过调整距离调节皮肤温热感；太溪穴施以温和灸，即将燃烧的艾条垂直悬于穴位上方 2 ~ 3cm 处水平高度固定施灸。

（4）艾灸时以局部温热而无灼痛感为宜，以局部皮肤呈红星为度，施灸每次每穴 5 分钟，操作后清洁局部皮肤。

（5）每晚睡前施灸 1 次，每周灸 5 次，连续 4 周。

艾灸前告知患者施灸过程中的感觉，防止患者产生紧张心理，同时注意保暖，防止灼伤。

二、雀啄灸法

【主治】

高血压前期。

【选穴】

关元、中脘、双侧曲池、足三里、悬钟。

【操作】

（1）患者选舒适体位，充分暴露穴位。

（2）使用艾条进行雀啄灸，温度以患者能够耐受为宜。

（3）每个穴位灸 5 分钟，每次治疗时间为 40 分钟。

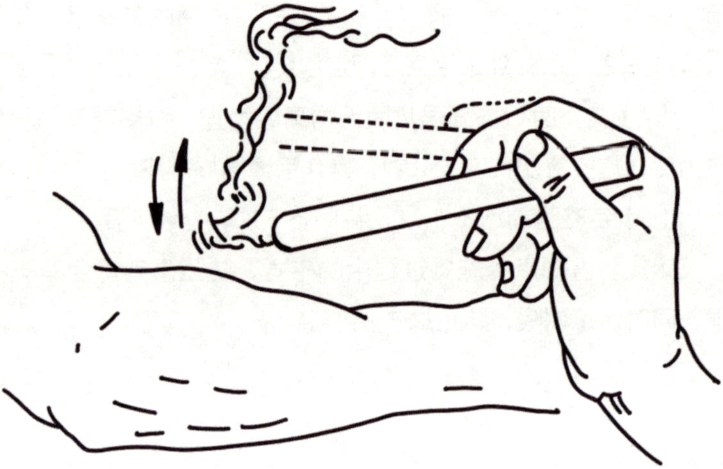

雀啄灸法

三、隔姜灸法

【主治】

原发性高血压。

【选穴】

关元穴。

【操作】

（1）患者取舒适体位，充分暴露穴位。

（2）取生姜切片（厚 1.5cm）置于关元穴，用温灸盒放在关元穴上，点燃艾绒放在灸盒的铜丝网上，灸 40 ~ 60 分钟。

四、热敏灸法

【主治】

原发性高血压病。

【选穴】

（1）选取原发性高血压的热敏高发穴区（百会、足三里、涌泉）。

（2）使用热敏灸艾条进行热敏探查。探查手法有以下 4 种。

1）回旋灸

用点燃的艾条的一端与施灸部位皮肤距离 3cm 左右，不固定地反复旋转施灸，以患者感觉施灸部位温热潮红为度。有利于温热施灸部位的气血。

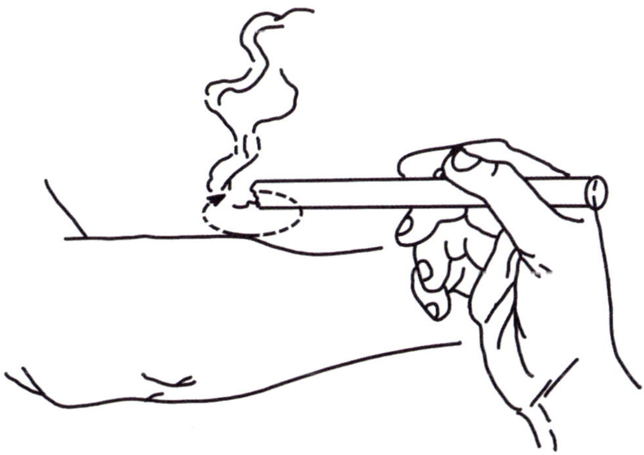

回旋灸

2）循经往返灸

用点燃的艾条在患者体表，距离皮肤 3cm 左右，沿经脉方向循行往返匀速移动施灸以患者感觉施灸路线温热潮红为度。循经往返灸有利于疏通经络，发经气。

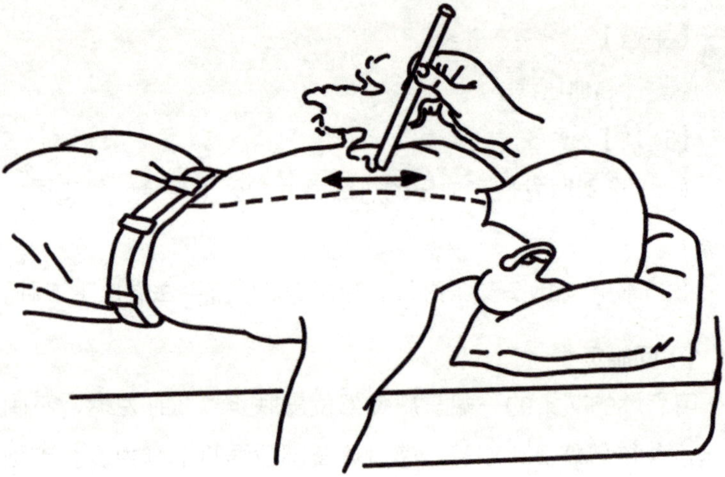

循经往返灸

3）雀啄灸

用点燃的艾条的一端与皮肤不固定在一定的距离，像鸟雀啄食一样，一上一下活动的施灸。雀啄灸有利于施灸部位进一步加强敏化，从而为局部的经气激发，产生灸性感传奠定基础。

4）温和灸

用艾条的一端点燃，对准穴位或患处，距皮肤 3cm 左右施灸，使局部有热感而无灼痛为宜。温和灸有利于施灸部位进一步激发经气，发动感传。

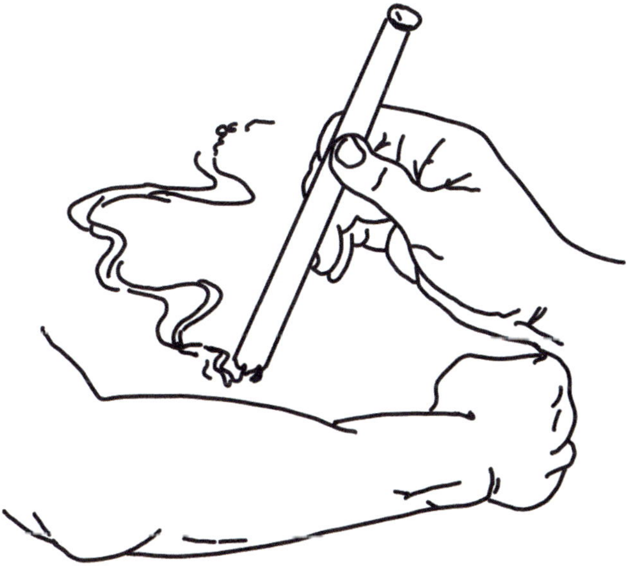

温和灸

（3）当患者出现以下一种或多种灸感时，如透热、扩热、传热、局部不（微）热远部热、表面不（微）热深部热、非热感觉，即为热敏化现象，则该探查穴位可确定为热敏化腧穴。

（4）随机选取每例患者灸感最强的 1 ～ 2 个热敏腧穴行定点温和灸，灸至灸感消失（平均为 40 分钟）。

（5）有些患者血压处于稳定期，穴位热敏化可能为迟发型，可采用以下强壮穴的温和灸激发方法来提高患者整体经气水平，然后采用上述手法再进行探查。常用的强壮穴位有神阙、关元、大椎、肾俞、足三里等，每次施灸时间为 40 分钟左右，每天 1 次，一般 4 ～ 6 次。

五、督脉灸

【主治】

原发性高血压病。

【操作】

（1）帮助患者脱去开襟上衣并倒穿，暴露背部施灸的部位，注意保暖和保护患者隐私。

（2）定穴位为大椎穴至腰椎穴。

（3）根据辨证分型在施灸部位均匀撒一层适合证型的督灸中药粉，铺桑皮纸于其上，测温仪感温头放于督脉线的桑皮纸上，铺温热的姜末于桑皮纸上，厚约2cm，宽约4cm，沿督脉线做成凹槽型，放艾绒团于姜末凹槽上，点燃艾绒团。

施灸过程中患者与灸者须保持心神宁静，才能更好地激发经络感传。使患者肌肉放松，机体处于平和舒适的状态，从而得到更好的经络感传效果。治疗过程中应密切注意患者反应及艾灸处皮肤状况，最佳治疗量是患者施灸处皮肤变得温热，且伴有微微发红，但并未出现疼痛为宜。

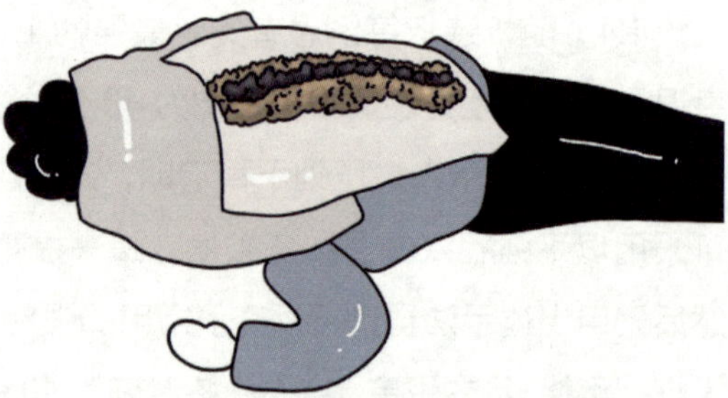

督脉灸

六、温盒灸

●方 1

【选穴】

百会穴、双侧足三里穴、双侧涌泉穴。

【操作】

先将患者床头支架摇起 80°，患者取半卧位，肌肉放松，施灸部位充分暴露，女性绑好头发，将艾条截为 3cm 长的艾炷若干个，点燃后固定在温灸盒中，盖上盒盖，将温灸盒安放于施灸穴位上，并用松紧带固定好，局部以温热不烫为宜。温灸时如觉过热，可调节通风孔大小或酌情在温灸盒下隔几层布，避免烫伤。每次每个穴位灸疗 20 分钟，10 次为 1 个疗程，共灸疗 3 个疗程。

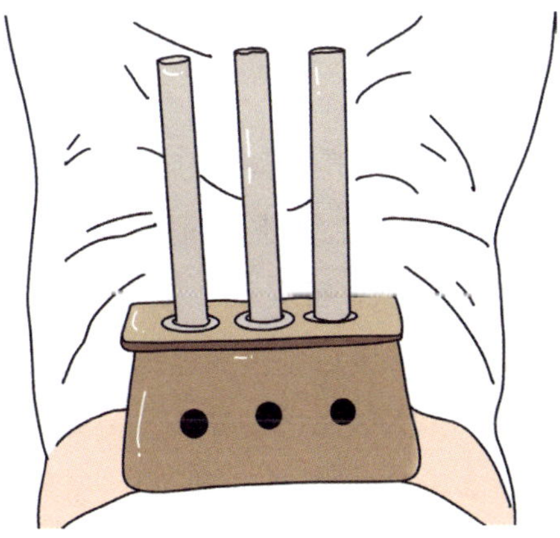

温盒灸

●方 2

【主治】

痰湿壅盛型原发性高血压病。

【选穴】

足三里、丰隆、阴陵泉、关元、涌泉。

【操作】

（1）患者选舒适体位，充分暴露穴位。

（2）选用温盒灸的方法，30 ~ 60 分钟 / 次，每天 1 次。

●方 3

【主治】

中年女性高血压病。

【选穴】

华盖、膻中、中脘、神阙、关元。

【操作】

（1）患者身体放松，仰卧位。将点燃的艾灸盒（5 个）套上布袋，均匀放置在任脉的华盖、膻中、中脘、神阙、关元等部位，固定艾灸盒。

（2）施灸的最佳程度是施灸处的皮肤变得温热，并且伴有微微发红，但并未出现疼痛感，把握好施灸的程度，避免将皮肤烫伤。

（3）艾灸每日 1 次，每次 20 ~ 30 分钟，6 周为 1 疗程。

在施灸过程中，如果自觉温度过高难以忍受，可调节风口大小以调节温度，或者轻微移动艾灸盒位置，以防烫伤。治疗后饮 1 杯温开水，卧床休息 30 分钟，4 ~ 6 小时内禁止洗澡，注意保暖，避免吹风受寒。

七、隔药灸

●**方 1**

【主治】

痰湿壅盛型高血压。

【选穴】

双侧涌泉穴、肝俞、肾俞、脾俞。

【药物】

黄柏（酒洗）12g，干姜 15g，天麻、苍术、白茯苓、黄芪、泽泻、党参各 9g，白术、炒神曲各 5g，半夏（汤洗 / 次）、大麦蘖面、橘皮各 5g。

【操作】

（1）将上述组方药物混合后进行研磨，将药粉均匀搅和备用。使用时，取适量药粉，用醋调成糊状，制成直径约 1cm，厚 3mm 的药饼，并将艾绒捏成大小一致的三角柱。

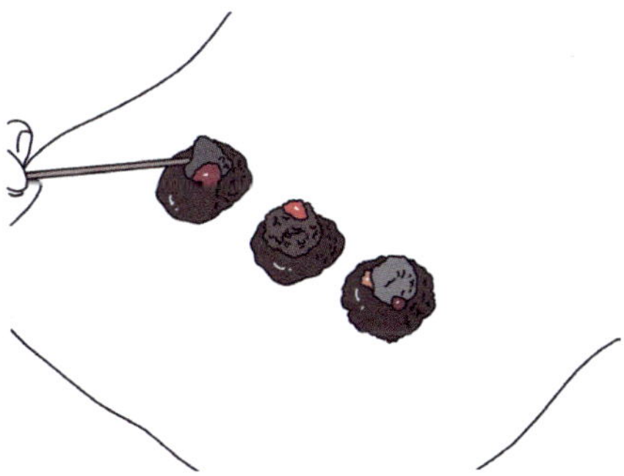

隔药灸

（2）患者取俯卧位，使穴位充分暴露并清洁皮肤。用手指同身寸法进行定位，以患者感觉局部酸、麻、胀为准。将所制药饼置于穴位上；点燃艾炷施灸，待艾炷燃尽且余热散尽后，续取一壮施灸，每穴连续灸 4 壮（30 分钟），每日 1 次，2 组穴位隔日交替施灸。

●方 2

【主治】

血瘀体质高血压病。

【选穴】

百会、曲池、血海、足三里。

【药物】

川芎 6g，桃仁 5g，红花 5g，乳香 5g，没药 5g，莪术 3g 等，磨成粉末混合待用。

【操作】

（1）患者取仰卧位，取适量混合药粉放于实验组患者穴位处（考虑到实际情况，百会穴不放药粉），艾灸盒放在药粉穴位处，固定艾灸盒，插入点燃的艾灸，艾灸深度以患者穴位局域有温热感而无灼痛为宜，同时灸。

（2）灸 40 分钟，每周 2 次，4 周为 1 疗程，共施行 2 个疗程。

●方 3

【主治】

痰湿壅盛型原发性高血压。

【药物】

半夏、白术、天麻各10g，泽泻20g，茯苓15g，山楂12g，川芎、陈皮、甘草各6g，生姜3片。以上药物磨成粉末，与蜂蜜按照1：1的比例调成稠糊状，装入瓶中密封备用。

【选穴】

足三里、丰隆、太冲、涌泉、三阴交、神阙穴。

【操作】

（1）用压舌板蘸取药糊并在穴位上涂抹药糊，范围直径2～3cm，药糊厚度0.4～0.5cm。

（2）将艾灸盒置于穴位上方，然后将艾条点燃并放入艾灸盒中，待艾条燃完且余热散尽后，再换另1条，每穴持续灸30分钟或直至局部皮肤潮红。

（3）艾灸结束30分钟后再用温水洗去药糊。

（4）每日1次，连续治疗4周。

八、脐灸

●方1

【主治】

阴性体质高血压病。

【药物】

吴茱萸、五味子、白术、茯苓、肉豆蔻、补骨脂。将以上药物等比例混合，超微粉碎后密封备用。

【选穴】

神阙。

【操作】

（1）使用温开水调面粉制成上窄下宽圈状，使其内径与患者脐部直径相同。确保脐部完全被面圈罩住，再将准备好的药末填满患者脐部。

（2）在药末上放上大艾炷施灸10壮，时间90分钟。

（3）灸后保留脐部药末，采用医用无纺布敷贴固封神阙穴，4小时后揭下。

（4）每天1次，共治疗2周。

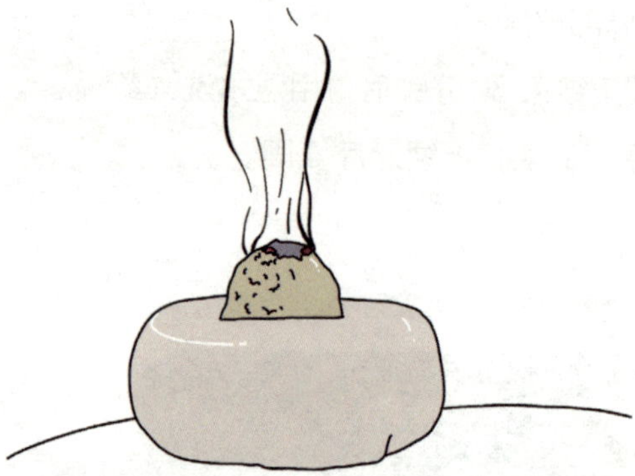

脐灸

●**方2**

【主治】

肝阳上亢型高血压病。

【药物】

生黄芪9g，杜仲9g，益母草9g，桑寄生9g，夜交藤9g，茯神9g，栀子9g，黄芩9g，田七12g，五味子12g，川牛膝12g，天麻 12g，钩藤 12g，把药物混合后超微粉碎，1g 的麝香单用。

【选穴】

神阙。

【操作】

（1）使用温开水将面粉调成长 12cm、粗 2cm 的圆圈状，其中间孔与患者的脐孔大小相当。

（2）患者仰卧位，脐部充分暴露，通过 75% 的乙醇进行脐部消毒，把面圈绕脐围成 1 周，少许麝香置于脐内，取 8 ~ 10g 的药末填满脐孔。

（3）把艾炷置于药末上，连续灸 10 壮，时间 2 小时左右。

（4）灸后，通过医用胶布对脐中药末进行固封，2 天后揭下，使用温开水对脐部进行清洗。

（5）每周 2 次，持续治疗 30 天。

九、雷火灸

【主治】

老年阳虚型高血压病。

【选穴】

大椎、两侧肾俞、气海、关元、两侧足三里、两侧涌泉。

【操作】

（1）根据施灸部位，患者先取俯卧位，充分暴露皮肤，用

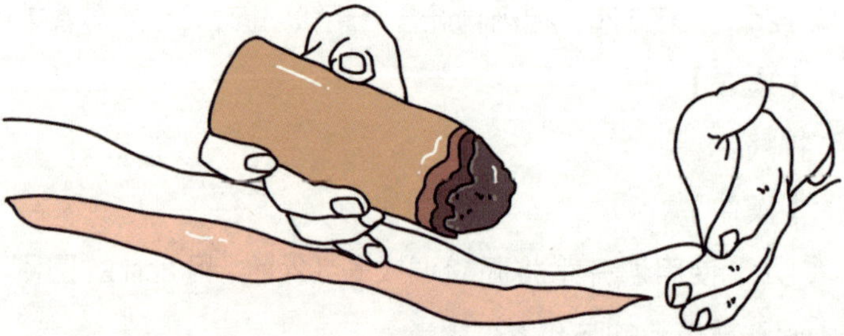

雷火灸

大毛巾保暖，必要时用屏风遮挡，保护患者隐私。

（2）取 2 根雷火灸条，点燃灸条，用横行灸法，将雷火灸火头悬于施灸穴位之上左右摆动，由大椎穴开始，自上而下至命门穴依次施灸，火头距离皮肤 3 ~ 5cm，每左右摆动 1 个来回为 1 次，每 10 次为 1 壮。每壮灸完后指压穴位局部皮肤，每穴灸 8 壮，约灸 15 分钟。

（3）选大椎、双侧肾俞穴，艾条距离皮肤 3 ~ 5cm 做螺旋状旋转，每旋转 6 次为 1 壮，每壮灸完后指压穴位局部皮肤，每穴灸 8 壮，约灸 5 分钟。

（4）患者取仰卧位，选取气海、关元、双足三里、双涌泉穴，距离皮肤 3 ~ 5cm，每旋转 6 次为 1 壮，每壮灸完后指压穴位局部皮肤，每穴灸 8 壮，约灸 10 分钟。

（5）每天 1 次，每次 30 分钟，7 天为 1 个疗程。

施灸过程中，随时询问患者有无灼热感，调整艾灸距离，持续保持施灸部位表面皮肤有温热感，但不可灼伤皮肤。灸至局部皮肤发红，深部组织发热为度。施灸过程中随时刮灰，保持火头红火，并防止艾灰脱落灼伤皮肤。治疗后 4 小时避免进食水果、冷饮等寒凉之品，以免影响疗效。

十、化脓灸（疤痕灸）

【主治】

原发性高血压病。

【选穴】

足三里、绝骨。

【操作】

（1）患者取舒适体位，充分暴露穴位。

（2）将所灸穴位涂以少量大蒜汁，以增强黏附和刺激作用。

（3）将艾炷置于穴位上，用火点燃艾炷施灸。

（4）待艾炷燃尽，除去灰烬后，继续放置艾炷再灸，连灸7壮。

（5）施灸结束后，用胶布封固。

（6）灸疮形成后，每天更换胶布。灸疮周围用75%酒精棉球消毒，灸疮处用干棉球吸干。

（7）每月灸1次。8次为1个疗程。第2疗程分季节灸，即二分二至、四立（春分、秋分、冬至、夏至、立春、立秋、立夏、立冬）。

十一、麦粒灸

【主治】

阴虚阳亢型原发性高血压病。

【选穴】

曲池、足三里、石门。

【操作】

（1）患者取舒适体位，充分暴露穴位。

（2）以蘸水的棉球涂于欲灸部位，将艾绒制成米粒状大小点燃后放于穴位上，待燃尽后去灰，每穴每次 1 壮。

（3）每星期治疗 3 次，2 星期为 1 个疗程，共治疗 3 个疗程。

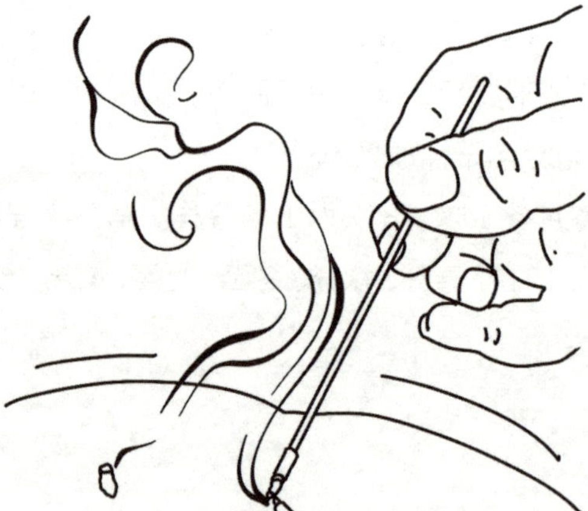

麦粒灸

十二、药线点灸

【主治】

原发性高血压病所致眩晕。

【主穴】

百会、印堂、四神聪、太冲。

【配穴】

肝火亢盛配曲池、风池、合谷；阴虚阳亢配三阴交、太溪、涌泉；肾气亏虚配气海、关元、肾俞；痰瘀互结配曲池、足三里、丰隆。

【操作】

（1）用右手食指和拇指持药线一段，并露出线头 1 ~ 2cm，将露出的线端在燃着的酒精灯上点燃，右手轻轻来回晃动以闪灭明火。

（2）将只有火星的圆珠状炭火星线端对准穴位，顺应拇指的屈曲动作，拇指指腹稳重而迅速地将火星直接点按在要施灸的穴位上。点按角度在 30° ~60° 。一按火灭即起，是为 1 壮。每穴点灸 2~3 壮，隔天 1 次，每疗程 5 次。

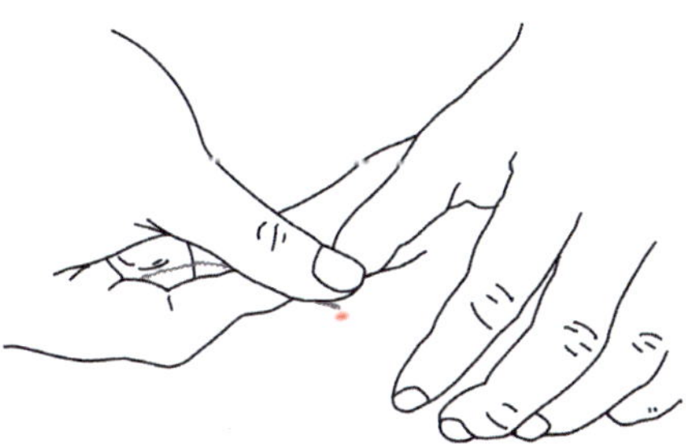

药线灸

第八章 推拿按摩

推拿是一种源自中医理论的传统疗法，通过在人体表面的特定区域施加各种手法，有时还会结合特定的身体动作，以此来预防和治疗疾病。

按摩在通常情况下可以和推拿互换使用，尤其是在非正式或商业环境中。推拿侧重于治疗疾病，而按摩更侧重于放松和保健。

对于高血压患者而言，除了药物治疗外，还可以采用推拿按摩疗法作为一种辅助手段。这种方法操作简便、种类丰富、容易记忆，且能取得显著的治疗效果。

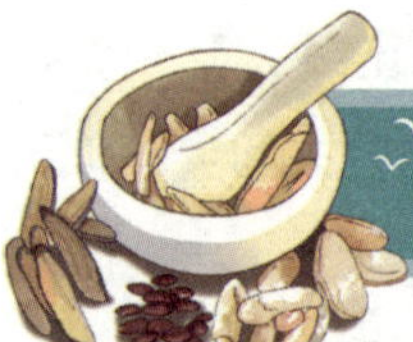

一、推拿的基本知识

（一）推拿介质

（1）作用

介质不仅可以用来保护皮肤，还可以通过透皮吸收，发挥药物的治疗作用。通过与手法的共同作用，还能发挥手法、穴位和介质中所含药物的协同作用，增强疗效。

（2）介质的选择

除滑石粉、爽身粉等中性介质外，还可以根据病症的性质选择不同的介质，以发挥介质的治疗作用。表证可选择葱姜汁、薄荷汁等解表剂；虚证可选用人参酒等滋补介质；血瘀证可选用红花油、云南白药酊等活血化瘀类介质等。

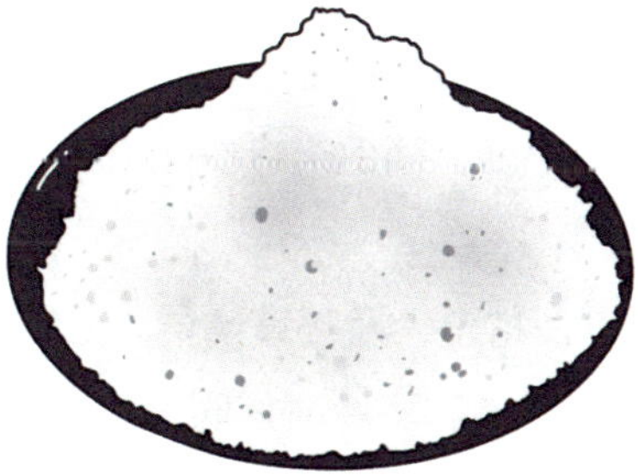

滑石粉

（二）常用体位

推拿时患者常用的体位有仰卧位、俯卧位、侧卧位、端坐位、俯坐位等体位。患者体位的选择以既能使患者肌肉放松、感到舒适、安全，保持一定的时间而不感到疲劳，又有利于施术者操作作为原则。

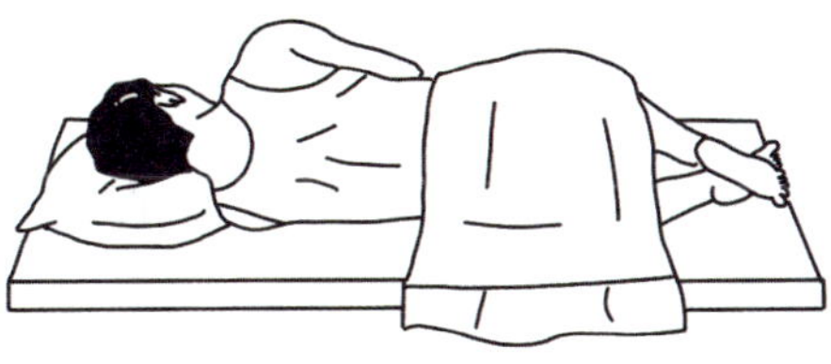

侧卧位

（三）注意事项

（1）事先解释

治疗前施术者应详尽解释流程与正常反应，与患者之间建立信任，减轻患者紧张情绪，确保治疗过程顺利进行。

（2）集中精力

推拿施术者操作时须全神贯注，观察患者反应并及时沟通，根据需要调整手法力度，确保治疗安全有效。

（3）操作卫生

推拿施术者需保持个人及环境清洁，修剪指甲、不戴饰品，治疗前后洗手以防感染。寒冷时保暖双手，除特定手法外，其他操作应用治疗巾覆盖患者部位。

（4）力量适当

推拿力度须适宜，依据患者状况调整，新病剧痛轻柔施，久病痿麻可加重，年老体弱、久病体虚、饥饿、剧烈运动后的患者，手法宜轻。

（5）手法准确

推拿施术者需精准掌握手法技巧，依据病症特性选择适宜手法。采用被动运动法时应严格限制在生理活动范围内实施，确保患者舒适度。治疗中强调手法精炼而非繁杂，力求准确无误地将刺激传递至病患处，发挥最佳疗效。

（6）治疗有序

推拿时要按照头面→肩背→上肢→胸腹→上肢→胸腹→腰骶→下肢的顺序进行，并可根据具体病情适当调整。手法强度的控制要遵循先轻后重、由重转轻、最后结束手法的原则。

（四）禁忌证

恶性肿瘤患者、血液病或出血倾向的患者不宜推拿治疗。皮肤有破损的部位不宜进行推拿治疗。患者在剧烈运动后、饥饿或极度疲劳时，不宜进行推拿治疗，避免在治疗过程中出现昏厥。妇女妊娠期和月经期，腰骶部和腹部不宜进行推拿，以免出现流产、月经出血量过多等。

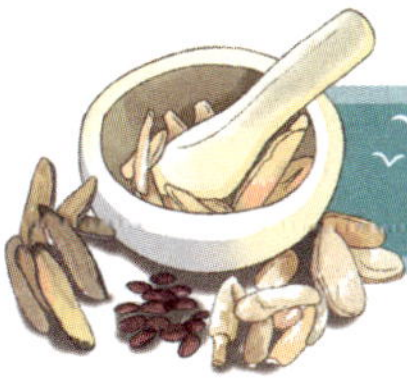

二、自我按摩疗法

自我按摩疗法操作简单方便，安全性高，可在家中，由患者自己完成。

●方 1 头部按摩法

【选穴】

经穴与经外奇穴：百会、天柱、人迎、天鼎、神庭、攒竹、风池、阳白、率谷、人中、太阳、百劳、四神聪、风岩、印堂、桥弓。

头穴：晕听区、感觉区、足运感区、生殖区、血管舒缩区、安神区、安宁区等。

面穴：首面穴、心穴、肝穴、肾穴等。

【操作】

（1）按压百会穴 50 次，力度适中，以胀痛为宜。

（2）按揉颈部的天柱、人迎、天鼎各 50 ~ 100 次，力度以酸痛为宜。

（3）按揉风府、印堂、四神聪、百劳、风岩、人中各 30 ~ 50 次。

（4）按压首面穴、心穴、肾穴、肝穴各 50 ~ 100 次。

（5）按揉太阳穴 30 次，均向前按揉。

（6）双手拇指桡侧缘交替推印堂至神庭 30 ~ 50 次。

（7）用拇指指腹面向下直推桥弓，先左后右，各 10 ~ 20 次。

（8）用双手拇指指腹分推攒竹穴，经过阳白穴至两侧太阳穴 30 ~ 50 次。

（9）用拇指桡侧缘直推晕听区、感觉区、足运感区、血管舒缩区、生殖区、安宁区、安神区各 50 ~ 100 次。

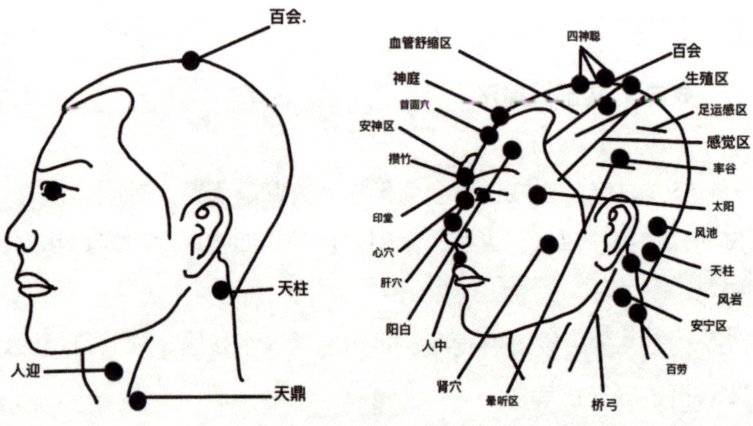

头面部穴位

（10）用中指指端叩击血管舒缩区、足运感区、生殖区各 30 ～ 50 次。

（11）拿捏风池穴 10 ～ 20 次，力度以酸痛为宜。

（12）用双手食指和拇指指端螺纹面着力，相对掐揉或捏揉两耳图中穴位；或用火柴棒头分别按压两耳图中穴位 3 分钟，频率为每分钟 75 次，力度以柔和为主。

（13）双手拇指指端着力，按压太阳穴，出现胀感后，维持 5 ～ 10 秒，再缓慢放松。

（14）双手四指指端着力，按压前额，出现胀感后，维持 5 ～ 10 秒，稍上移再压，由下至上，反复 5 次。

（15）双手中指指端着力，按压风池穴，至出现胀感后，继续维持 5 ～ 10 秒后慢放，反复 5 次。

（16）双手四指掌面着力，与头皮发生摩擦，来回上下均匀搓擦，使双颞部出现胀感、热感。

（17）四指搓擦枕部：头部稍偏，对侧四指着力，搓擦枕部头皮，由轻渐重，出现热感后，换手搓另一侧。

（18）五指梳头：双手五指指端用力，均匀梳头，逐渐由头中央向两侧移动，梳 30 ～ 50 次。

●方 2 手部按摩

【选穴】

合谷、内关、神门、大陵、劳宫。

【操作】

在合谷、内关、神门、大陵、劳宫等穴位上点揉或按揉各 100 次，力度适中。

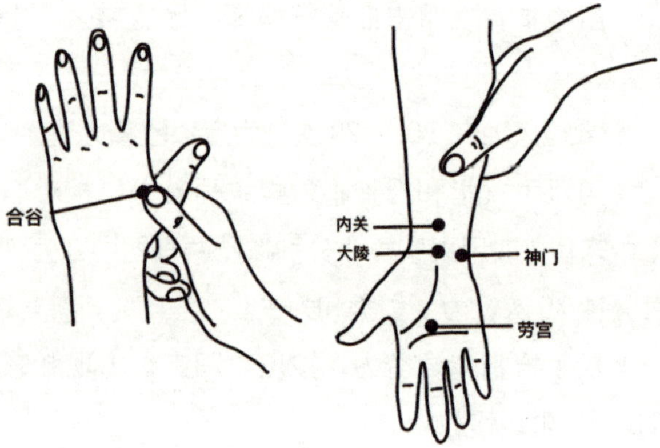

手部穴位

●方 3 足部按摩

【反射区】

大脑、垂体、颈项、肾、肾上腺、输尿管、膀胱、肝、肺、腹腔神经丛、心、血压点反射区。

【操作】

（1）单指叩拳按揉肾上腺、肾、膀胱、肝、颈项、心、大脑反射区，各 3 ~ 5 分钟。

（2）单指叩拳由下向上推压输尿管反射区，肺反射区由内向外推压，各 3 ~ 5 分钟，力度适中。

（3）点按血压点、脑垂体 50 次，力度以产生酸痛感为宜。

（4）刮压腹腔神经丛反射区，3 ~ 5 分钟。

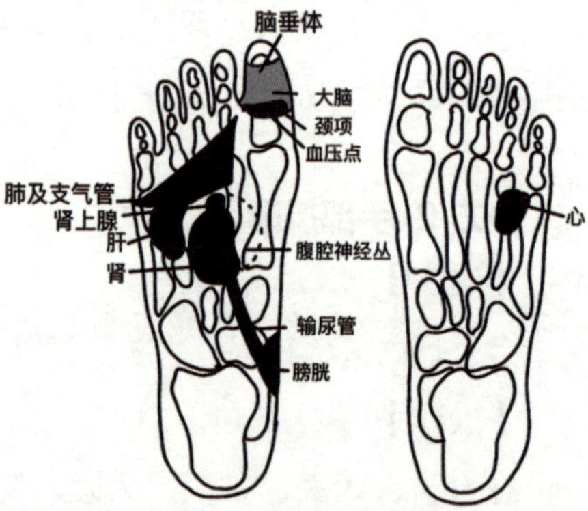

高血压足部按摩反射区

●方4 脏腑按摩

（1）推桥弓：从耳朵下面开始，沿着脖子慢慢往下推，一直推到锁骨上方的小窝，来回推20次。这样做有助于调节身体，帮助控制血压。

（2）按摩三阴交：用大拇指按压，每天按3次，每次2分钟。

（3）肾区按摩：坐好，双脚自然下垂，放松腰部。用双手手掌上下按摩肾俞穴和周围其他穴位，每个方向转圈按摩50次，直到感觉有点温热。每天早晚各做1次。

（4）上肢按摩：用直线来回揉按的方式按摩手三里、外关、内关、合谷穴，每天3次，每次2分钟。

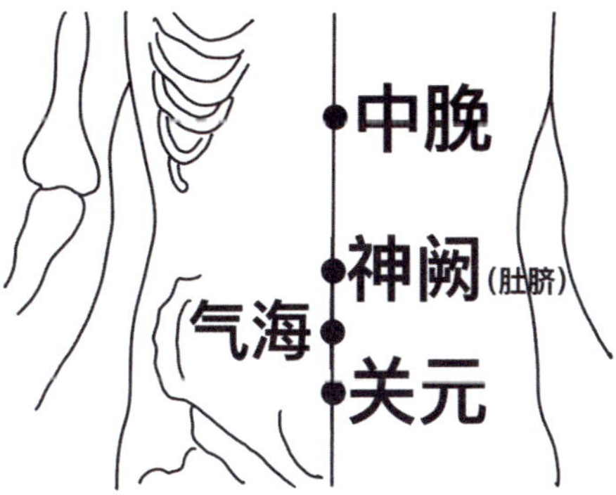

腹部穴位

（5）下肢按摩：同样用直线来回揉按的方式按摩足三里、阴陵泉、阳陵泉和三阴交，每天3次，每次2分钟。

（6）按摩涌泉穴：主要用按压的方式，同时揉擦一下。

（7）按摩肚脐：用手指正反时针方向按摩肚脐四周气海、中脘、关元，每天2次，每次3分钟，可以帮助降低血压。

（7）拍打胸脯：站立，身体挺直，两脚与肩同宽。斜向上方轻轻拍打胸部，同时做抬臂和弯肘的动作，每天早晚各拍20下。

（8）头部按摩：用手指当作梳子，从前额往后梳头，每天3次，每次大约2分钟。

三、专业推拿疗法

专业推拿疗法操作复杂，且有一定的危险性，需在专业的医疗机构和诊所，由取得相关执业资格证书的专业人员完成。

●方 1

【主治】

肾虚肝郁型高血压病。

【操作】

（1）患者取坐位，施术者站在一侧，取两侧太阳穴，选用一指禅推法，每侧持续按摩 5 分钟，后经眉转至攒竹穴、印堂穴，再沿督脉上推至百会穴，每处操作约 2 分钟。

（2）取风池、天柱、肩井 3 处穴位，选用拿法，每处操作约 1 分钟。

（3）患者取仰卧位，推摩大横、气海、天枢、关元等穴位，再按揉曲池、丰隆、足三里、太冲、三阴交等穴位，每次操作约 2 分钟。

●方 2

（1）颈肩部操作

患者俯卧，施术者站在病人侧面。使用拇指从风府到大椎，沿着督脉线进行横向拨动。用四指从天柱到颈根穴，沿着颈旁 1 线揉拨。从风池到肩井，沿着颈旁 2 线揉拨。从翳明、天牖、天窗到缺盆，沿着颈旁3线揉拨。以上动作按照从头部到肩膀、从中线到两侧、先患侧后健侧的顺序操作5分钟。点按肩井、曲垣与巨骨，按揉这些穴位围成的三角区域。点按肩中俞、肩井、曲垣、魄户，按揉这些穴位围成的区域。点按大椎、陶道、附分、魄户，按揉这些穴位之间的区域。点按魄户、膏肓、神堂、膈关，按揉这些穴位连线与肩胛内缘的区域。点按天宗、臑俞、肩贞，按揉这些穴位围成的三角区域。每个区域操作5分钟。

（2）下肢操作

患者采取俯卧位，先小腿后大腿进行。施术者使用掌根或拇指，从大腿后侧沿小腿向下，按揉小腿膀胱经5～6遍，重点照顾承山、承筋两个穴位。半握拳，用四指的近端关节从膝盖后侧开始，向下按压小腿肌肉至脚后跟2～3遍。最后握紧拳头，用拳底轻轻敲打小腿肌肉、脚后跟以及跟腱，直到感觉酸胀发热为止。

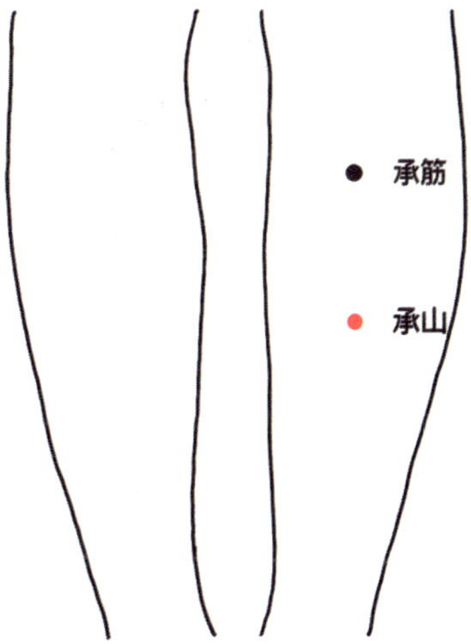

承筋、承山

用掌根或拇指，沿大腿后侧肌肉线条，按揉5~6遍。特别注意放松股二头肌腱。

一手握住脚踝。另一只手用掌根从脚后跟向上推到臀部，重复3～5次。用手指关节沿这条路线按压1～2次。患者躺平，一手托住脚后跟，一手握着脚掌。把脚尖尽量往上翘，并轻轻内外旋转摇晃30秒。

（3）腹部操作

患者平躺，膝盖和髋部弯曲。施术者左手四指指向胸口方向，轻压在腹部建里和中脘穴位。

右手放在膝盖下面，轻轻地按压腹部或左右摇摆膝盖，一紧一松地做 2 分钟。

●方 3

（1）患者半卧位，双脚和脚跟放在适当高度的软凳上，双腿自然伸直。施术者坐在患者面前，位置略低，从膝盖下方约 5 寸的地方开始，在小腿和脚底均匀涂抹刮痧油或润肤膏。

（2）施术者调整姿势，放松肩膀，手肘自然下垂，双手拇指伸直，其余手指自然弯曲。拇指和食指呈 45° 角张开，形成类似“八”字的形状。施术者使用食指第一、二关节背面以及拇指第一、二关节内侧面作为施力点，手腕自然弯曲并偏向小指一侧。

（3）从脚踝上方 3 寸的三阴交穴位开始，施术者用拇指和食指向膝盖方向做短距离直线推进，用力上推，轻力下推，重复 9 次。接着，用拇指和食指推、按、揉、捏脚踝附近的太溪和昆仑穴位，同样重复 9 次。

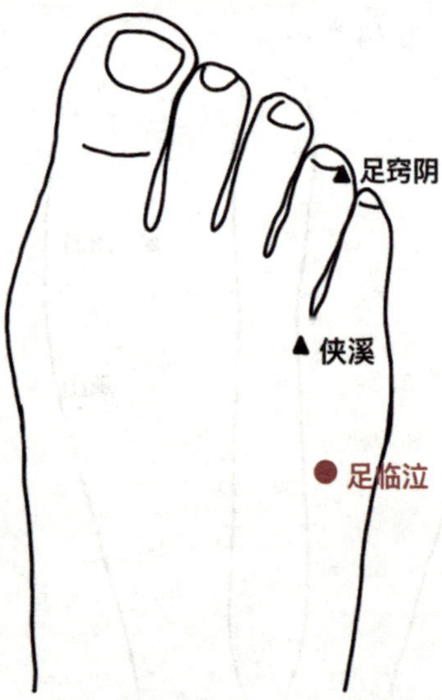

足窍阴、侠溪、足临泣

（4）最后，施术者半握拳，用手指固定住第二到第四脚趾，用大拇指和手掌根部捏、揉、按压脚趾，使脚趾关节屈曲，并按摩涌泉、侠溪、足窍阴、足临泣穴位各9次。

●方4

（1）患者俯卧位，施术者五指分开并弯曲，从前额开始向后脑勺方向轻轻推动，按摩督脉、胆经和膀胱经，总共30次。

（2）从耳根开始，沿着头部向上至头顶的百会穴，按摩耳根、颈部发际线、前额发际线和百会穴，同样做30次。

（3）使用掌根按摩患者两侧的胆经、膀胱经和督脉，持续20分钟。

（4）用指尖以环形方式按摩印堂穴、太阳穴、百会穴、风府穴、灵台穴、至阳穴、腰俞穴、肾俞穴、足三里穴、涌泉穴和三阴交穴，每个穴位按摩2分钟。

●方5

（1）病人仰卧位。

（2）施术者站在患者右边，用右手大拇指按在阑门穴上，

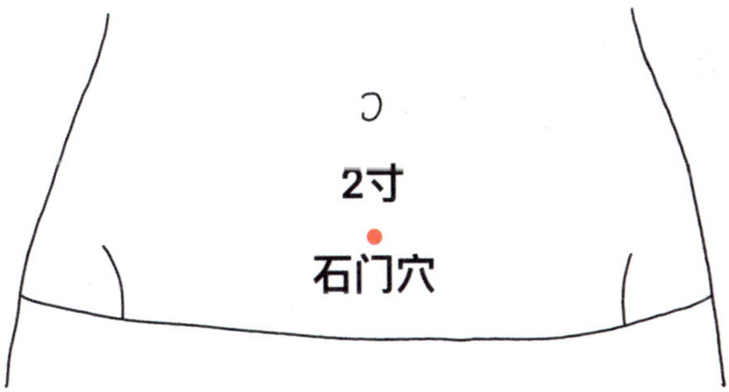

石门穴

慢慢旋转并往下按，力度要让患者感到舒适，不能太猛；接着用大拇指缓缓按压水分穴，并旋转推按，直到感觉气流通畅。

（3）施术者左手食指和中指按住左侧的石关穴和梁门穴，右手食指按住右侧的石关穴和梁门穴，轮流按揉这些穴位，直到皮肤微微发红。

（4）双手手掌叠加，以肚脐为中心，肚脐上方约四横指宽的距离为半径，先顺时针揉按腹部 5 分钟，再逆时针揉按 5 分钟，动作要能带动皮下的组织；最后用手掌轻轻震动肚脐区域 1 分钟，完成整个过程。

●方 6

（1）患者俯卧位，施术者站在患者一侧。选中脖子和肩部肌肉（包括斜方肌、头夹肌、头半棘肌、肩胛提肌以及大小菱形肌）。用大拇指的平面按在这些部位上。施术者身体前倾，

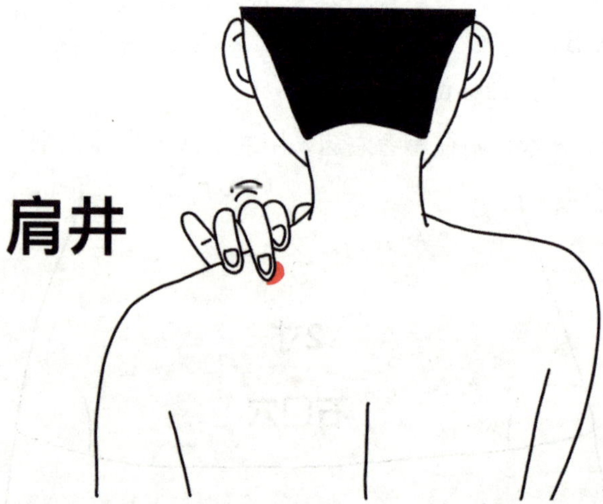

肩井穴

双臂伸直，利用腿部力量让地面的反作用力传递到按摩部位。加大力度直到患者感到轻微的酸沉，但松手后应该感觉舒服。这样做大约 20 分钟。

（2）按摩风池、颈夹脊、肩井、天宗和疼痛点（阿是穴）。使用相同的手法，每个穴位按摩大约 1 分钟。力度逐渐增加，让按摩效果从轻到重，从表面到深层。每分钟重复 30 次这样的动作。

●方 7

（1）患者仰卧位，施术者依据推拿部位分别站于患者两侧。

（2）用大鱼际在患者右侧腹部按顺时针方向，左侧按逆时针方向，从上往下摩腹，每侧 5 分钟。

（3）用食指、中指、无名指三指第二指节关节从上到下点振上脘、中脘、下脘、天枢、气海、关元等穴，由浅入深向穴位斜下刺激穴下肌腱、筋膜、韧带、骨膜，每个部位点击 20 次。

（4）用小鱼际吸定腹部肌肉紧张部位后旋转揉动，振荡腹部致手下感觉柔软，5 分钟。

（5）以食指、中指二指指目部点按患者天枢、中脘、气海、关元穴，每穴 1 分钟。

第九章 其他特色外治疗法在高血压治疗中的应用

一、拔罐疗法

拔罐疗法用罐子在皮肤上制造吸力，通过加热或抽气让罐子贴紧皮肤，通常用于穴位。它能让局部皮肤发红或出现瘀斑，以此来调理身体、治疗疾病。拔罐疗法历史悠久、简单易行、效果好、成本低、风险小，很受欢迎，适合家庭自我治疗。

●方1

【主治】

气滞血瘀型高血压病。

【选穴】

曲池、足三里、三阴交。

【操作】

（1）用毫针针刺曲池，留针5分钟，以针刺部位为中心拔上火罐，留罐10～15分钟。

（2）再用毫针分别针刺足三里、三阴交，留针5分钟，以针刺部位为中心拔上火罐，留罐10～15分钟。

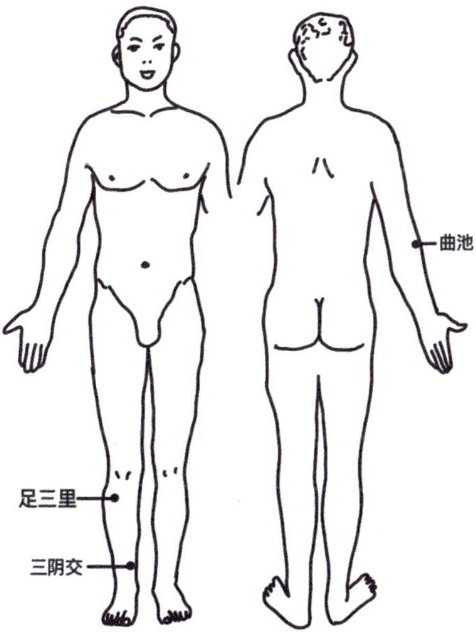

拔罐常用穴位1

●方2

【主治】

肝火上炎型高血压病。

【选穴】

大椎—腰俞；大杼—白环俞。

【操作】

（1）患者趴下，背部完全露出，在脊柱从大椎到腰俞的位置涂上润滑油，然后在背上拔罐并沿这条线来回滑动，直到皮肤变红或出现紫红色斑点。

（2）患者趴下，背部完全露出，在背部两侧从大杼到白环俞的位置涂上润滑油，然后在背上拔罐并沿这条线来回滑动，直到皮肤变红或出现紫红色斑点。

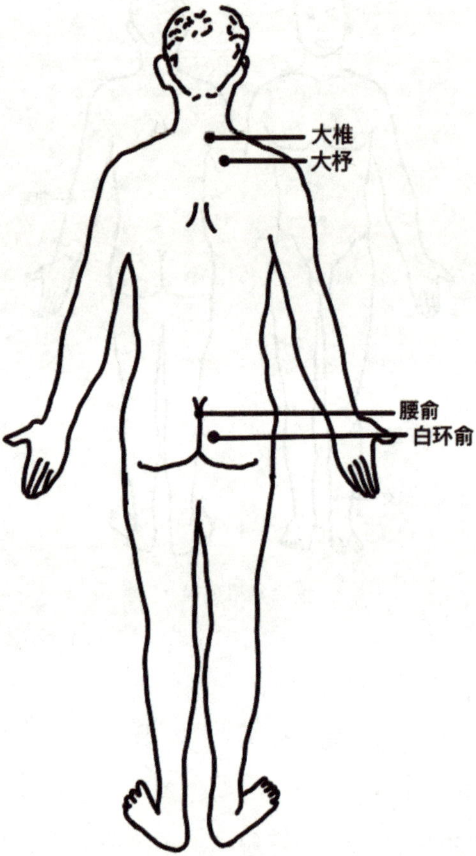

拔罐常用穴位 2

●方 3

【主治】

阴虚阳亢型高血压病。

【选穴】

气海、足三里、风市、心俞、肝俞、胃俞、肾俞、腰俞、命门、志室。

（1）患者躺平，使用闪火法在气海、足三里、风市这几个穴位处拔罐，保持 10 ~ 15 分钟。

（2）接着患者趴下，同样使用闪火法在心俞、肝俞、胃俞、肾俞、腰俞、命门、志室这些穴位处拔罐，保持 10 ~ 15 分钟。

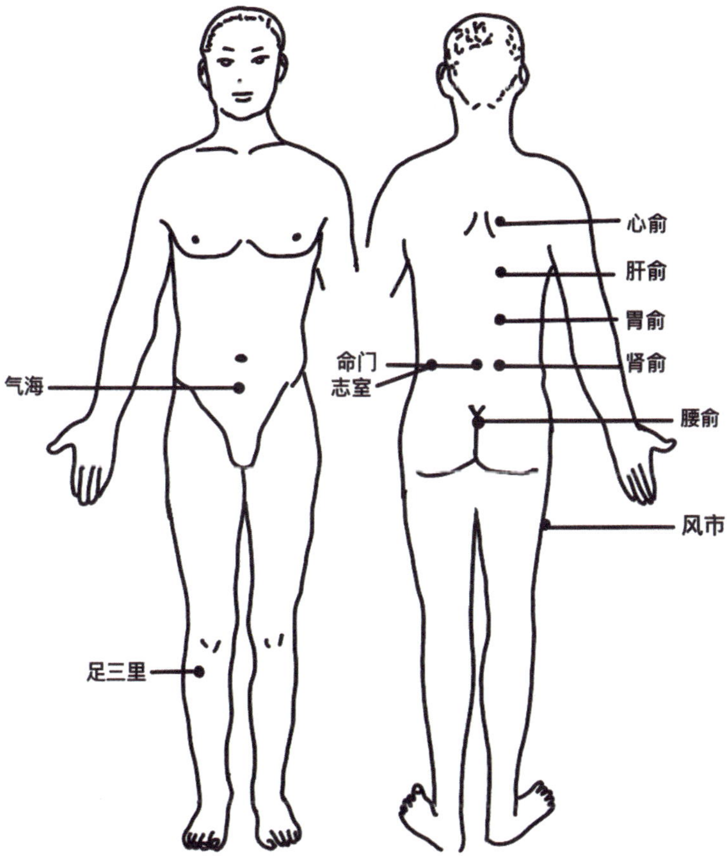

拔罐常用穴位 3

二、刮痧疗法

刮痧是一种传统疗法，使用光滑的工具如瓷匙或玉石，在皮肤上蘸些油、酒或水后，沿着身体特定部位轻轻刮擦。这会在皮肤上形成红点或瘀斑，通过刺激皮肤和经络来促进血液循环，调节神经系统和内分泌，帮助治疗疾病。刮痧还能通过刺激神经来加速局部血液循环，有助于降低血压。

●方 1

【主治】

肝火上炎型高血压。

【选穴】

大杼、大椎、太阳、印堂、曲池、风池、外关、合谷、太冲、足三里、行间、神门、肩井。

（1）取大杼、大椎采用直接刮法，刮至出现痧痕为止。每日 1 次。

（2）取太阳、印堂采用直接刮法，刮至出现痧痕为止。每日 1 次。

（3）取曲池采用直接刮法，刮至出现痧痕为止。每日 1 次。

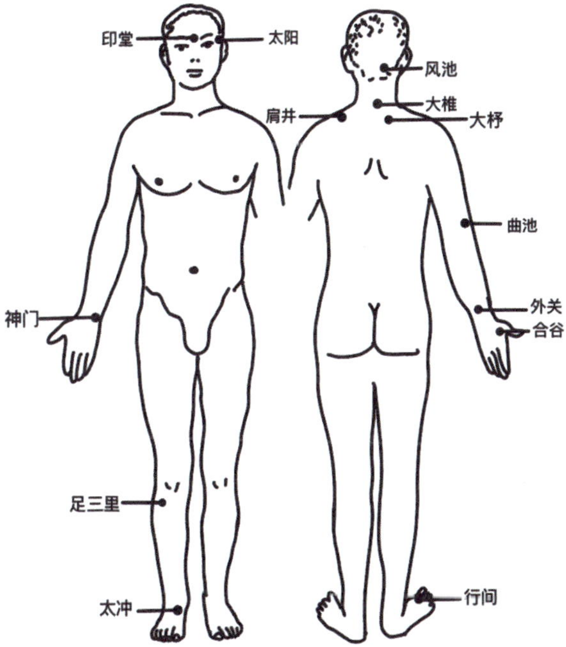

拔罐常用穴位 4

●方 2

【主治】

痰浊阻滞型高血压病。

【选穴】

中脘、脾俞、胃俞、章门、大横、丰隆、足三里、三阴交、内关、解溪。

【操作】

（1）取中脘采用间接刮法，刮至出现痧痕为止。每日 1 次。

（2）取脾俞、胃俞采用间接刮法，刮至出现痧痕为止。每日 1 次。

（3）取章门采用直接刮法，刮至出现瘀痕为止。每日 1 次。

（4）每次选取大横、丰隆、足三里、三阴交、内关、解溪中的 3 ~ 4 个穴位，交替使用，大横采用间接刮法，其他穴位采用直接刮法，刮至出现瘀痕为止。每日 1 次。

●方 3

【主治】

阴虚阳亢型高血压病。

【选穴】

心俞、肝俞、肾俞、气海、太溪、三阴交、太冲、风池、涌泉、血压点。

【操作】

（1）取心俞、肝俞、肾俞采用间接刮法，刮至出现瘀痕为止。每日 1 次。

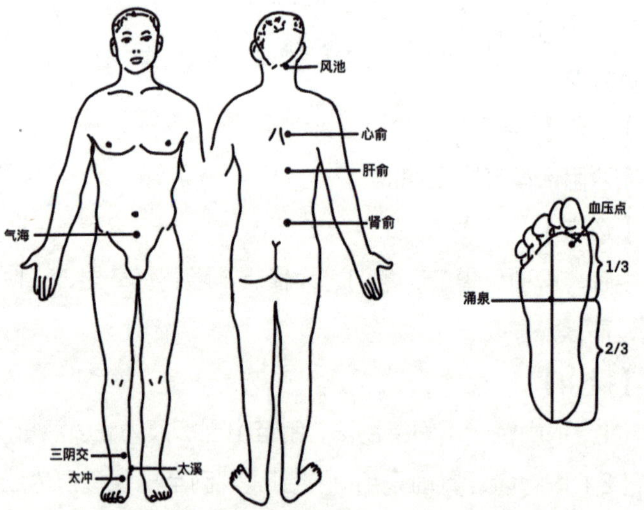

拔罐常用穴位 5

（2）取气海采用间接刮法，刮至出现瘀痕为止。每日 1 次。

（3）每次选取太溪、三阴交、太冲、风池、涌泉、血压点中的 3 ~ 4 个穴位，交替使用，涌泉、血压点采用间接刮法，其他穴位采用直接刮法，刮至出现瘀痕为止。每日 1 次。

三、穴位贴敷疗法

穴位贴敷是通过在人体特定的穴位上贴敷含有药物成分的贴剂，利用皮肤的渗透作用使药物有效成分直接作用于穴位，并通过经络系统传输到体内，以达到治疗疾病的目的。

●方 1

【选穴】

涌泉穴。

【操作】

将吴茱萸磨成粉，加入醋或凡士林混合后，敷在脚底的涌泉穴位上，每天晚上换 1 次。

●方 2

【药物】

明矾 10g，莱菔子 10g，决明子 10g，泽泻 10g，钩藤 10g，川芎 5g。

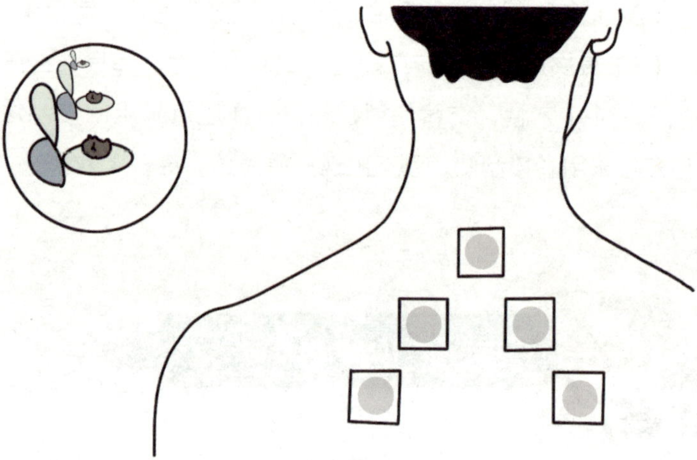

穴位贴敷疗法

【选穴】

足三里、曲池、中脘、关元。

【操作】

上述药物一起研为细末，用食醋或生姜汁调成药糊，睡前敷在穴位上，用胶布固定，早上除去，连用 10 天为 1 个疗程。

四、穴位埋线疗法

穴位埋线疗法将可吸收的材料（通常是羊肠线）通过特制的针具植入人体的特定穴位或部位，以此达到持续刺激穴位的目的，从而调节人体的生理机能，治疗各种疾病。

●方 1

【主治】

原发性高血压病。

【选穴】

心俞、曲池、足三里。

【操作】

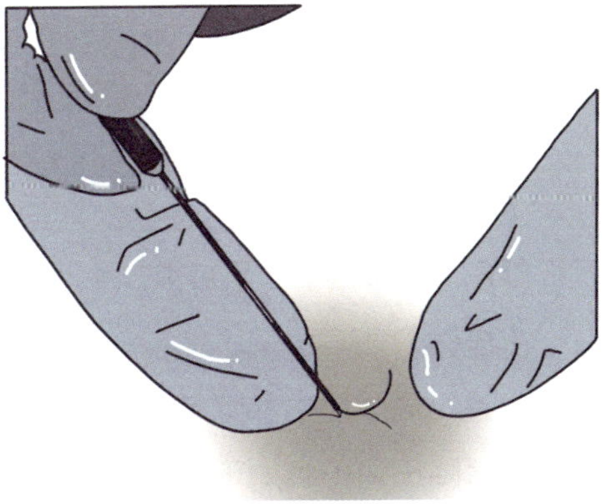

穴位埋线

消毒麻醉后，将一段细肠线（约 2cm）挂在专用针上，然后根据穴位的不同，采用不同的方式刺入：心俞穴朝脊柱方向斜刺 2cm；其他穴位则直接刺入 2.5~3cm 深。刺入后拔出针，留线于穴位内。一侧穴位为一组，每次只处理一组穴位，两组穴位轮流进行，并每隔 15~20 天重复 1 次操作。

●方 2

【主治】

原发性高血压病。

【选穴】

一侧曲池、手三里，对侧足三里、阑尾穴。

【用法】

在局部消毒并进行局部麻醉之后，使用 12 号腰穿针，将 1.5cm 长的 1 号肠线送入穴位大约 2cm 深。完成肠线植入后，取出腰穿针，然后用胶布将穴位固定。左右两侧的穴位交替进行埋线，每 20 天进行 1 次。

●方 3

【主治】

原发性高血压病。

【取穴】

降压沟（耳穴）、足三里、曲池。

【操作】

在进行局部消毒和麻醉之后，将 00 号肠线放入 9 号穿刺针中，沿着降压沟上端向下轻轻刺入皮肤，埋入肠线大约 1cm 深。接着，将 2 号肠线装入 12 号穿刺针内，分别在足三里和曲池穴位刺入 2~3cm 深，然后埋入肠线 1.5~2cm。整个过程每月进行 1 次。

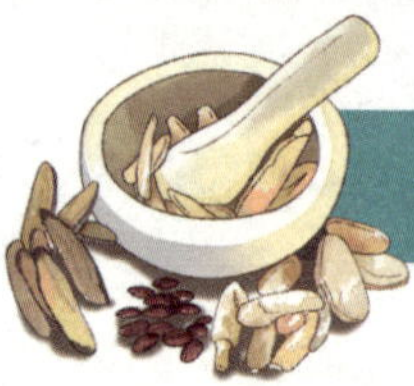

五、中药穴位离子导入疗法

中药穴位离子导入疗法是一种结合了传统中医理论与现代物理治疗技术的治疗方法。它通过将中药的有效成分转化为带电荷的离子，并借助电场的作用将这些药离子导入到人体的特定穴位中，以达到治疗疾病的目的。药物离子导入穴位可以刺激穴位激发经络之气，还可以通过经络传导作用使药效直达脏腑。

【主治】

阴虚阳亢型老年原发性高血压病。

【选穴】

双侧涌泉、太冲、曲池。

【药物】

牛膝 15g，吴茱萸 6g。

【操作】

将上述药物加水煎煮，浓缩至 40ml。用无菌纱布浸透药液后，敷于指定穴位。使用中药离子导入仪，将电极板固定在纱布上，选择离子导入模式进行治疗，每次持续 20 分钟，每天进行 1 次。连续 2 周为 1 个完整的疗程。

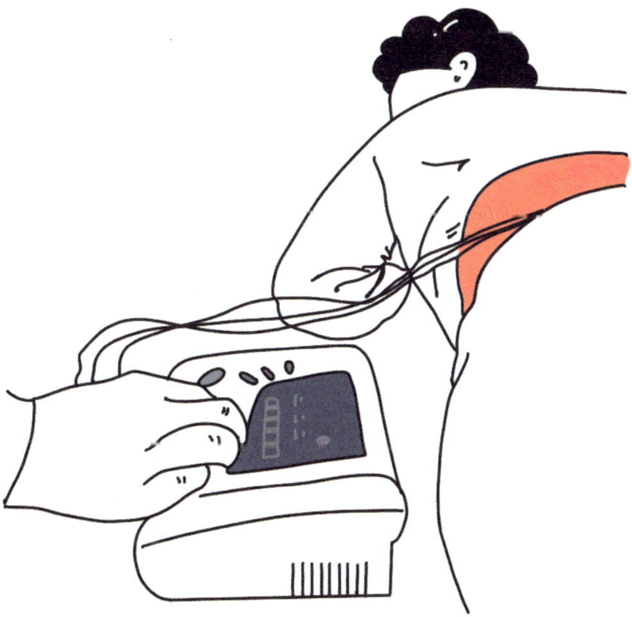

中药穴位离子导入疗法

六、敷脐疗法

敷脐疗法属于中医外治法，历史悠久，通过脐部敷药让皮肤吸收来治病。它能调和气血、调整脏腑，具有安全、简便、有效的特点。

●方 1 吴茱萸龙胆散

【主治】

阴虚阳亢型高血压。

【药物】

吴茱萸（醋制），龙胆草。

【用法】

按 100:1 比例混匀茱萸和龙胆草，加水调和后敷脐。每晚一换，用纱布和胶布固定。一般 3 ~ 5 天见效，2 周为 1 疗程。

●方 2 子草降压方

【主治】

肝火上炎型高血压病。

【药物】

决明子，夏枯草。

【用法】

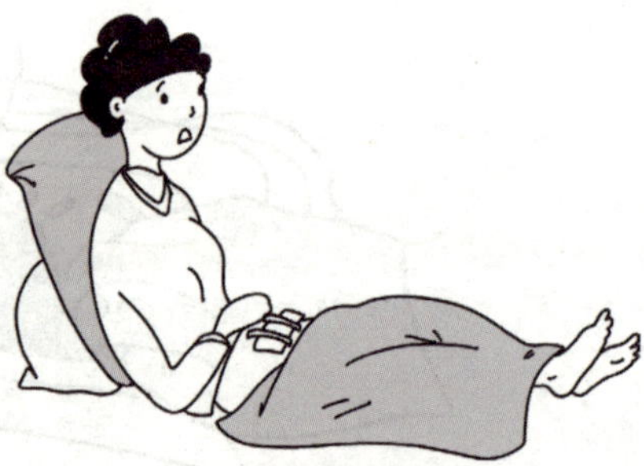

敷脐疗法

按 80:1 比例配好药材，加凡士林拌匀成膏。睡前敷于脐部，盖上纱布并固定。每日一换，4 ~ 5 天见效果，10 天为 1 疗程。

方 3 半夏竹茹散

【主治】

痰浊阻滞型高血压。

【组织】

半夏，竹茹。

【用法】

将两药磨成粉，分成3份备用。每次取1份，加生姜汁拌成糊，贴肚脐上，盖纱布，用胶布固定。睡前使用，每天 1 次。15 天 1 疗程，一般 3 ~ 5 天见效。

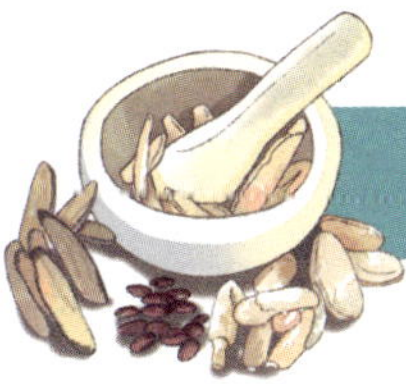

七、耳穴压贴法

耳穴贴压疗法通过在耳朵上的特定穴位放置小颗粒或种子来进行治疗。这种方法可以用来预防和治疗多种疾病，并且被认为能够调节人体的内部器官功能，帮助恢复身体的自然平衡。

1. 王不留行籽耳压法

【取穴】

降压沟、降压点、神门、内分泌、脑、肾穴。

【用法】

将王不留行籽放置在菱形胶布中心，然后贴在耳朵的穴位上。每个穴位贴 1 粒，按摩每个穴位 3 ~ 5 分钟。每天重复 3 次。每隔 3 天更换到耳朵另一侧的穴位上，持续 1 个月作为 1 个完整的治疗周期。

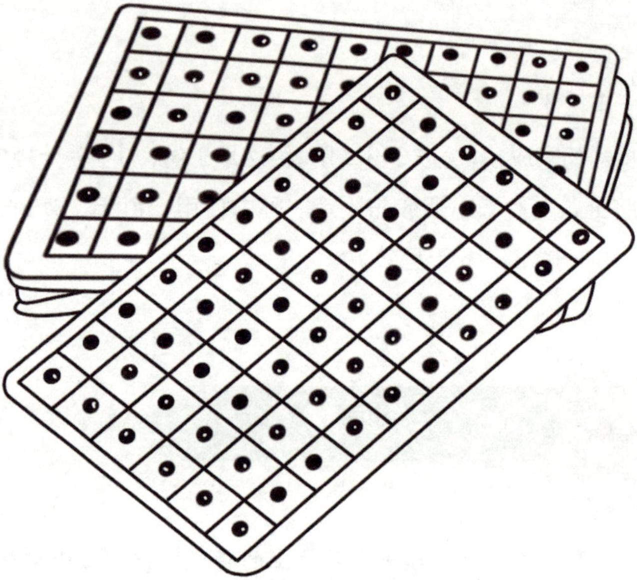

王不留行籽耳穴贴

★ 2. 磁鍉针耳压法

【取穴】

降压沟、神门。

【用法】

使用磁鍉针的尖端垂直施加约 100g 的压力于穴位上，每个穴位持续按压 3 ~ 5 分钟。这项治疗每日进行 1 次，连续 10 天构成 1 个疗程。2 个疗程之间需要间隔 5 天。

3. 决明子耳压法

【取穴】

肝火上炎：心、肝、肾、角窝上、肝阳。

阴阳两虚：心、肝、肾。

痰湿中阻：脾、三焦、心、肝、肾。

【用法】

将胶布裁剪成0.8cm的正方形，并在上面放置一粒决明子丸。先使用75%浓度的酒精棉球清洁耳朵选定的穴位区域，然后将准备好的胶布贴在该穴位上，并从轻到重地按压数十次，直至患者感到局部发胀和发热。这一过程每天重复3～5次，每3贴为1组，总共施行10次作为1疗程。完成1个疗程后，休息10～15天，再开始下1个疗程的治疗。

4. 磁珠耳压法

【取穴】

角窝上、交感、降压沟、心、神门、高血压点、皮质下。

【用法】

取500~1000高斯磁珠备用，再根据病情选上述穴位4个贴压。每次贴压3～5天，休息3～5天后，再贴压第2次，4～5次为1疗程。

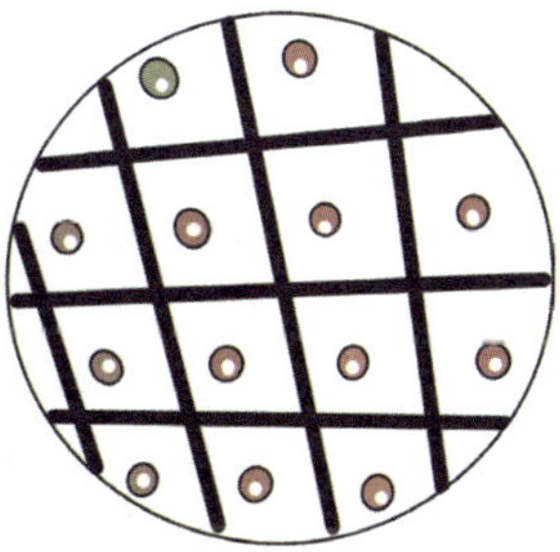

磁珠耳压贴

★ 5. 绿豆耳压法

使用耳穴探测仪或探针来定位敏感点，有时会在穴位区域发现诸如红斑、黑色小点、皮肤脱屑或小肿块等特征。取一颗绿豆大小的圆粒，置于 0.8cm 见方的胶布中央，贴于选定的穴位位置。按压时要达到产生酸、麻、胀、痛的感觉，手法需要较为用力。每日对每个穴位按压 3 ~ 5次，每次持续 1 ~ 2分钟，直至感觉疼痛减轻或完全消失。

八、足浴疗法

足浴疗法通过用草药煮沸后产生的蒸汽和药水来熏蒸和浸泡双脚，让草药的有效成分透过脚部皮肤被身体吸收，再通过经络穴位来调节身体的平衡，起到调气血、降血压的作用。

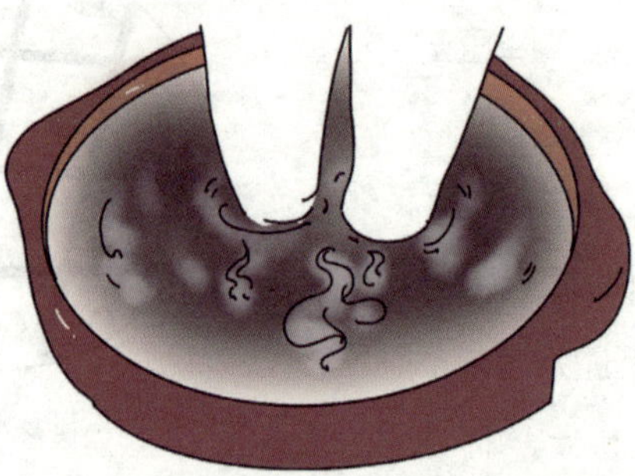

足浴疗法

●方 1

【主治】

阴阳两虚型高血压病。

【药物】

桑寄生 200g，生地黄 200g。

【用法】

将桑寄生和生地黄各自用水煎煮 3 次，每次煎取 200 ~ 300ml 的药液并混合均匀。然后将混合后的药液倒入已盛有热水的浴池里，等到水温适中时，进入浴池浸泡 30 分钟，每天进行 1 次。

●方 2

【主治】

肝阳上亢型高血压病。

【药物】

麦饭石 500g，菊花 250g，玫瑰花 150g。

【用法】

首先用水煎煮麦饭石 30 分钟，随后加入菊花和玫瑰花继续煎煮 8 分钟。将煎好的药汁倒入已经装好热水的浴池中，调整水温至舒适状态后，进入浴池浸泡 30 分钟，每天进行 1 次。

九、药枕疗法

药枕疗法是将药材炮制后装入枕中，睡时枕用以治疗疾病的一种治疗方法。药枕中的药物能帮助放松身心、扩张血管、提神安眠，并调整身体机能。它们还能通过轻柔刺激脖子上的皮肤和神经，来调节血管和神经的工作状态，改善全身血液循环，让身体保持平衡状态，进而帮助降低血压。

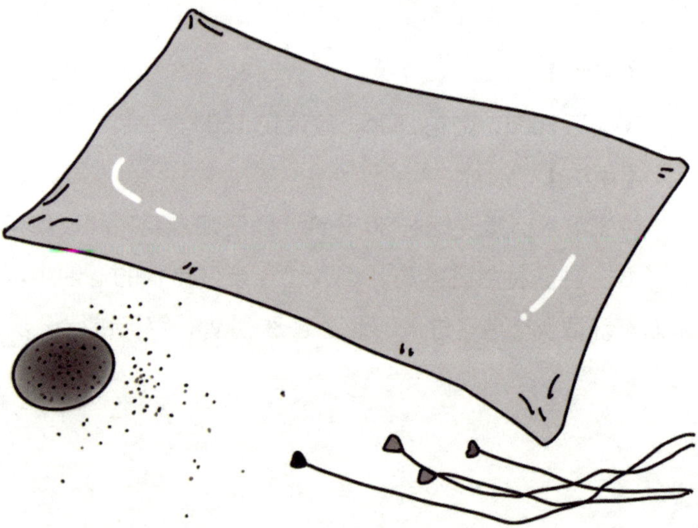

药枕疗法

●**方 1**

【主治】

阴虚阳亢型高血压病。

【药物】

杭菊花、野菊花、冬桑叶、辛夷各 100g，薄荷 30g。

【用法】

将这些药物烘干后磨成细粉，然后填充到枕芯里制成药枕。病人在睡觉或休息的时候使用。

●**方 2**

【主治】

痰浊中阻型高血压病。

【药物】

清半夏 200g，白术 200g。

【用法】

把这些药物晒干后，用纱布包好并缝起来做成一个薄枕。病人睡觉时把这个薄枕放在普通枕头上面使用即可。

●**方 3**

【主治】

肝火上炎型高血压病。

【药物】

绿豆 500g，荞麦皮 1500g。

【用法】

把这些药材晒干后混合均匀，并装进枕芯里。在睡觉的时候使用这个药枕。

十、磁疗法

磁疗法是一种利用磁场作用于人体以治疗疾病的物理治疗方法。它基于磁场对人体生理和病理过程产生的影响，通过改善血液循环、调节神经功能等方式来达到治疗效果。

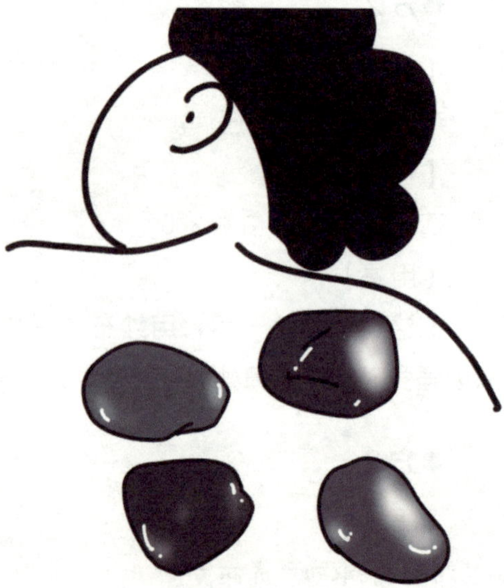

磁疗法

【主治】

原发性高血压病。

【选穴】

曲池、内关、足三里。

【操作】

将磁石贴于上述部位，每日12小时，1～3个月为1个疗程。

十一、握药疗法

握药疗法，又称掌心敷药法或药敷掌心疗法，通过将特定的中药制剂置于患者的掌心（通常是劳宫穴位置），利用药物的气味和成分通过皮肤渗透进入人体，从而发挥治疗作用。

【主治】

原发性高血压病。

【药物】

芒硝 6g，生石膏（研末）15g，冬桑叶（捣烂）50g。

【操作】

将上述药物混合均匀成团，用纱布包裹，握于手心。每日 2 ~ 3 次，每次 30 分钟左右。

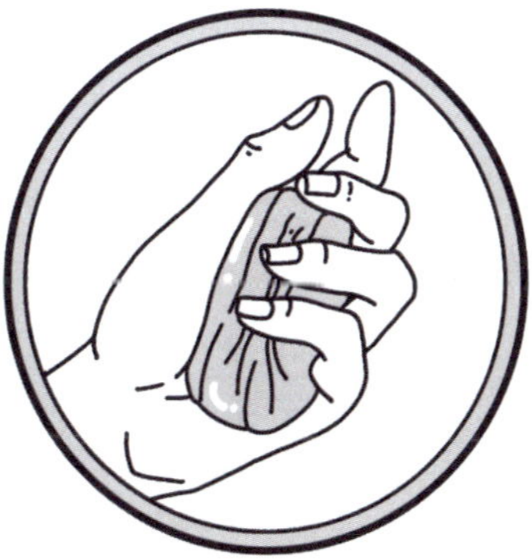

握药疗法

十二、香佩疗法

香佩疗法是将芳香性药物装入小布袋或荷包内，佩戴在身上以防治疾病的一种方法。芳香性药物具有通经走络、开窍醒神的功效，有助于缓和肝阳上亢，从而起到降压作用，尤其适用于肝火上炎型、气滞血瘀型高血压病。

●方 1

【主治】

痰浊阻滞型高血压病。

【药物】

藿香 25g、佩兰 25g。

【用法】

上述药物研碎装入香囊，佩于身上。

●方 2

【主治】

痰浊阻滞型高血压病。

【药物】

陈皮 30g，苍术 15g，厚朴 15g。

【用法】

上述药物研碎装入香囊，佩于身上。

●方 3

【主治】

痰浊阻滞型高血压病。

【药物】

山楂 20g，白术 20g，半夏 20g。

【用法】

上述药物研碎装入香囊，佩于身上。

●方 4

【主治】

肝火上炎型高血压病。

【药物】

菊花 15g，青蒿 15g，密蒙花 15g。

【用法】

上述药物研碎装入香囊，佩于身上。

●方 5

【主治】

肝火上炎型高血压病。

【药物】

夏枯草 10g，天麻 10g。

【用法】

上述药物研碎装入香囊，佩于身上。

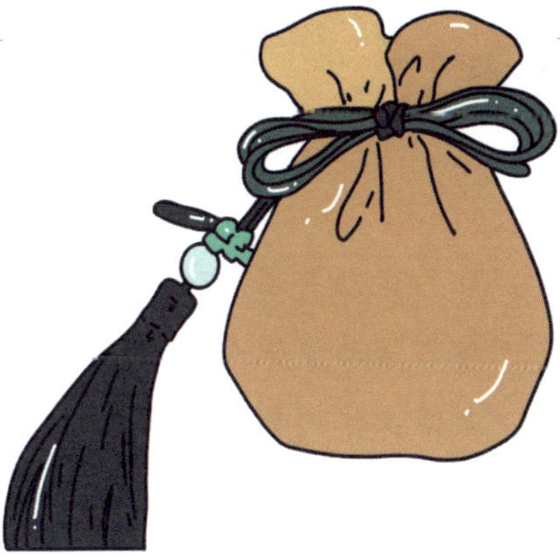

香佩疗法

●方 6

【主治】

气滞血瘀型高血压病。

【药物】

玫瑰花 25g，月季花 25g。

【用法】

上述药物研碎装入香囊，佩于身上。

第十章 运动及饮食疗法

在高血压的中医治疗过程中，我们不仅关注于药物的运用，更重视生活方式的调整。其中，运动和饮食作为生活方式的重要组成部分，对于高血压患者的健康管理具有不可忽视的作用。

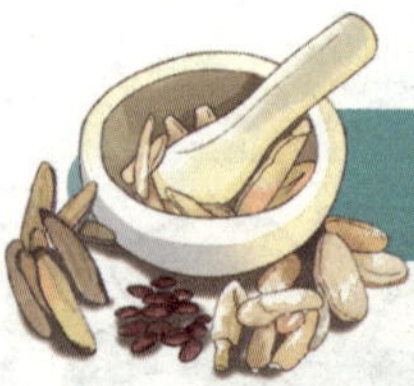

一、运动疗法

运动疗法是防治高血压的有效方式，通过各种体育活动降低血压，且简便灵活、无副作用。它能激活身体内部的积极机制，有效缓解疾病状态，恢复生理机能。太极拳、八段锦和易筋经的内容在《高血压·康复保健篇》中已有详细描述，本章仅作简单介绍。

1. 太极拳

太极拳是中国传统武术的一种，强调柔和、缓慢的动作，注重身心合一，通过调节呼吸和意念来达到强身健体的目的。

太极拳起源于明朝，传说由武当山的道士张三丰所创。它经历了数个世纪的发展和完善，形成了不同的流派，简化太极拳或24式杨氏太极拳动作柔和、强度适中，适合高血压患者练习。

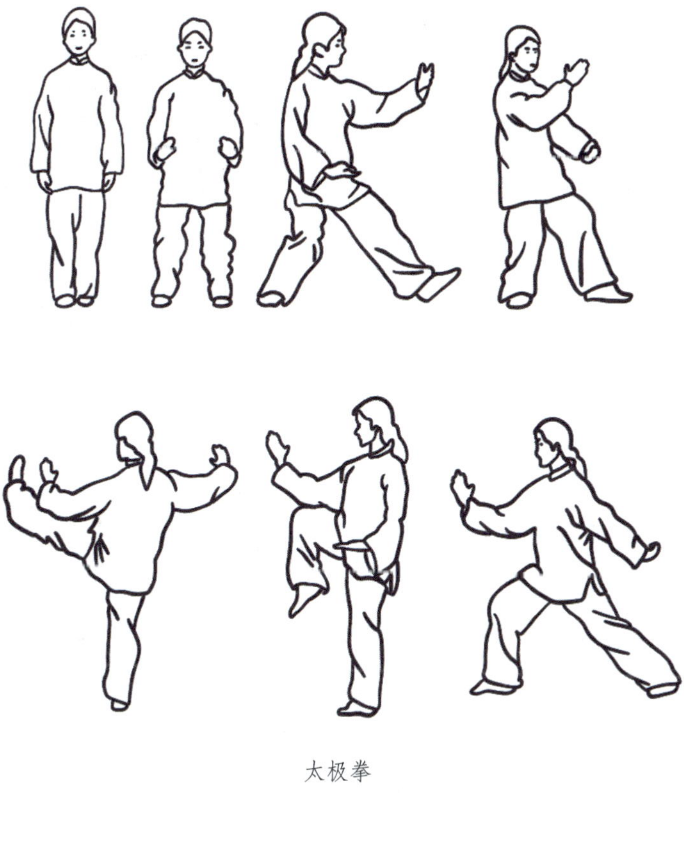

太极拳

2. 八段锦

八段锦是一种中国传统健身法，由 8 个简单但有效的动作组成，旨在促进身体健康和长寿。八段锦的历史可以追溯到北宋时期，最初被用于军事训练，后来发展成为一种广受欢迎的养生方法。

3. 易筋经

易筋经，意为“改变筋骨的经络”，是一套以强化筋骨为主要目的的传统健身法。它通过一系列拉伸、扭转和舒展的动作，来促进人体的气血流通，增强身体的柔韧性和力量。

易筋经的历史可以追溯到北魏时期（公元 386 年 ~ 534 年）。相传由达摩祖师所传，后经过历代高僧的发展和完善，形成了今天我们所见的形式。

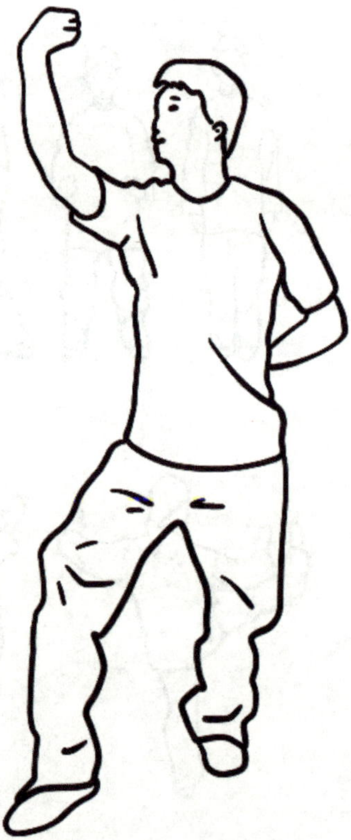

易筋经

4. 五禽戏

五禽戏是一种源自中国古代的健身法，由 5 个模仿动物动作的体操组成。五禽戏最早见于东汉名医华佗的记载，他根据自然界中动物的活动特性创造了这套健身法，以帮助人们改善健康状况。

（1）基本原理

1）调和阴阳

五禽戏通过模拟动物的动态动作，帮助调和人体内的阴阳平衡。

2）畅通经络

通过模仿动物的动作，促进气血运行，畅通经络。

3）强化内脏

特定的动作有助于加强内脏器官的功能。

4）放松身心

五禽戏强调动作的流畅性和自然性，有助于放松身心，减少压力。

（2）五禽戏的五大动作

● 1）虎戏

虎举：站立，双脚与肩同宽，放松身体。头部微低，双手呈掌心向下虎爪状，目光注视手掌。从小指开始依次卷曲手指成拳，双肘弯曲，拳心相对，缓缓上提到肩膀高度后展开手掌继续上举至头顶上方，同时抬头目视双手。吸气时双掌向上伸展，感受身体拉伸；呼气时双拳下降，掌心转下，放松至身体两侧。全程保持身体直立。

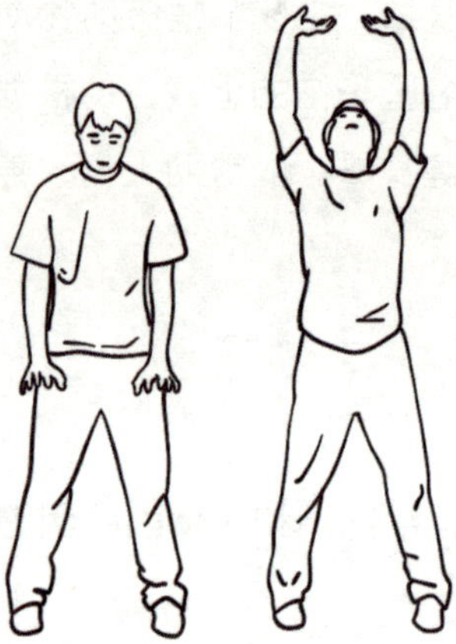

虎举

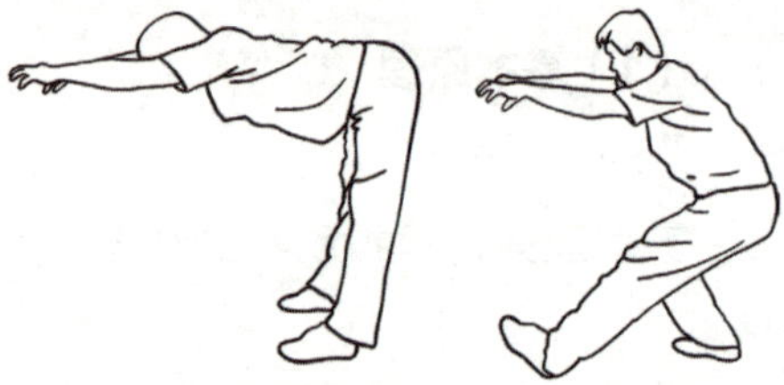

虎扑

虎扑：站稳，脚与肩同宽，放松。微蹲，顶膝、顶髋、顶腹，身体后弓，空拳提至肩前上方。缓缓前伸弯腰，双拳变虎爪向前扑出，挺胸塌腰，头略抬。双腿微蹲，收腹含胸，虎爪拉回下按至两侧。再次顶膝、顶髋、顶腹后弓，空拳提至肩前上方。右腿立，左腿提，双手变虎爪上举伸展，左脚迈前成虚步，上体前倾，双爪迅速按至膝前两侧。稍停后，起身，左脚收回，双手垂于两侧。动作要迅速而有力，保持呼吸的协调性。这套动作可增强肌肉力量，提高灵活性。

● **2）鹿戏**

鹿抵：站立，两脚与肩同宽，放松。重心落右腿成左丁步，双手握拳向右侧摆，右臂微屈，左拳对右前臂，拳心向下，目光随动。左脚迈至左前方成左弓步，身体向左扭转，双拳变鹿角，左臂外展肘抵腰，右臂上举至头前，头后转视右脚跟。稍停后，身体右转，双手画弧落下成空拳，左脚收回成开步，目视前方。

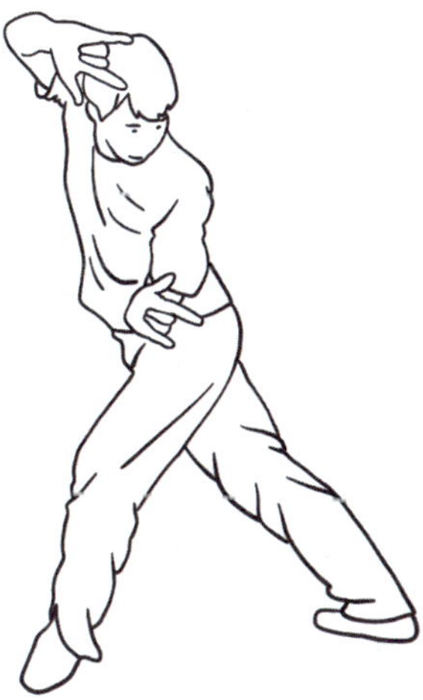

鹿抵

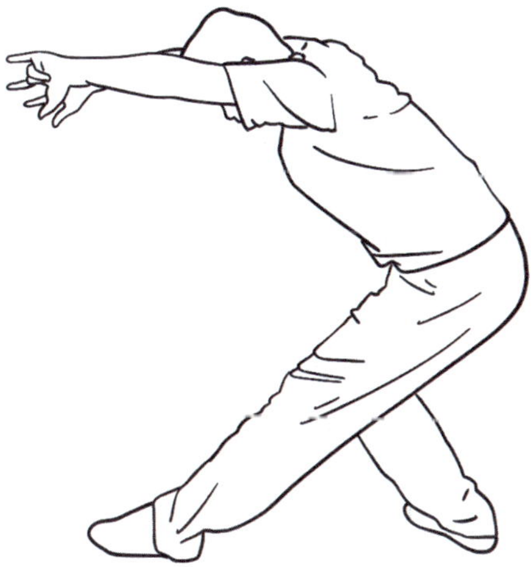

鹿奔

鹿奔：站立，两脚与肩同宽，放松。左脚迈出至左前方成左弓步，双手握拳随步上提并推至与肩齐平，拳心向下，短暂停顿后手腕弯曲模拟鹿蹄状，目视前方。身体重心后移，左膝伸直，右腿屈膝，弓背，双拳变掌成鹿角状。再重心前移成左弓步，双臂外旋，鹿角转为空拳，拳心向下。最后左脚收回成开立步，双拳变掌置于体侧，目视前方。动作要自然流畅，腰部的弯曲幅度适中。这套动作可增强腰部力量，提高身体的柔韧性和平衡能力。

● 3）熊戏

熊运：站立，两脚与肩同宽，放松，双手握空拳（熊掌），拳眼相对，贴关元穴，目视双拳。含胸松腰，以上半身为轴，向左倾斜摇晃，双拳沿左下腹、左肋、上腹、右肋、右下腹画圈，双眼随身环视。复原姿势，双拳仍贴关元穴，目视前方。

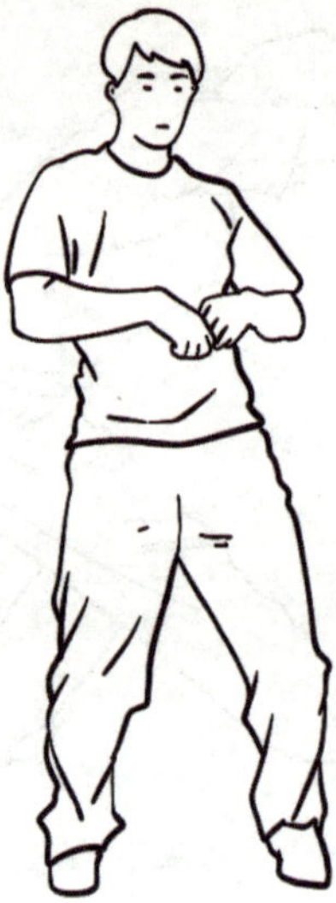

熊运

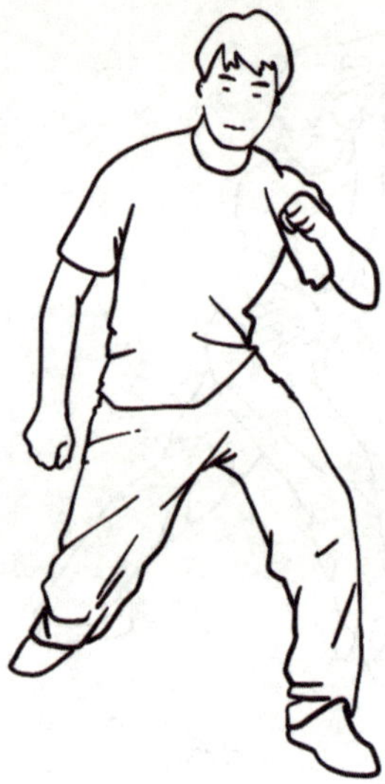

熊晃

熊晃：站立放松，变熊掌，重心右移，左脚上提屈膝，目视前方。重心左移，左脚踏实呈弓步。身体右转，肘关节撑圆，左拳至膝前上方，右拳摆后，头抬，目视左前方。左转，重心后移，右腿屈膝，左腿伸直，拧腰晃肩，双臂划弧，右拳至前上方，左拳摆后。再右转，重心前移，左腿屈膝，右腿伸直，左拳至膝前上方，右拳摆后，目视左前方。动作要缓慢而有力，注意保持身体的稳定性。这套动作可增强腹部肌肉，提高消化系统的功能。

4）猿戏

猿提：站立放松，双手前移至体前捏为猿钩，随屈肘上提至胸前，耸肩、收腹、提肛、缩脖、提踵。头左转，目视左侧，上提时吸气，转头自然呼吸。头转正，脖子伸直，双肩下沉放松，松腹落肛，脚跟着地，猿钩化掌下按，掌心向下，收至体侧，目视前方，转头自然呼吸，下按时呼气。呼气时，双手下降至身体两侧。

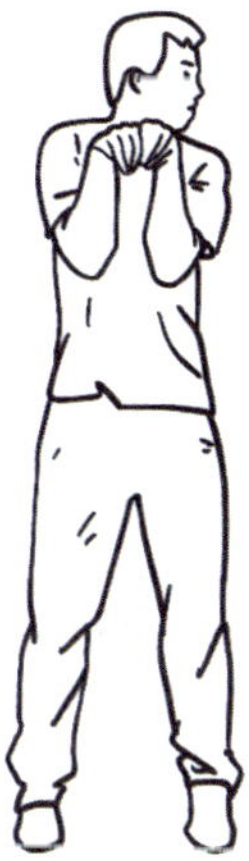
猿提

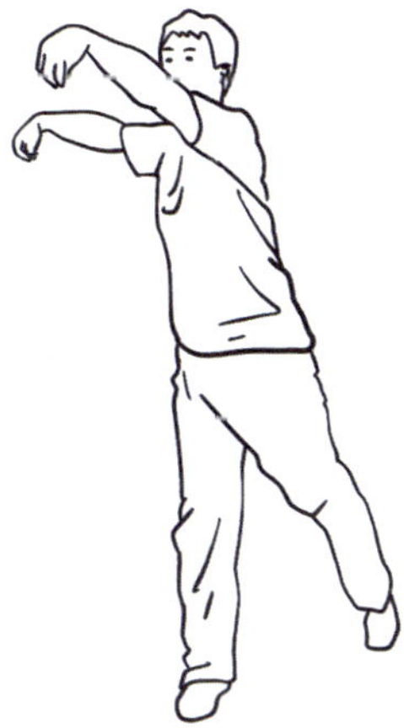
猿摘

猿摘：站立后转为右弓步，右掌向前摆起，左掌成猿钩置于腰侧。重心后移至左脚，下蹲成右丁步，右掌画弧至头部左侧，快速转头。右掌内旋下按至左髋部，迈右脚成弓步，左脚尖点地，双掌画弧展开，左手采摘状，右掌捏钩，抬头视左手。左手变掌握拳，右手变掌收回，重心后移成右丁步，左臂回收至头侧，掌心向上，右掌画弧收至左肘，掌心向上托起，视左掌。动作要灵活多变，保持身体的协调性。这套动作可增强手臂和肩膀的力量，提高敏捷度。

5）鸟戏

鸟伸：站立，双脚与肩同宽，双手相叠于腹前。吸气时，双掌上举至头顶前方，伸直手臂，掌心向下，身体微前倾。呼气时，双掌下按回腹前。随后右腿蹬直，左腿向后上方抬起，双手如鸟翅般向两侧后方展开，掌心向上，抬头挺胸。最后左脚落地，恢复初始姿势，双手再次相叠于腹前。

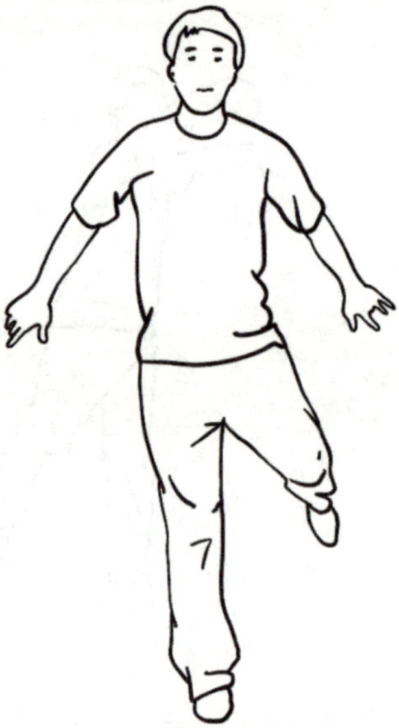

鸟伸

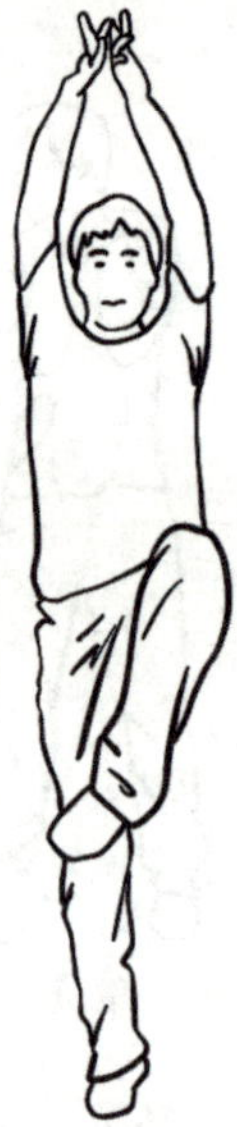

鸟飞

鸟飞：站立，双脚与肩同宽，双掌成鸟翅状收于腹前。右腿独立，左腿抬起，同时双臂展翅上举至与肩同高，掌心向下，吸气。左脚尖点地，双掌回落腹前，呼气。再次右腿独立，左腿抬起，双臂上举至头顶，掌背相对，吸气。左脚全脚着地，双掌回落腹前，呼气。动作要优美流畅，保持身体的平衡。这套动作可增强肺活量，提高呼吸系统的效率。

（1）练习技巧与注意事项

1）每次练习时，每个动作重复 5 ~ 7 次，逐渐增加次数。

2）保持呼吸顺畅，与动作节奏相匹配。

3）根据自己的体力和柔韧性选择适合的幅度和力度。

4）定期练习，最好每天固定时间进行。

5）最好在专业教练的指导下练习，确保动作准确无误。

6）根据个人的身体状况适当调整练习强度和频率。

5. 气功

气功是一种通过特定的身体姿势、呼吸方法和心理调节来达到养生目的的传统中国健身术。气功起源于古代中国的道家修炼体系，后被广泛应用于医疗保健领域，强调通过调整呼吸、意念集中等方式来促进体内“气”的流通，从而达到调节身体机能的目的。

（1）作用

气功可以通过放松身心、促进血液循环来帮助降低血压，有助于提高身体的免疫力和自愈能力，还能减轻压力、焦虑和抑郁情绪，改善睡眠质量。

（2）常见气功练习介绍

1）静坐

选择安静舒适的环境，采取盘腿或坐姿，双手自然放置于膝盖上，闭目凝神，全身放松。采用腹式呼吸，深长而缓慢，

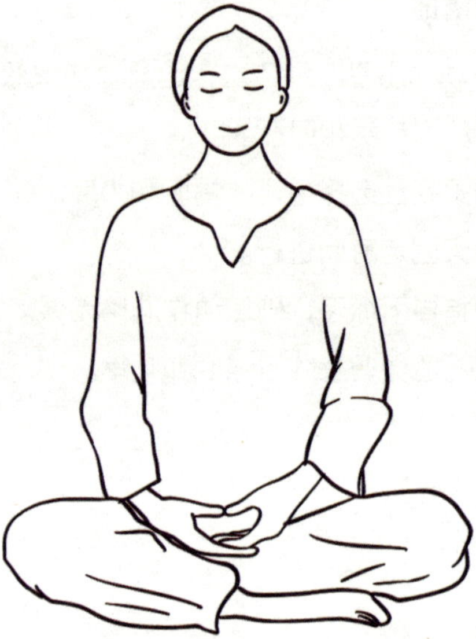

静坐

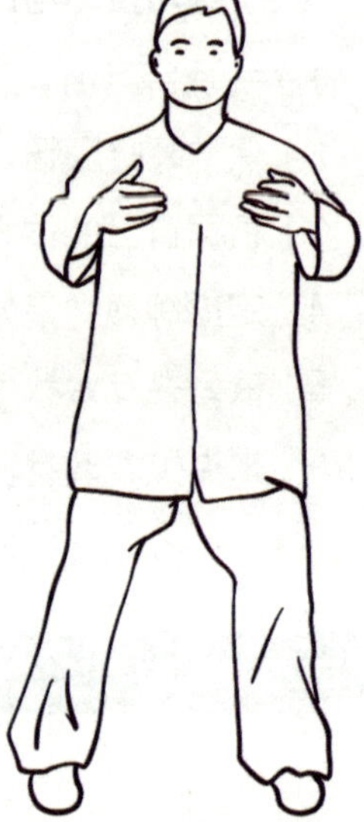

站桩

每次呼吸尽量使腹部充分膨胀与收缩。专注于呼吸过程，让杂念随呼吸慢慢消散。

2）站桩

双脚分开与肩同宽，双手呈抱球状置于胸前，全身保持放松状态。采用自然呼吸，注意呼吸与动作的协调。心中默念“松”字，想象全身各部位逐渐放松。

（3）练习技巧与注意事项

1）持之以恒：气功的效果需要长时间坚持才能体现。

2）循序渐进：从简单的动作开始，逐渐增加难度。

3）避免过度用力：气功练习时应保持轻松自然的状态，避免用力过猛。

4）适时休息：感到疲劳时应及时休息，以免过度劳累。

6. 站桩功

站桩功是一种通过站立不动的方式进行锻炼的传统中国功夫。它强调的是内在的修炼，包括意识、呼吸、肌肉放松等方面的训练。站桩功有助于增强身体的基础力量，改善身体机能，提高精神集中力，并且对于心理调节也有着积极的作用。

站桩功的历史源远流长，可以追溯到古代中国的道家和佛教修炼方法。随着武术的发展，站桩逐渐成为各门派基础训练的一部分。在现代，站桩不仅被武术家用于提高技艺，也被广泛应用于健身和康复领域。

（1）基本原理

站桩功的核心在于“静中有动”，即在看似静态的姿势中，通过内在的意识调控，实现身体和精神的动态平衡。其主要原理包括：

1）意识调控

通过意识引导气血运行，调整呼吸，达到身心放松的状态。

2）呼吸调控

深长而均匀的呼吸有助于放松肌肉，调整心态。

3）肌肉放松与紧绷

通过放松和紧绷肌肉的不同部位，达到调节气血、增强体力的目的。

（2）动作详解

站桩功主要包括以下几个基本动作：

1）自然桩

双脚与肩同宽，微微弯曲膝盖，双手自然垂放于身体两侧。放松身体，调整呼吸，适合初学者入门。

2）抱球桩

双手向前抬起，仿佛抱住一个大球，双臂略高于腰部，掌心相对。增强手臂、肩膀的力量，同时促进胸部的舒展。

3）马步桩

两脚分开与肩宽，膝盖弯曲呈半蹲状态，双手握拳置于腰间。强化大腿肌肉，提高腿部力量和稳定性。

4）弓步桩

一脚向前迈出一大步，前腿弯曲，后腿伸直，双手分别放在膝盖和腰间。锻炼腿部和臀部肌肉，提高身体的平衡能力。

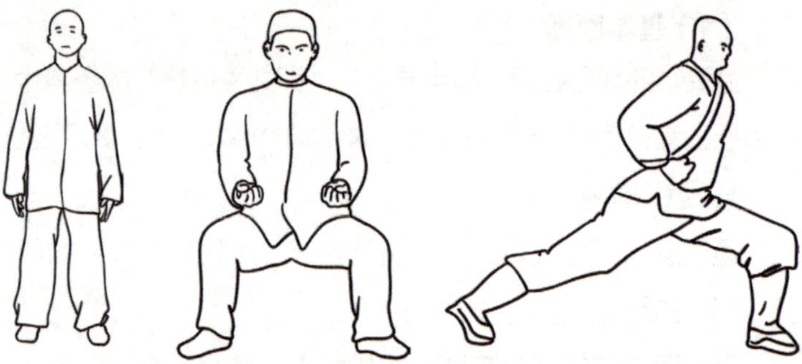

自然桩　　马步桩　　弓步桩

（3）练习技巧与注意事项

1）保持自然呼吸，避免憋气或过度用力。

2）根据自己的身体状况逐步增加练习时间和强度。

3）每次练习时间不宜过长，一般以 5 ～ 15 分钟为宜。

3）练习过程中注意放松身体，避免紧张。

4）选择安静、空气流通的地方进行练习。

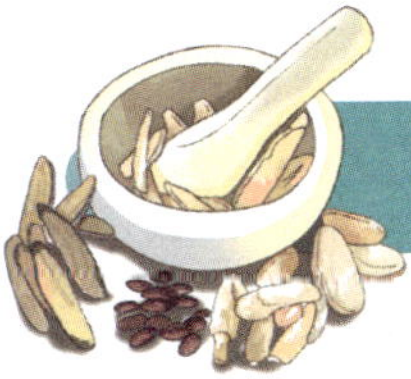

二、饮食疗法

合理的生活方式干预，尤其是饮食管理，在高血压的治疗中起着至关重要的作用。中医认为，“药食同源”，合理的膳食结构不仅能帮助控制血压，还能增强体质，达到预防和治疗的目的。因此，高血压患者的食疗方案应当根据个体差异来制定。本章仅简单介绍高血压饮食的主要原则，具体食谱可见《高血压四季食谱》

1. 肝阳上亢型高血压

对于肝阳上亢型的高血压患者，其临床表现常常伴随有头痛、眩晕、面红耳赤、易怒等症状，这主要是因为肝火旺盛，导致肝阳上升，从而影响到血压的正常水平。针对这种情况，在饮食调理时，应重点关注两类食材和药材，即平肝潜阳和滋阴柔肝的物质，以达到平衡阴阳、稳定血压的目的。

（1）平肝潜阳的药物和食物

平肝潜阳的食材与药材主要用于镇静肝脏，抑制过旺的肝阳，从而减轻高血压所带来的不适感。例如，菊花具有清热解毒、平肝明目的功效，常饮菊花茶对于缓解肝阳上亢的症状有一定帮助；桑叶同样具备清肝明目的作用，并且能够降血压，适合肝阳上亢型高血压患者饮用。此外，钩藤、石决明等中药材因其平抑肝阳的效果而被广泛应用于临床，它们可以帮助降低血压，缓解头痛、眩晕等症状。

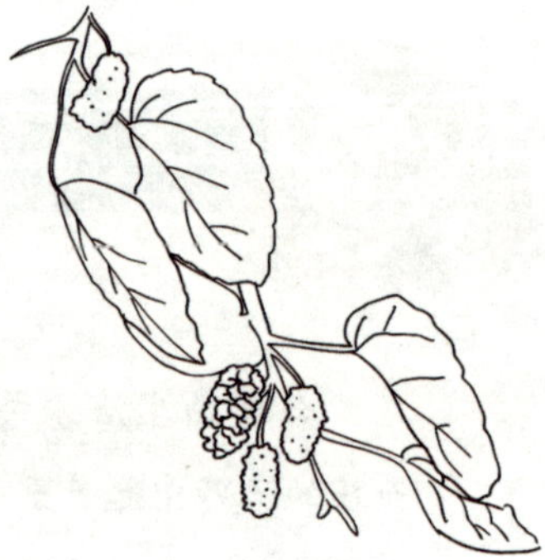

桑叶

（2）滋阴柔肝的药物和食物

肝阳上亢往往伴随着体内阴液不足的情况，因此需要通过滋阴柔肝的方法来补充体内的津液，达到滋养肝脏、平抑肝阳的目的。枸杞子是一种典型的滋补肝肾、明目的食材，富含多种营养成分，长期服用有助于提高机体免疫力，同时也可起到一定的降压作用；黑芝麻、核桃等坚果类食品含有丰富的维生素 E 和不饱和脂肪酸，有益于滋阴润燥，对保护肝脏健康有益。生地黄、玄参等具有滋阴降火的功效，可以帮助缓解肝阳上亢的症状。

2. 痰瘀互结型高血压

对于痰瘀互结型的高血压患者，其主要症状可能包括头晕目眩、胸闷、舌苔腻、脉象滑数等。此类患者往往由于体内痰湿阻滞及气血运行不畅所致。因此，在饮食上应着重选择有助于化解体内痰湿、疏通气血的食材和药材。以下是四类推荐的食材与药材：

（1）化痰行气的药物和食物

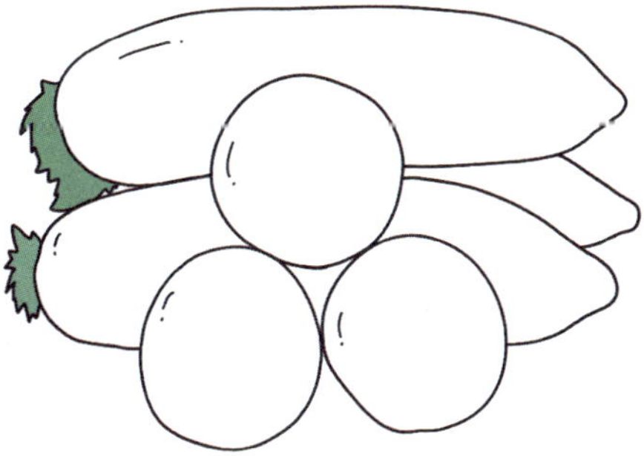

白萝卜

化痰行气的食材和药材主要用于帮助清除体内痰湿，促进气血流通，缓解胸闷不适等症状。例如陈皮（橘皮），它既能化痰又能理气，非常适合痰瘀互结型高血压患者。此外，白萝卜、薤白等蔬菜也具有良好的化痰作用，可以帮助改善痰湿症状。药材方面，半夏、贝母等能够有效化痰散结，茯苓则能健脾利湿，减少痰湿生成。

（2）淡渗利湿的药物和食物

淡渗利湿的食物和药材可以帮助排出体内多余的水分，减少痰湿的积累。薏苡仁、赤小豆、冬瓜等食物性质平和，具有利水消肿的功效；药材如泽泻、车前子、茯苓等，既能利尿祛湿，又有助于调节血压。通过合理搭配，这类食材和药材能够在一定程度上减轻痰湿症状，改善高血压病情。

（3）解晕止眩的药物和食物

针对高血压患者常见的头晕目眩问题，可以选择一些具有平肝熄风、清脑醒神效果的食材和药材。菊花茶、桑叶茶都是不错的天然饮品，有助于清热明目、降压止眩；天麻作为传统中药材，以其显著的平肝熄风效果著称，适用于治疗头晕目眩。此外，钩藤、石决明等也是常用的解晕止眩药材。

（4）安神定志的药物和食物

安神定智的食材和药材可以帮助稳定情绪，改善睡眠质量，减轻因高血压引起的焦虑不安。酸枣仁、柏子仁等具有养心安神的作用，适用于心神不宁、失眠多梦的情况；百合、龙眼肉等食物也有助于养心安神，改善睡眠。在日常生活中适量食用这些食物，配合适当的药材使用，有助于保持心态平和，促进身心健康。

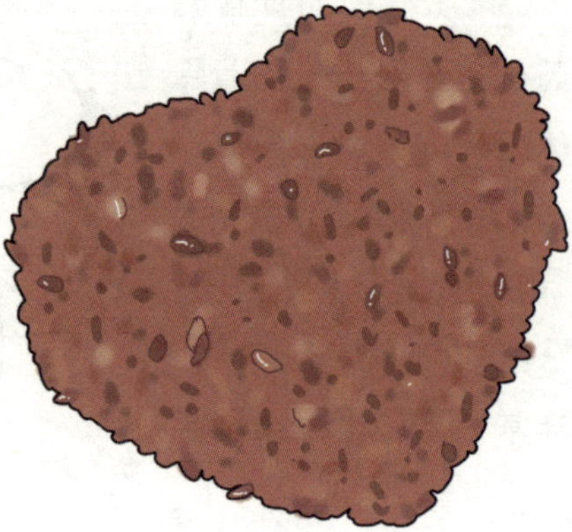

柏子仁

合理利用上述四类食材和药材，可以通过改善体内环境来辅助治疗痰瘀互结型高血压病。

3. 肝肾阴虚型高血压

对于肝肾阴虚型的高血压患者而言，这类患者的高血压症状往往与肝肾功能下降有关，表现为头晕目眩、耳鸣、腰膝酸软、失眠多梦等。在中医理论中，肝藏血，肾藏精，精血同源，肝肾阴虚会导致精血不足，进而影响血压调节机制。因此，在饮食调养上，应该侧重于滋阴养血、补气益肾、平肝潜阳及理气健脾四个方面，以达到综合调理的目的。

（1）滋阴养血的药物和食物

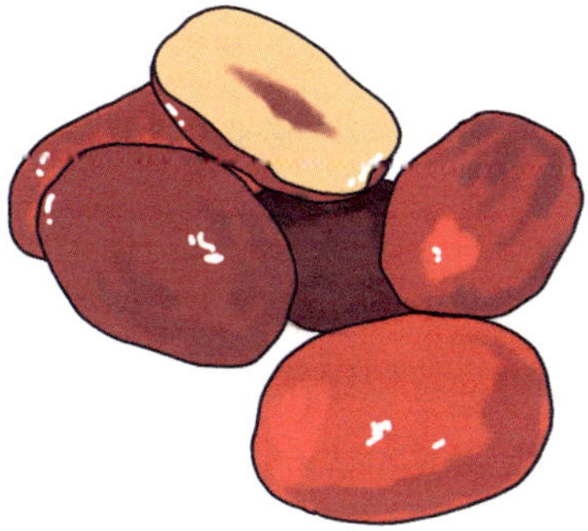

红枣

滋阴养血的食物和药物可以补充身体因肝肾阴虚所缺失的精血，改善血液循环，从而有利于血压的平稳。阿胶是一种很好的滋阴补血之品，尤其适用于肝肾阴虚引起的贫血及高血压患者；红枣、桂圆肉、黑木耳等都是常见的滋阴补血佳品，经常食用可以帮助改善面色苍白、头晕乏力等症状。当归、熟地黄等药材因其良好的补血养阴效果，也被推荐用于此类患者的日常调养之中。

（2）补气益肾的药物和食物

补气益肾的食物和药物有助于增强体质，提高肾脏功能，对于肝肾阴虚型高血压患者来说尤为重要。黄芪、人参等补气药材可以提升人体正气，改善因气血不足导致的身体虚弱；而山药、核桃仁、黑豆等食物则富含蛋白质和其他营养素，有助于滋补肾脏，增强机体抵抗力。这些食物和药材的合理搭配使用，不仅能够促进身体健康，还有助于维持血压的稳定。

（3）平肝潜阳的药物和食物

尽管肝肾阴虚型高血压的主要矛盾在于阴虚，但随着病情发展，也可能出现肝阳偏亢的现象。因此，适时地加入一些平肝潜阳的食材和药材，如钩藤、石决明、白芍等，对于防止血压波动过大有着积极的作用。这类药材通常具有镇定安神、平抑肝阳的效果，能够帮助缓解紧张情绪，减少由情绪波动引起的血压升高。

（4）理气健脾的药物和食物

理气健脾的食物和药物有助于调整脾胃功能，促进消化吸收，保证气血生化之源。陈皮、佛手柑等药材具有良好的理气作用，可以缓解胸闷、胃胀等不适感；薏苡仁、茯苓等则以其健脾利湿的特点，帮助清除体内湿气，保持脾胃运化功能正常。这些食材和药材的应用，能够有效改善由于脾胃虚弱造成的营养不良问题，间接促进肝脏和肾脏的功能恢复。

4. 脾肾两虚型高血压

对于脾肾两虚型的高血压患者来说，饮食调理至关重要。这类患者通常表现为肾阳不足和脾胃虚弱的症状，因此在日常饮食中加入适当的食材和药材能够有效地改善体质，缓解病症。以下是四类推荐的食材与药材：

（1）温补肾阳的药物和食物

肾阳虚的患者常常感到寒冷，四肢冰冷，还可能出现腰膝酸软等症状。选择温补肾阳的食材和药材有助于提升体内的热量，增强肾脏功能。推荐的食材包括鹿茸、羊肉、狗肉等，这些食物性温热，能够补肾壮阳；药材方面，如肉桂、附子、淫羊藿等都是不错的选择，它们可以入药膳，起到温补肾阳的作用。

（2）健脾补气的药物和食物

脾胃虚弱的患者容易出现消化不良、食欲减退、疲乏无力等问题。通过食用健脾补气的食物和药材，可以增强脾胃的功能，提高身体对营养物质的吸收能力。黄芪、党参、山药等药材都是健脾补气的好帮手；而糯米、薏苡仁、扁豆等食物也有助于增强脾胃的功能。

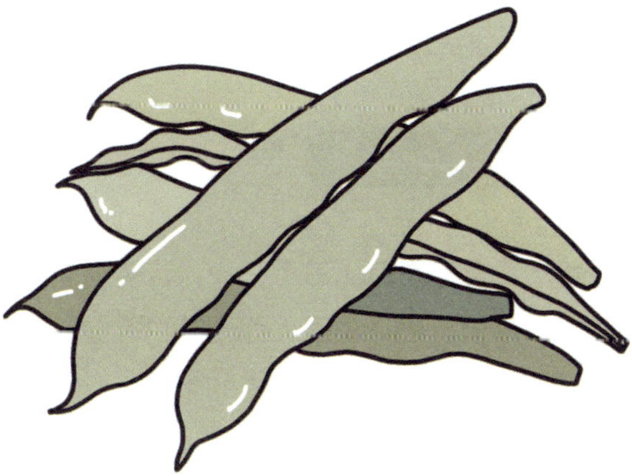

扁豆

（3）温里的药物和食物

温里是指能够温暖体内脏腑，改善血液循环的一类药材和食物。对于脾肾两虚的患者而言，这类食材可以帮助改善体内的寒凉状况，促进血液循环，从而减轻因血液循环不畅导致的症状。生姜、大蒜、辣椒等食物具有温通血脉的作用；草果、干姜等药材也是温里的佳选。

（4）益精血的药物和食物

精血不足常常伴随着肾阳虚的症状，特别是在高血压患者中更为常见。为了改善这一情况，应该选择那些能够滋养精血的食材和药材。黑芝麻、核桃、枸杞子等食物富含营养，有益精血；而当归、熟地黄、阿胶等药材则是滋补血液的经典选择，能够帮助患者增强体力，改善面色苍白等情况。

综合运用这四类食材和药材，不仅能够有效缓解脾肾两虚型高血压患者的症状，还能够促进身体健康，提高生活质量。

5. 心脾两虚型高血压

对于心脾两虚型的高血压患者来说，这类患者通常表现为疲乏无力、食欲不振、心悸失眠、面色苍白等症状。中医认为心主血脉，脾为后天之本，负责气血的生化。心脾两虚指的是心脏和脾脏的功能失调，导致气血不足，进而影响到血压的正常调节。因此，在饮食调养上，需要侧重于养血安神、调补心脉以及益气健脾、理气祛痰两个方面，以促进心脾功能的恢复，稳定血压。

（1）养血安神，调补心脉的药物和食物

养血安神的食材和药材主要用于改善由于心血不足引起的心悸、失眠等症状，同时也有利于心脏健康，维持血压稳定。常用的食材包括红枣、龙眼肉、莲子等，这些食物不仅味道甜美，而且富含多种维生素和矿物质，有助于补充血液中的营养成分，增强心肌收缩力。在药材方面，可以选择当归、酸枣仁、柏子仁等，它们具有良好的养血安神效果，还能够帮助调节心脏功能，

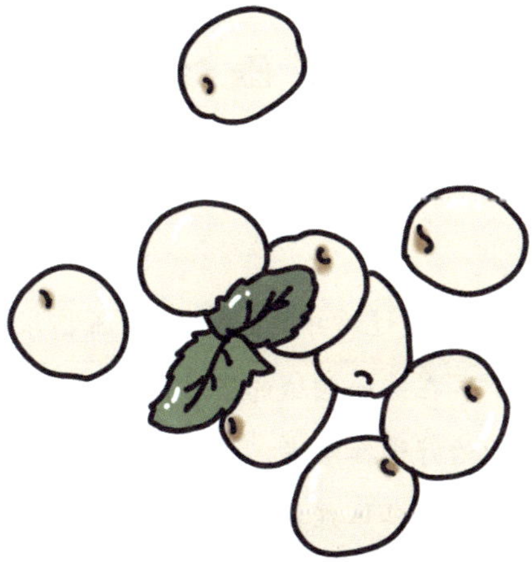

莲子

使心跳趋于平稳。通过日常膳食中适量加入这些食材和药材，可以有效地改善睡眠质量，减轻心脏负担。

（2）益气健脾，理气化痰的药物和食物

心脾两虚型高血压患者往往伴有脾虚的表现，如消化不良、腹胀等。益气健脾的食物和药物可以增强脾胃功能，改善消化吸收能力，保证足够的气血来源。黄芪、党参等中药材是典型的补气药材，能提高人体免疫力，促进新陈代谢；而薏苡仁、山药等食物则以其独特的健脾功效著称，有助于消除体内湿气，预防痰湿内生。此外，陈皮、佛手等药材具有良好的理气效果，能够帮助解决气滞现象，促进气血流通，进一步加强心脾之间的协调作用。

通过上述两类食材和药材的合理运用，心脾两虚型高血压患者不仅能够得到有效的食疗支持，还能在一定程度上缓解症状，提高生活质量。

第十一章 中医治疗高血压的临床案例分析

本章旨在通过对中医治疗高血压临床案例的系统分析，展示中医在这一领域的实际应用效果，为高血压患者提供更多的治疗选择参考。通过选取具有代表性的病例，我们将从患者的具体症状出发，探讨中医是如何根据个人体质和病情特点制定个性化的治疗方案，并跟踪记录其治疗过程与最终疗效。这些真实案例不仅能够帮助读者更直观地理解中医治疗高血压的具体操作流程及其科学依据，同时也为临床医生提供了宝贵的实践经验。

一、临床案例

案例 1 高血压伴心悸

【个人信息】

患者，女，68 岁。

【病史】

高血压病 10 余年，规律服用苯磺酸左旋氨氯地平、琥珀酸美托洛尔缓释片、缬沙坦胶囊，控制血压治疗尚可。

【症状表现】

患者自觉心慌烦躁，胃脘部嘈杂不适，偶有咳嗽，无头晕头痛，无昏倒黑蒙，无肢体麻木酸痛，无恶心呕吐，无腹痛腹泻，无口腔溃疡等其他不适，纳差，夜寐欠安，小便正常。血压 148/68mmHg。舌质偏红，苔黄腻，脉弦滑。

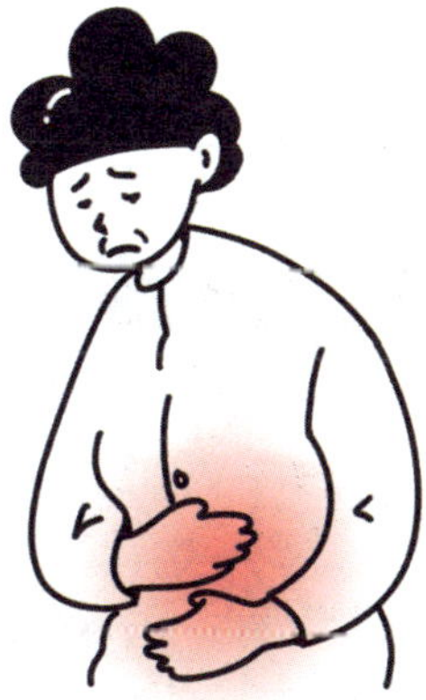

胃脘嘈杂

【诊断】

西医诊断：高血压。中医诊断：心悸肝肾阴虚、脾气虚弱证。

【治则治法】

填补肾阴、平肝潜阳、健脾化湿。

【处方】

天麻 100g，钩藤 150g，盐牛膝 100g，桑寄生 100g，生地 100g，熟地 100g，酒萸肉 200g，菟丝子 100g，酒黄精 100g，牡丹皮 100g，麸炒泽泻 100g，麸炒山药 150g，太子参 100g，茯苓 100g，生黄芪 100g，麸炒白术 100g，炒白芍 100g，沙苑子 150g，防风 100g，黄连 30g，麦冬 100g，醋五味子 100g，

姜半夏 100g，砂仁（后下）60g，制吴茱萸 30g，佛手 100g，紫苏梗 100g，炒酸枣仁 200g，蜜桑白皮 100g，金荞麦 300g，三七 30g，红曲米 100g，蒲黄（包煎）150g，煅牡蛎（先煎）300g，鬼箭羽 200g，炒鸡内金 100g，陈皮 100g，淮小麦 300g，东阿阿胶（烊化）200g，龟甲胶 100g。

上述药物炼成膏，早晚各服 1 勺，开水冲服。

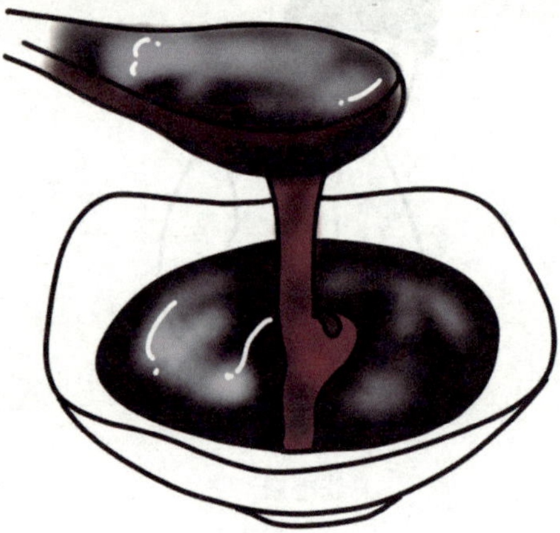

中药膏剂

【分析】

患者体质虚弱，病症主要由肝肾阴虚与脾气虚弱引起，治疗策略为滋肝补肾、平抑肝阳、补脾益胃、化痰除湿。处方基于天麻钩藤饮，选用熟地、酒萸肉补肝肾，钩藤、生地清肝火；加入佛手、紫苏梗、陈皮理气，三七、蒲黄活血化瘀；佐以麸炒泽泻、姜半夏化痰湿，黄连、麦冬清热；酸枣仁、煅牡蛎安神，五味子止汗，炒鸡内金助消化；防风、金荞麦、蜜桑白皮缓解咳嗽；红曲米、鬼箭羽降脂；并辅以阿胶、龟板胶加强补益。此方旨在标本兼治，改善患者整体状况。

案例 2 高血压伴眩晕

【个人信息】

患者，女，63 岁。

【既往史】

高血压病史 10 余年，规律服用降压药，血压控制不稳定，多次因血压控制不佳住院治疗。目前规律服用硝苯地平控释片、厄贝沙坦、氢氯噻嗪片。

【症状表现】

头晕头痛，耳鸣，急躁易怒，时感情绪低落，口干口苦；左上肢麻木，活动自如，夜间症状甚，每因恼怒而头晕、头痛加剧，血压升高。饮食一般，睡眠不佳，入睡困难，夜间易烦躁，二便正常。舌质红、苔黄，脉细。血压：134/92mmHg（口服降压药后）。

【诊断】

西医诊断：高血压病；中医诊断：眩晕气郁化火证。

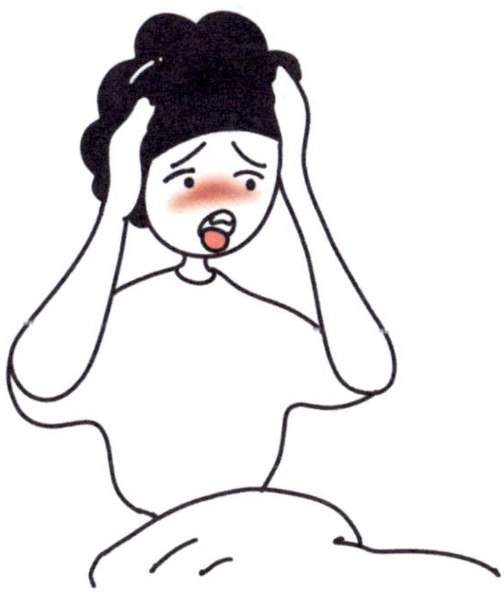

头晕头痛

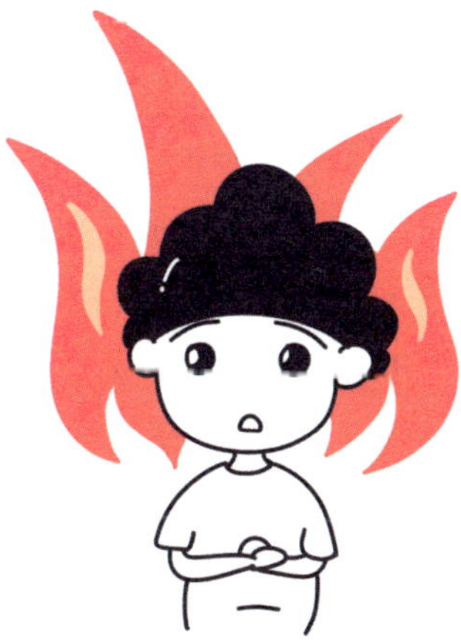

气郁化火

【治则治法】

疏肝解郁，宁心安神。

【处方】

方用丹栀逍遥散加减。

药用：牡丹皮、栀子、当归、白芍、柴胡、茯苓、香附、桂枝、向阳花各10g，丹参、炒酸枣仁各15g，黄连、甘草各6g，全蝎3g。

14剂，每日1剂，水煎分2次温服。降压药自备。

【二诊】

头晕头痛较前缓解，口干口苦、左上肢麻木明显缓解，入睡较前稍改善，纳食正常，二便正常。舌红、苔薄黄，脉弦细。血压：130/76mmHg（口服降压药后）。原方加合欢皮15g。21剂。

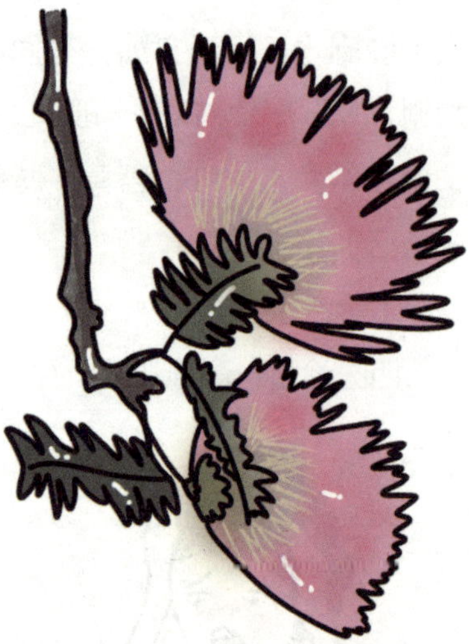

合欢

【疗效】

头晕头痛完全缓解，情绪较前明显改善，睡眠正常，饮食正常，二便正常。

【分析】

肝主疏泄，调达全身气机，气机不畅，上扰清窍致头晕头痛，目眩等；另一方面肝气郁结太久则易生内火，导致水火不济、心肾不交，出现心烦急躁、口苦、失眠等焦虑抑郁症状；高血压患者常伴此类情绪障碍，且发病率逐年上升。该案患者为高血压合并情绪障碍，诊断为肝郁化火，采用丹栀逍遥散加减治疗，以柴胡、当归、白芍疏肝解郁，茯苓、丹参、栀子清热安神，桂枝、酸枣仁、香附及全蝎共同调理气血，达到疏肝解郁、宁心安神的效果。此方结合了多种中药的功效，对症下药，效果显著。

案例 3 高血压伴失眠

【个人信息】

患者，男，45 岁。

【病史】

患者有高血压病史 3 年，长期服用降压药物，未能规律监测血压。

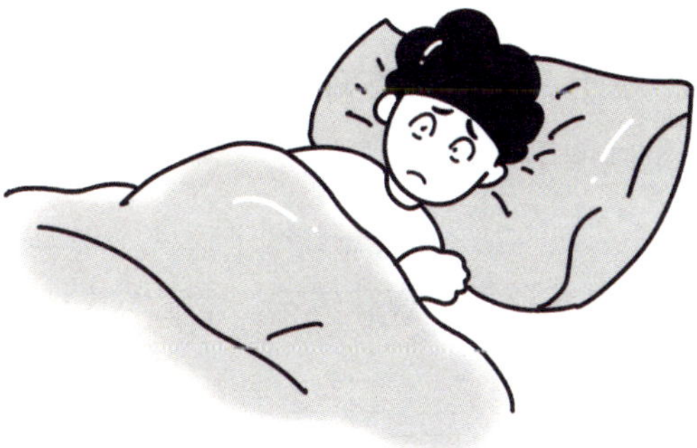

夜不能寐

【症状表现】

头晕、头痛，疲劳时加重，面色少华，睡眠不佳，多梦易醒，情绪焦虑，悲观低落，气短懒言，舌质暗、苔白厚，右脉弦紧。血压 150/100mmHg。

【诊断】

西医诊断：高血压病。中医诊断：眩晕肝肾阴虚，血瘀络阻证。

【治法】

滋阴柔肝，通利血脉，兼以宁心安神。

【处方】

方用母子降压汤加减。

药用：益母草 30g，地龙 9g，合欢皮 20g，郁金 20g，珍珠母（先煎）30g，知母 9g，决明子 30g，车前子（包煎）12g，菟丝子 12g，浙石斛 9g，酸枣仁 12g，钩藤（后下）30g，夏枯草 30g，豨莶草 30g，首乌藤 15g。

14 剂。每日 1 剂，水煎，分 2 次服。

【二诊】

血压较前平稳，波动于 120~140/70~90mmHg，睡眠改善，但仍有早醒，偶有头晕，舌质偏暗、苔白略厚，脉弦细。原方加远志 9g，继续服用 2 周。

【疗效】

血压平稳，焦虑缓解，夜寐转安，诸症均减，病情稳定。

【分析】

患者因情绪焦虑，致肝气郁结化火，影响心神与血脉和谐，表现出血压波动、失眠、头晕等症状。治疗需着重于通脉调神、益阴和阳。母子降压汤由益母草、地龙主导，活血通脉；郁金、合欢皮、珍珠母、决明子、夏枯草辅助，行气解郁、平肝清火；知母、浙石斛、车前子、菟丝子、首乌藤、酸枣仁、豨莶草、钩藤等分别滋阴清火、养血安神、平肝息风，共同调理阴阳平衡。二诊时加用远志促进阴阳交通。综合运用这些药材，旨在稳定血压，安神定志。

案例 4 高血压伴眩晕

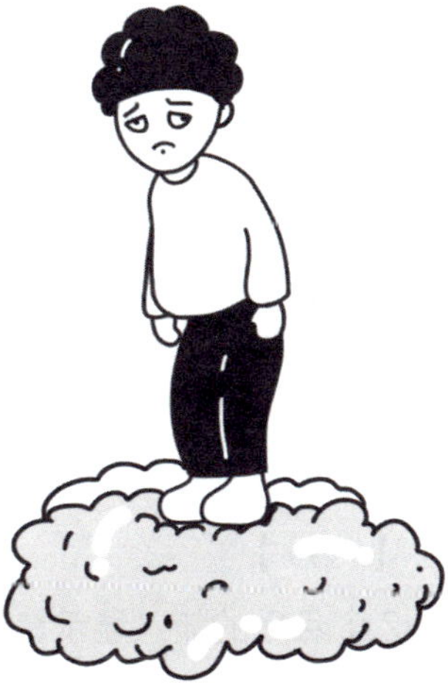

头重脚轻，如踩棉花

【个人信息】

患者，男，52 岁。

【病史】

血压升高 6 年余，加重 1 个月。规律服用沙坦氨氯地平片。高脂血症 6 年，颈椎间盘突出 6 年，2 型糖尿病 1 年，高脂血症 1 年，后循环缺血 1 年。否认过敏史、吸烟史、饮酒史。

【症状表现】

头晕，劳累后加重，自觉头重脚轻，踩棉感，时有颈部僵硬感，饮食睡眠均正常，大便成形时有黏臭，夜尿 0~1 次。体型肥胖。苔薄黄。脉沉弦，略滑数，重按无力可见上鱼际脉。血压：149/95mmHg。

【诊断】

西医诊断：高血压病。中医诊断：眩晕痰浊阻络证。

【治法】

通督降压。

【处方】

葛根 30g，盐炒杜仲 15g，牛膝 45g，天麻 15g，茺蔚子 15g，鸡血藤 15g，蜜黄芪 15g，威灵仙 30g，红曲 6g，生姜 9g。

【二诊】

患者服用 28 剂后，平卧时头晕消失，坐位时头晕减轻，但行走时头晕未变，头重脚轻感依旧，其他症状及舌脉情况未改，血压为 140/90mmHg。调整处方：葛根增至 45g，盐杜仲增至 30g，并加茯苓 30g。继续服用 30 剂，每日 1 剂，分早晚 2 次水煎服。

【三诊】

患者服药 56 剂后，停药超过 1 个月，头晕基本消失，头重脚轻感消失，饮食与睡眠良好，大小便正常，夜尿 1 次。舌红，苔薄黄，舌底有瘀，脉弦硬滑数，血压为 130/80mmHg。调整处方增加金钱草 9g 和绵茵陈 9g。

【疗效】

2 个月后的随访显示，患者血压稳定，偶尔劳动后头晕，但休息后即可缓解，饮食与睡眠继续保持良好，大小便亦正常。

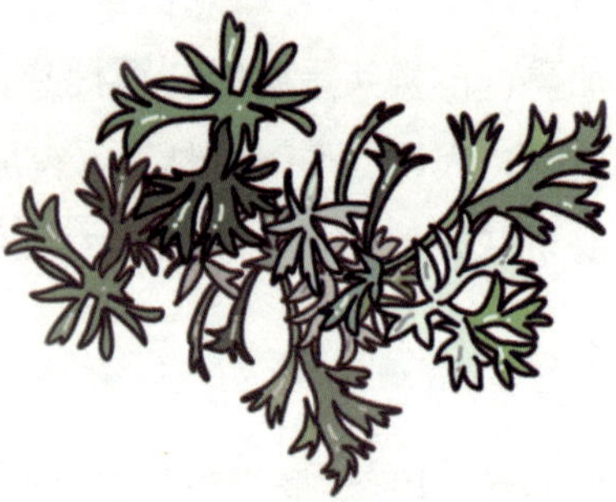

绵茵陈

【分析】

患者因长期存在头晕、头重脚轻等症状就诊，结合其体型肥胖的特点，中医诊断为痰浊阻络证。治疗初期，采用葛根、杜仲、牛膝等中药通督降压；二诊时，根据病情进展调整药方，增加葛根与杜仲用量并加入茯苓健脾化湿；三诊时，再加入金钱草与绵茵陈以清热利湿。经多轮调整治疗，患者症状显著减轻，血压恢复正常，整体健康状况得以改善。

案例 5 高血压伴风寒感冒

【个人信息】

患者，女，20 岁，在校学生。

【既往史】

患者自诉自本年 4 月发现血压高，145/95mmHg，未服药。

【症状表现】

全身酸痛，头痛胀晕，两太阳穴胀重。血压 150/90mmHg。脉弦细拘紧而劲，舌黯红，苔白。

【诊断】

西医诊断：高血压。中医诊断：感冒风寒外束证。

【治则治法】

疏风散寒。

【处方】

方用九味羌活汤加减。

药用：羌活 9g，独活 9g，防风 10g，苍术 10g，细辛 5g，白芷 9g，川芎 8g，黄芩 9g，干地黄 12g，炙甘草 6g，麻黄 5g，僵蚕 12g，蝉蜕 6g，葛根 12g。

3 剂，水煎服，每日 1 剂。

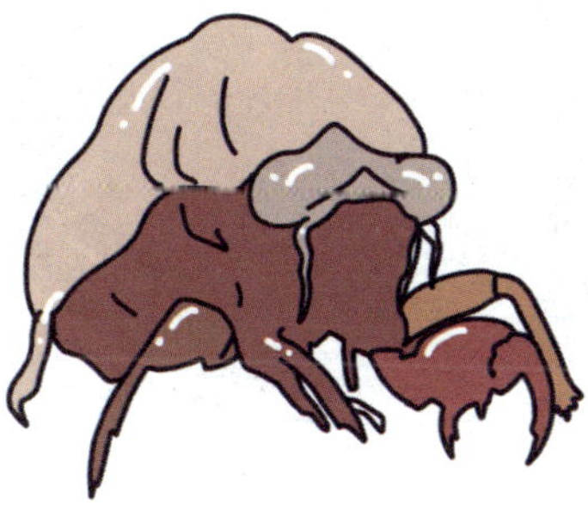

蝉蜕

【二诊】

用药后未出汗，症状依旧。处方增桂枝9g、生姜6片，共3剂，水煎服。指导患者每2小时服用1剂，并喝温粥助汗，出汗后剩余药物改为每日1剂。

【三诊】

服药1剂后，头晕及身体酸痛症状减轻。血压现为135/90mmHg，脉象弦细且略有力，舌质稍红、苔白而少。诊断为肝肾阴虚，阳气亢盛并有化风之象，治疗应滋补肝肾、平抑肝阳、息风止眩，拟采用三甲复脉汤加减治疗。

药用：生地黄12g，熟地黄12g，山茱萸12g，白芍15g，怀牛膝10g，牡丹皮10g，五味子5g，生龙骨先煎10g，生牡蛎先煎10g，炙鳖甲先煎18g，败龟板先煎18g，生石决明18g，白蒺藜12g，钩藤15g，僵蚕12g，蝉蜕7g，地龙15g，全蝎10g，蜈蚣5条，夏枯草15g。

21剂，水煎服，每日1剂。

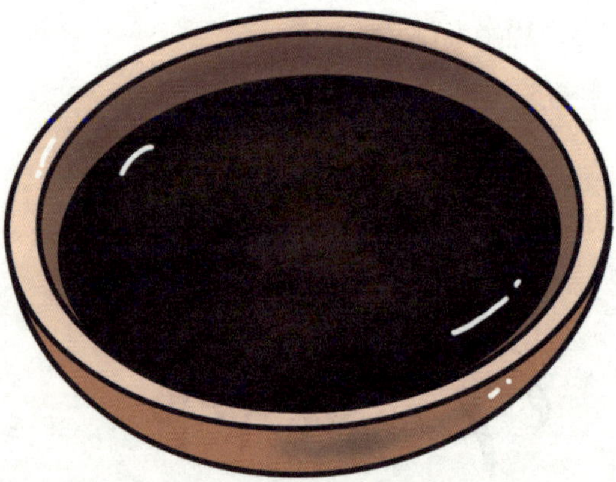

三甲复脉汤

【四诊】

服用上方 21 剂后，症状消除。血压稳定在 125/85mmHg，脉象仍弦细，舌质嫩红且苔少。确认肝肾阴虚尚未完全恢复，建议服用六味地黄丸，每日 2 次，每次 2 丸，连续 1 个月。

【疗效】

开学后反馈，血压持续良好，维持在 120/70mmHg 左右。

【分析】

本案例患者年轻，早期发现并迅速治疗；展现中医通过脉象辨证的方法。首次与第二次诊疗后，第三次就诊时脉象弦细且有力，提示肝肾阴虚、内风扰动。患者原有阴血不足，出汗加重阴液损失，导致阴虚阳亢，化生内风。第三次就诊调整方案，使用三甲复脉汤加平息肝风药，控制血压。第四次就诊脉象仍细，表明阴液未完全恢复，采用六味地黄丸，连续服用 1 个月，最终阴血恢复，血压稳定。治疗依据每次具体情况调整。

案例 6 高血压伴胸闷

【个人信息】

朱某，男，62 岁。

【病史】

2 型糖尿病病史 5 年，高血压病、高血压性心脏病、高脂血症病史 1 年。规律服用阿司匹林肠溶片、阿托伐他汀钙片、苯磺酸左旋氨氯地平缓释片、厄贝沙坦片治疗，血压最高达 180/110mmHg，目前规律服药后血压维持在 150/80mmHg 左右。

【症状表现】

胸闷每 3 ~ 5 天发作 1 次，持续约 3 分钟，服用丹参滴丸后缓解；伴有头晕、头重、气促（尤以活动后明显），肢体沉重易倦。饮食与大小便正常。观察见舌体胖大、舌质稍暗带瘀斑，舌苔白腻，脉象弦滑，血压为155/75mmHg。

【诊断】

西医诊断：高血压病。中医诊断：眩晕痰浊中阻证。

【治则治法】

燥湿祛痰。

【处方】

方拟升清降浊汤加减。

药用：黄芪 20g，升麻 3g，法半夏 10g，茯苓 15g，荷叶 10g，天麻 10g，白术 15g，泽泻 15g，川芎 10g，葛根 15g，白豆蔻 10g，石菖蒲 10g，丹参 12g，甘草 3g。

14 剂，每天 1 剂，水煎，分早晚 2 次温服。

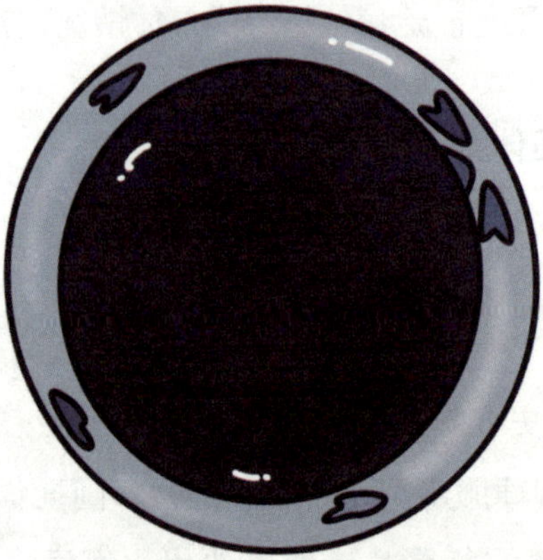

升清降浊汤

【二诊】

胸闷、头晕、乏力有所好转，但睡眠质量不佳。舌体胖大，舌质略暗，舌边有瘀斑，舌苔白腻，脉象弦滑。继续原方加人参 9g，当归 10g，酸枣仁 15g。共 14 剂，每日 1 剂，煎服方法不变。

【疗效】

1 个月后复诊，患者胸闷未再发作，无明显头晕，精神和睡眠良好。

【分析】

患者因清阳不升、浊阴不降致胸闷、头晕、肢体沉重，根源在于脾功能失调。此类病症常与高血压合并肥胖、高血脂、高血糖、高尿酸等关联，治疗宜补气升阳、降逆化浊、平肝和胃。方选升清降浊汤加减，含黄芪、升麻、白术、荷叶以升清阳，配茯苓、法半夏、石菖蒲、泽泻及天麻降浊化痰，佐川芎、丹参、葛根活血行气。复诊时气血未复，则用人参、当归补中益气，酸枣仁养心安神，力求标本兼治。

案例 7　高血压伴失眠

【个人信息】

患者，女性，59 岁。

【病史】

高血压病史半年。给予氯沙坦钾片、艾司唑仑，血压波动在 145~160/80~85mmHg。否认冠心病、糖尿病等其他慢性病史。

【症状表现】

头晕尤以晨起时明显，颈部僵硬，心情烦躁，口干，手足心发热，睡眠浅并多梦。舌尖红，舌苔白，脉象沉。

【诊断】

西医诊断：高血压、睡眠障碍。中医诊断：眩晕不寐，证属心肝血虚。

【治则治法】

养血安神、清热除烦。

【处方】

酸枣仁汤加减。

药用：炒酸枣仁 30g，柏子仁 20g，川芎 6g，知母 15g，茯神 30g，地骨皮 10g，炙甘草 6g，葛根 15g。

水煎服，每日服 1 剂，早晚温服。

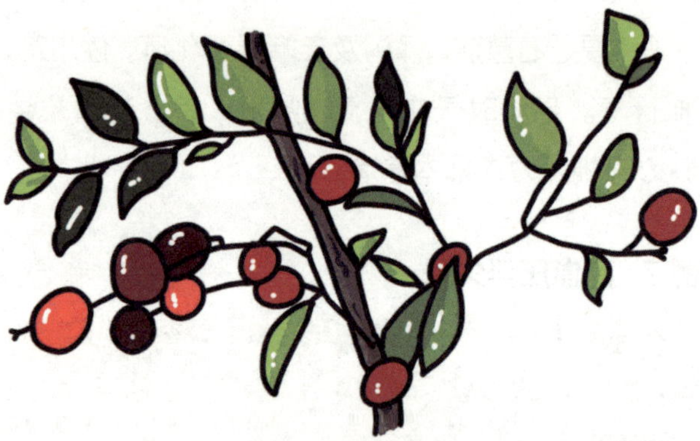

酸枣仁

【二诊】

患者服用上方 14 剂后，血压稳定在 136/80mmHg，睡眠质量改善，头晕、颈部紧张及手足心热的症状减轻，但仍感心烦、口干。检查见舌尖红，舌苔白，脉沉。因此，在原方基础上加莲子心 10g 和合欢花 10g，以清心火、舒肝郁。

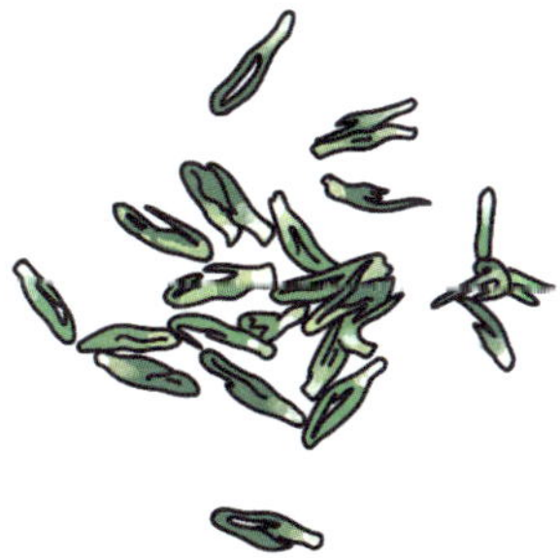

莲子心

【三诊】

患者血压稳定，服用中药后，颈部紧绷、手足发热、心烦及口干症状消失，头晕有所缓解，唯独睡眠仍差。舌色暗红，舌苔白，脉象沉。调整药方，增加川芎至 10g，加入当归 10g，并将炒酸枣仁增至 60g，继续用药 14 天，每日水煎服。

【四诊】

患者血压控制良好，门诊测量血压为 116/80mmHg。服用中药后，头晕和睡眠问题显著改善，其他不适症状均已消失。舌色淡红，舌苔白，脉象沉。建议继续按此药方服用 30 剂，水煎温服。

【分析】

因年龄增长致肾气衰减、肾精亏损，患者步入更年期后期，肾肝关联使精血互化受影响，导致肝肾精血不足，身体各器官滋养不足，引发头晕、失眠等症。鉴于其心烦、口干、手足心热及舌尖红等症状，诊断为心肝血虚并伴有虚热或内火。采用酸枣仁汤加减以滋心肝之血、安神定志。此方由酸枣仁、甘草、知母、茯苓及川芎组成，利用酸甘药材补血养心肝，配以川芎活血行气，防止补益滞涩，整体上达到滋养心肝与安神的功效。建议以此方调理，改善患者的不适症状。

案例 8 高血压伴眩晕

【个人信息】

赵某，男，44 岁。

【病史】

高血压病史 1 年。规律服药，血压仍有较大波动，血压控制在 150/90mmHg 左右，时常感觉头晕胀感。

【症状表现】

头晕胀、沉重，形容如头顶湿巾；晨起小腿浮肿，常感疲乏无力，心慌不安，四肢畏寒，夏季亦然；睡眠质量差，饮食正常，但大便溏泻，每日 2 ~ 3 次；舌淡胖有齿痕，苔白润厚，脉象沉滑；血压 148/90mmHg，心率 75 次 / 分钟，体型肥胖。

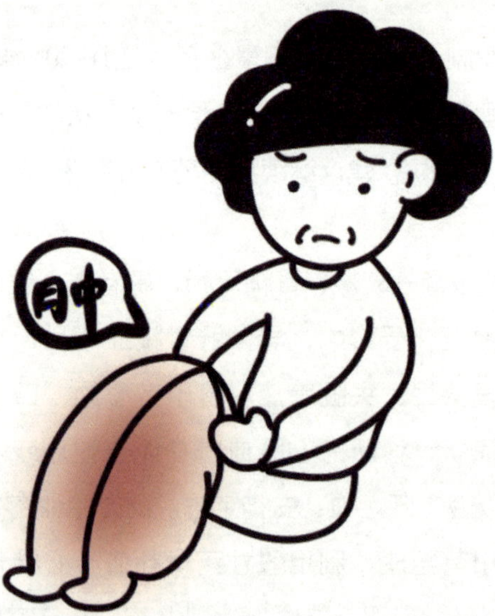

小腿浮肿

【诊断】

西医诊断：高血压。中医诊断：眩晕阳虚水泛证。

【治则治法】

温阳化气利水。

【处方】

方用真武汤。

药用：炮附片 10g，茯苓 20g，炒白术 20g，干姜 10g，加生姜 4 片（每片硬币大小）。

水煎服，日 3 服，7 剂。

嘱其正常服用降压药苯磺酸氨氯地平片 5mg，每天 1 次。适当运动。

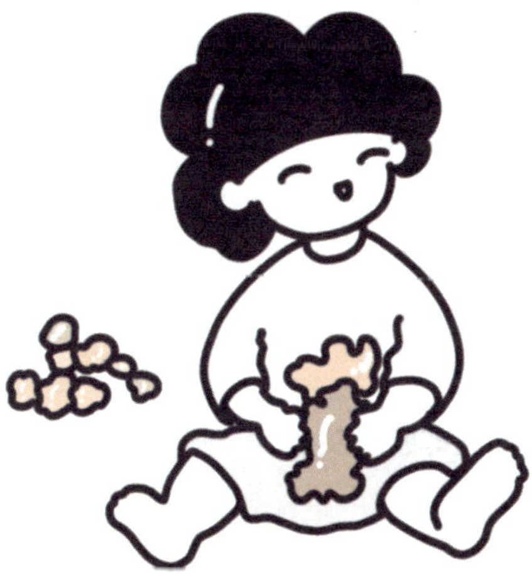

白术

【二诊】

头晕胀及沉重感减轻，小腿浮肿缓解，体力增强，手脚凉好转，精神状态尚可，心慌不安减少。仍存在睡眠问题，大便溏泻，每日 2 次；舌胖大，苔白润，脉沉滑；自测血压稳定在 130 ~ 135/80 ~ 85mmHg。调整处方：炮附片增至 20g，茯苓 30g，生姜 6 片。继续服用 14 剂，并将氨氯地平剂量调整为 2.5mg，每日 1 次。

【三诊】

偶尔头晕胀、沉重感，小腿浮肿消失，手脚转暖，心慌不安感消除，食欲和睡眠良好，精神饱满。大便溏，每日 1 次；舌胖，苔白，脉沉偏滑但较前有力。自测血压最高 130/85mmHg。炮附片增至 25g，其余不变，继续服用 14 剂，并尝试停止使用西药降压药，建议适量运动。

【四诊】

患者症状全部缓解，自感轻松无疲劳，大小便正常，舌淡苔薄白微润，脉滑，自测血压峰值 125/80mmHg。治疗方案不变，继续服药 14 剂且期间不停止运动和规律作息。之后炮附片减量至 10g，再服 30 剂以巩固疗效。

【疗效】

随访 1 年，患者血压稳定，上述症状未复发。

案例 9 高血压伴眩晕头痛

【个人信息】

患者，女，52 岁。

【病史】

高血压病史近 2 年，口服苯磺酸左旋氨氯地平片，血压控制欠佳，血压长期处于收缩压 140~160mmHg、舒张压 80~100 mmHg 的范围内。

【症状表现】

患者偶尔出现头晕、头痛，伴双眼干涩，头晕时伴有轻微恶心感，胸闷心悸，食欲一般，睡眠质量不高，大便不够通畅，每日 1 次，大便质地黏。舌色暗红，苔白腻，脉象弦涩。

【诊断】

西医诊断：高血压。中医诊断：眩晕痰湿血瘀证。

【治则治法】

祛痰健脾，活血通络。

【治疗方法】

按序拍打全身经络 3 轮，直至皮肤潮红；点按百会、风池、肩井、太阳、涌泉、太溪、三阴交穴位，每穴 5 分钟；因大便黏腻，加点足三里、天枢以助健脾化湿；进行舌下青筋放血，量 30 ~ 100ml。

【二诊】

患者眩晕缓解，仍有头痛、心悸与失眠症状，饮食正常，大便已改善，每日 1 次。舌色暗红，苔白腻，脉弦，血压 130/85mmHg。治疗措施包括：按序拍打全身经络 3 轮至皮肤潮红；点按百会、风池、肩井、太阳穴，每穴 5 分钟；加按膻中、大陵、合谷、列缺、脑空穴以安神止痛，同样每穴 5 分钟。

【三诊】

患者经治疗后，头晕、头痛显著改善，大便正常，睡眠良好。血压稳定在 125/89mmHg 左右。舌淡红，苔薄白，脉缓。治疗包括：按序拍打全身经络 3 轮至皮肤潮红，点按百会、风池、肩井、太阳穴各 5 分钟。门诊随访半年，病情稳定。

【分析】

患者为中老年女性，体型肥胖，加之平素嗜食肥甘厚味，久坐少动，脾气亏虚，运化失司，痰湿内生，阻滞气机，气滞则血行无力，久病则脉络痹阻，脑窍失养，故出现头晕、头痛等症状，采用健脾化痰、活血化瘀的方法标本兼治，使患者五脏阴阳调和，血压自降。

案例 10 围绝经期高血压

【个人信息】

患者，女，50 岁。

【病史】

高血压病史 2 个月。规律服用卡托普利。

【症状表现】

眩晕、头痛，血压达 160/110mmHg，伴有腰膝酸软、多梦、夜间潮热盗汗、口干口苦，舌红少津，脉弦细数。

【诊断】

西医诊断：高血压。中医诊断：围绝经期诸症阴虚阳亢。

【治则治法】

调和阴阳。

【治疗方法】

针刺主穴包括百会、大椎、印堂、关元、三阴交、公孙；配穴为太溪、太冲。治疗时，患者静坐休息 5 分钟后测量血压。先在大椎施行导气法，随后依次针刺其余穴位，采用小幅提插捻转手法至得气，留针 30 分钟。针刺结束后休息 5 分钟再次测量血压。每天治疗 1 次，每周 5 次，持续 4 周。

【疗效】

针刺20次后，患者眩晕、头痛显著减轻，伴随症状亦有改善。治疗期间，随着针刺次数增加，血压整体呈下降趋势，偶有波动。2个月后随访，患者收缩压稳定在120~135mmHg，舒张压在65~80mmHg之间，围绝经期症状明显好转。

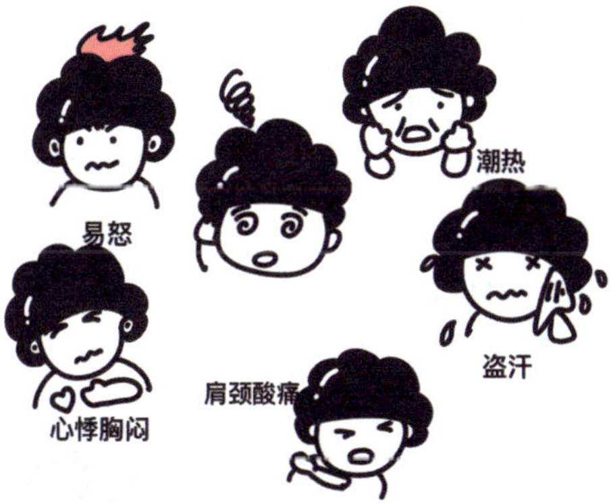

围绝经期诸症

【分析】

围绝经期高血压在中医理论中归类于“围绝经期诸症”，其发病机制与肾精亏损、肝血不足导致的阴阳失衡密切相关。根据《素问·上古天真论》，女性至“七七”之年，肾精衰减，天癸枯竭，导致冲任脉虚损，阴阳失调。治疗原则为平衡阴阳、调理冲任，选取任脉、督脉及其交汇穴位为主穴，如百会、大椎、印堂、关元等，以调节全身阴阳、清利头目、益精填髓，辅以三阴交、公孙等妇科常用穴及太冲、太溪等配穴调补肝肾、健脾益胃，共同作用于疏通经络、调和气血，以达到降压和平调阴阳的目的。通过针灸这些特定穴位，可以有效缓解围绝经期症状并控制血压。

二、跨案例比较分析

以上 8 个案例涵盖了不同性别、年龄、症状表现的高血压患者，每个案例都有其独特的病史背景、临床症状以及相应的治疗方案。从中医角度出发，这些案例反映了高血压在不同个体中的多样性和复杂性，并展示了中医辨证论治的特点。

1. 共同点

大多数患者均有多年高血压病史。除了高血压以外，患者往往伴随有头晕、头痛、失眠、乏力等症状。在治疗过程中，不仅注重降压，同时还要兼顾患者的整体健康状态，通过中药调理达到标本兼治的目的。

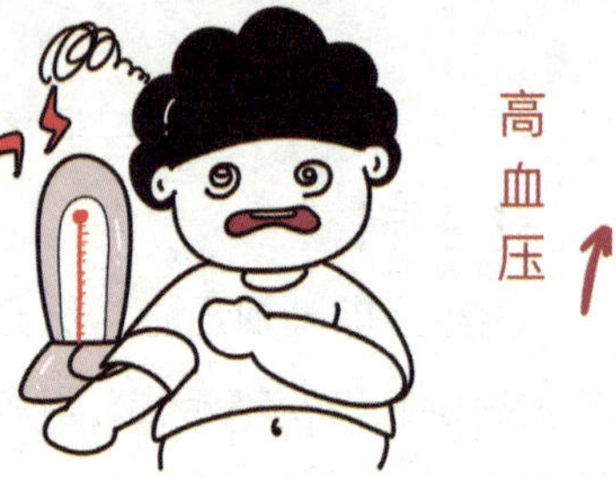

围绝经期诸症

2. 区别点

（1）个人差异

性别、年龄、生活习惯的不同导致患者体质各异，因此治疗方案各有侧重。

（2）病因病机

根据患者具体情况，病因病机分析各有侧重，如案例 1 强调肝肾阴虚、脾胃阳虚，案例 2 关注气郁化火等。

（3）治疗方法

在治疗原则上，大多数案例采用了滋补肝肾、平抑肝阳、健脾化湿等策略，反映了中医“治未病”的思想，即通过调和机体阴阳平衡来达到治病求本的效果。治疗方法多样，包括中药汤剂、膏方、针灸等非药物疗法相结合的方式，体现了中医学整体观念与辨证施治的特点。

（4）用药差异

尽管都是中药治疗，但具体药物组合、剂量、煎煮方法等存在很大差异，体现了中医个性化治疗的特点。

3. 综合分析

中医治疗高血压重视个体差异，根据患者的具体情况进行辨证施治，体现了“一人一方”的治疗理念。除了直接针对高血压本身，中医治疗还兼顾了患者的全身状态，通过调理脏腑功能达到治疗目的。通过多次复诊调整方案，观察到患者症状逐步改善，血压得到有效控制，体现了中医治疗的持续性和有效性。

这些案例展示了中医治疗高血压的独特优势及其在实际应用中的灵活性与有效性。值得注意的是，尽管中药治疗显示出了良好的效果，但在实际操作中应当遵循医嘱，并结合现代医学检测手段综合评估治疗效果。

附录

附录一、相关经脉及腧穴

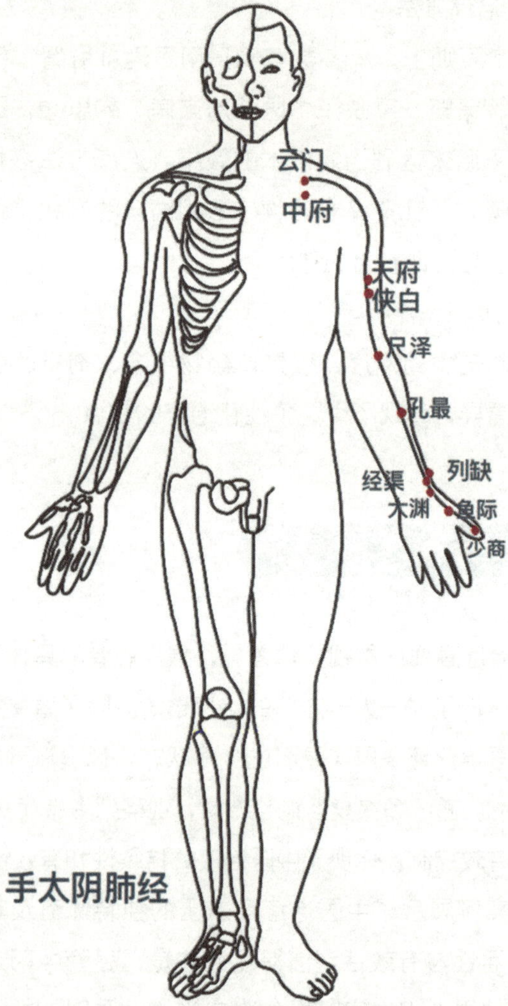

手太阴肺经1

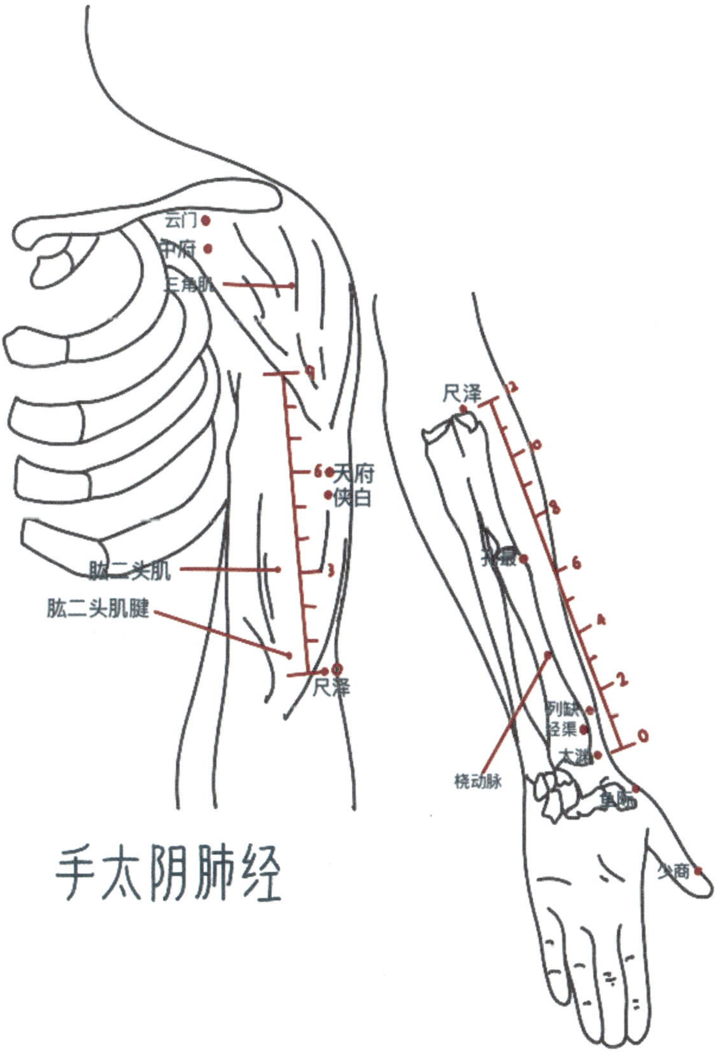

手太阴肺经

手太阴肺经 2

手阳明大肠经

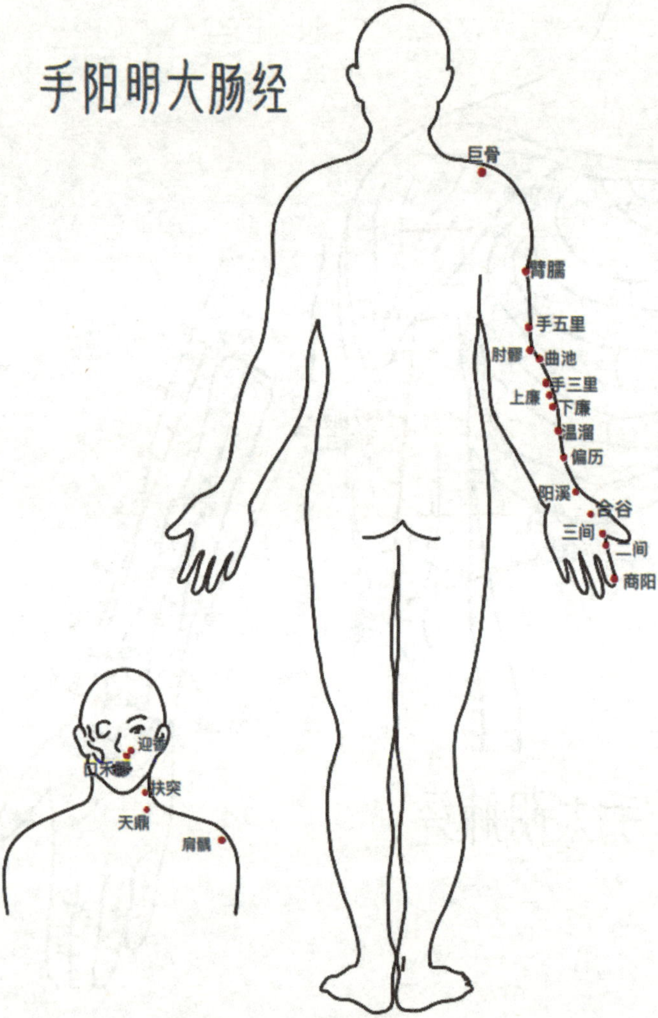

手阳明大肠经 1

手阳明大肠经

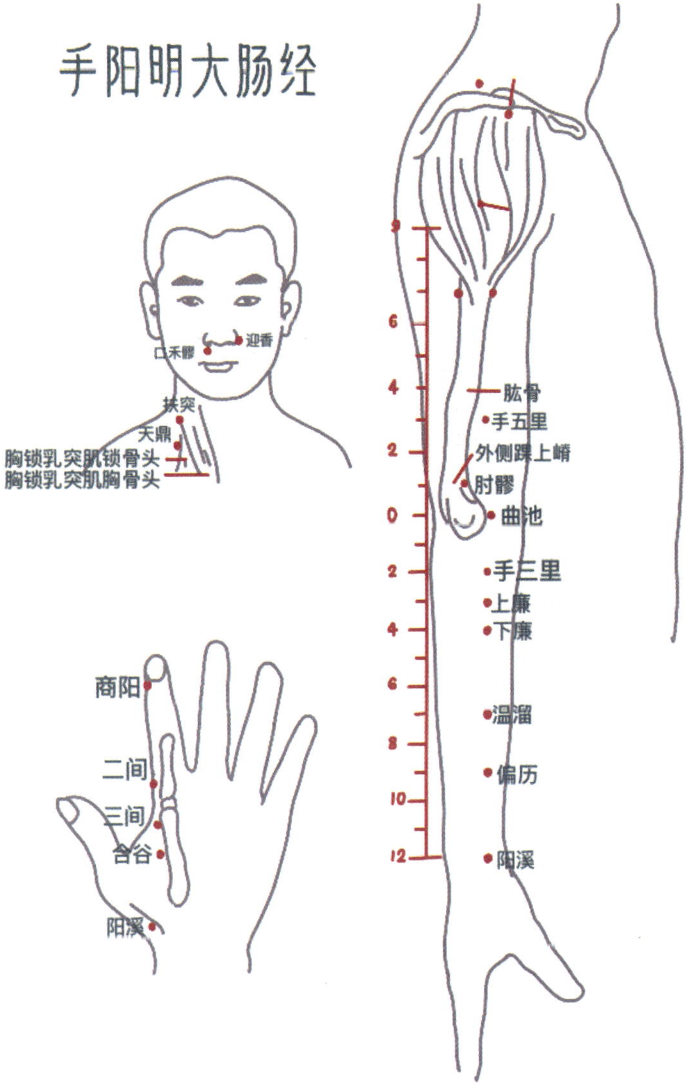

手阳明大肠经 2

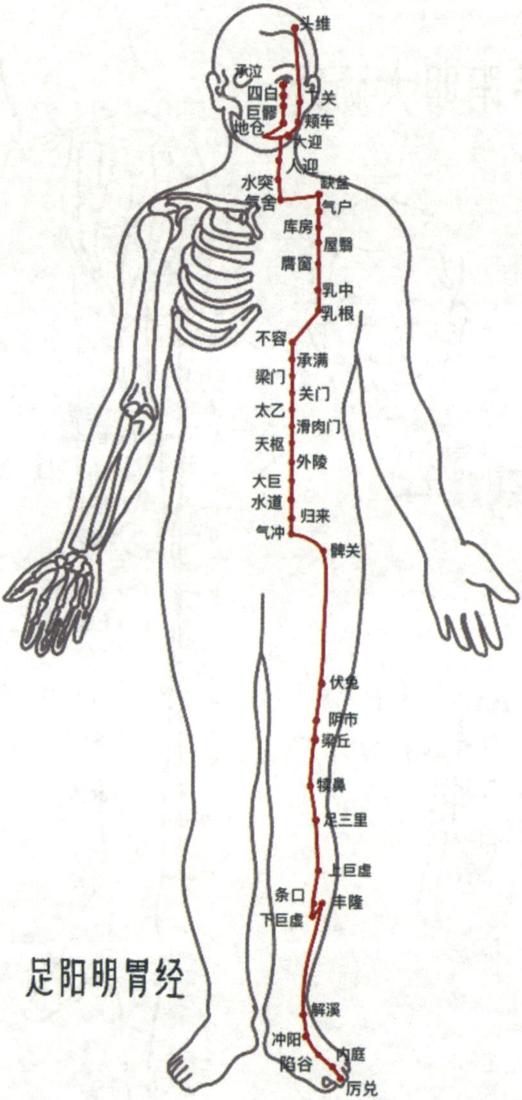
头维
承泣
四白
下关
巨髎
颊车
地仓
大迎
人迎
水突
缺盆
气舍
气户
库房
屋翳
膺窗
乳中
乳根
不容
承满
梁门
关门
太乙
滑肉门
天枢
外陵
大巨
水道
归来
气冲
髀关
伏兔
阴市
梁丘
犊鼻
足三里
上巨虚
条口
丰隆
下巨虚
解溪
冲阳
内庭
陷谷
厉兑
足阳明胃经

足阳明胃经1

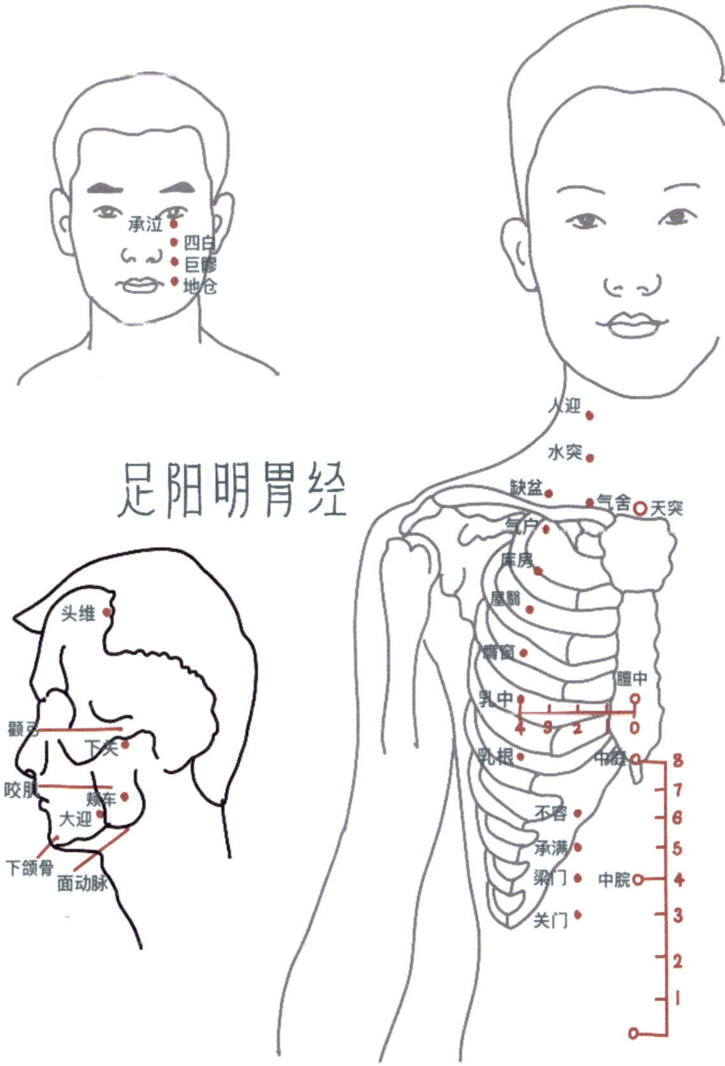
足阳明胃经
承泣
四白
巨髎
地仓
人迎
水突
缺盆
气舍
天突
气户
库房
屋翳
膺窗
膻中
乳中
乳根
中庭
不容
承满
梁门
中脘
关门
头维
颧弓
下关
咬肌
颊车
大迎
下颌骨
面动脉

足阳明胃经2

足阳明胃经

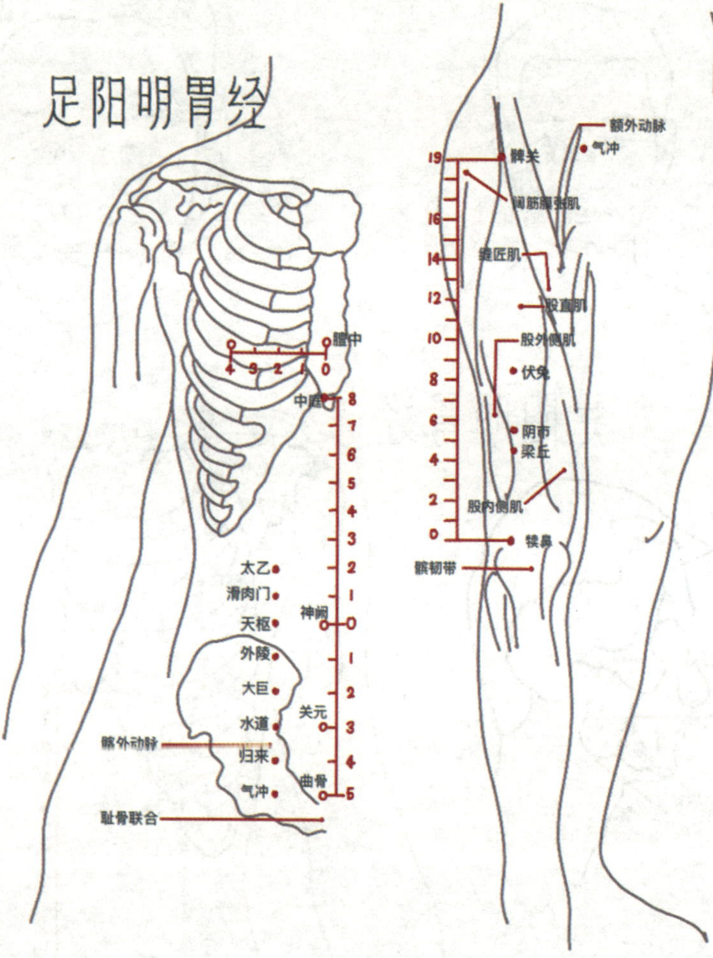

足阳明胃经3

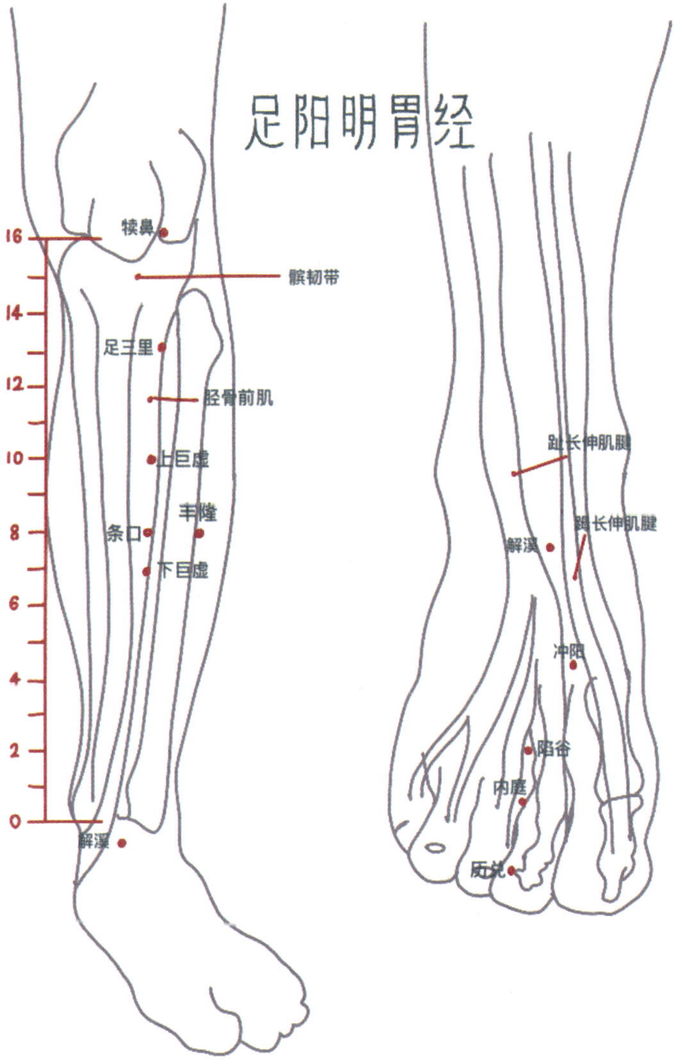
足阳明胃经
犊鼻
髌韧带
足三里
胫骨前肌
上巨虚
丰隆
条口
下巨虚
解溪
16
14
12
10
8
6
4
2
0
趾长伸肌腱
踇长伸肌腱
解溪
冲阳
陷谷
内庭
厉兑

足阳明胃经 4

足太阴脾经

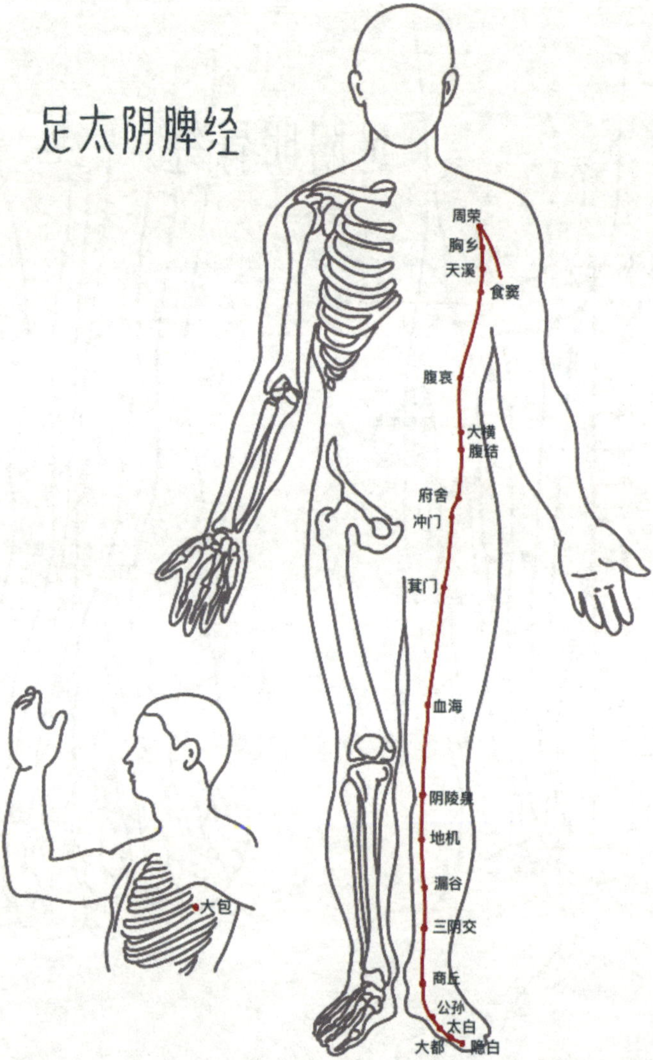

足太阴脾经 1

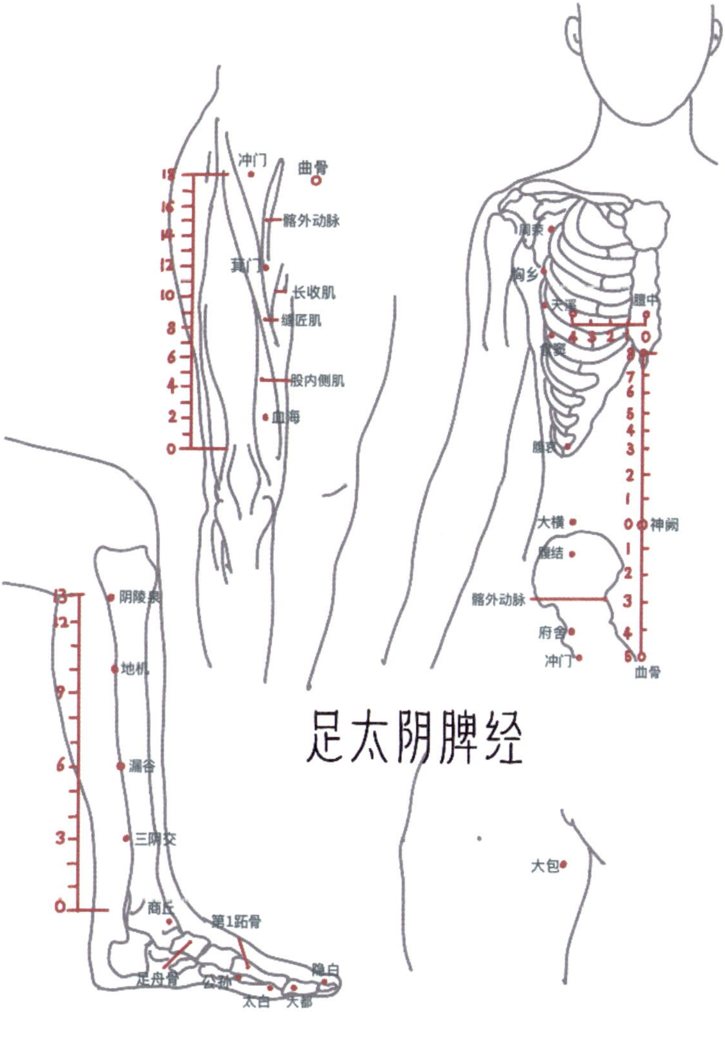
足太阴脾经
冲门
曲骨
髂外动脉
箕门
长收肌
缝匠肌
股内侧肌
血海
周荣
胸乡
天溪
膻中
食窦
腹哀
大横
神阙
腹结
髂外动脉
府舍
冲门
曲骨
阴陵泉
地机
漏谷
三阴交
商丘
第1跖骨
足舟骨
公孙
太白
大都
隐白
大包

足太阴脾经 1

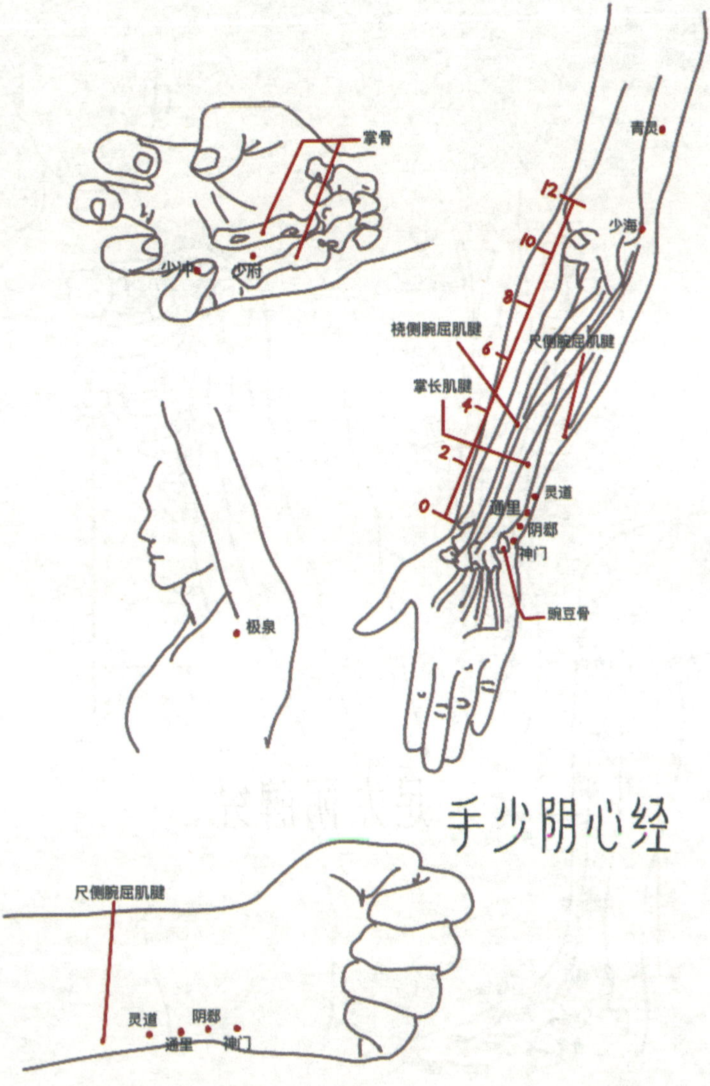
掌骨
少冲
少府
青灵
少海
12
10
8
6
4
2
0
桡侧腕屈肌腱
尺侧腕屈肌腱
掌长肌腱
灵道
通里
阴郄
神门
腕豆骨
极泉
手少阴心经
尺侧腕屈肌腱
灵道
阴郄
通里
神门

手少阴心经

手太阳小肠经

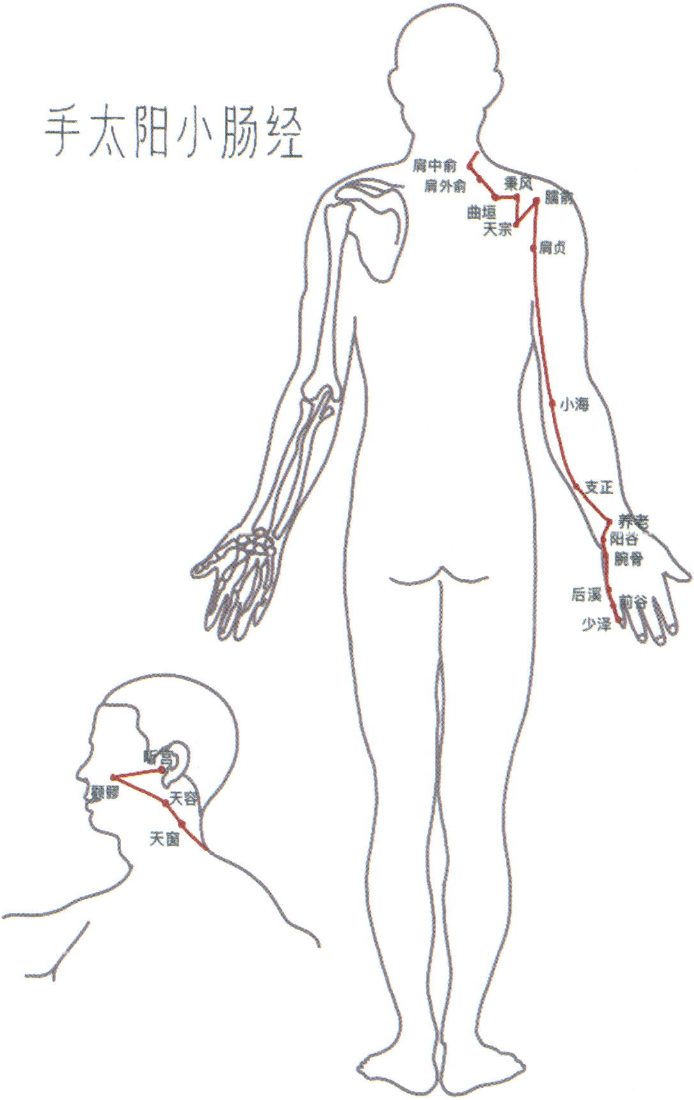

手太阳小肠经 1

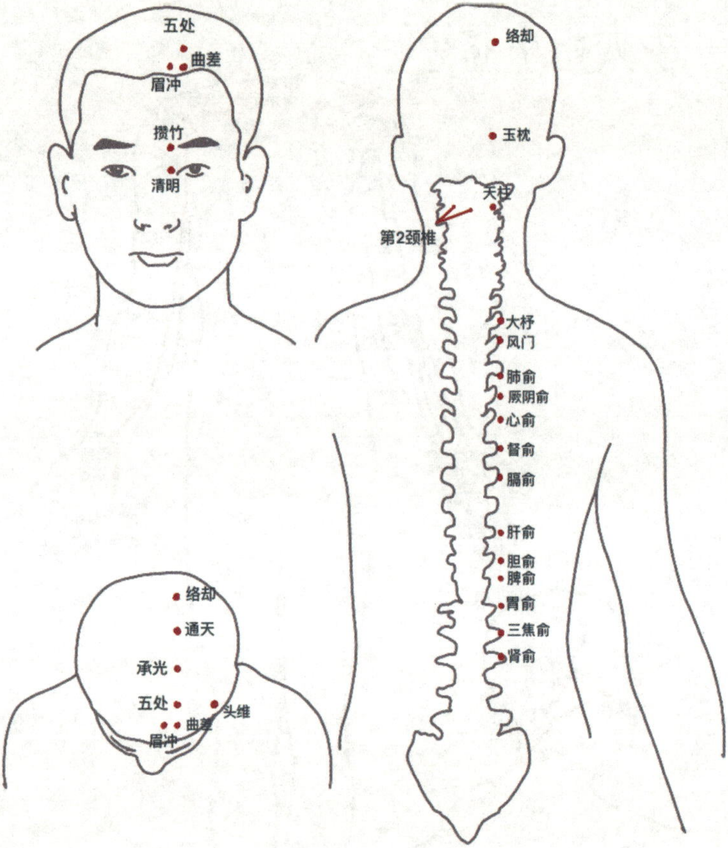
五处
曲差
眉冲
攒竹
清明
络却
玉枕
天柱
第2颈椎
大杼
风门
肺俞
厥阴俞
心俞
督俞
膈俞
肝俞
胆俞
脾俞
胃俞
三焦俞
肾俞
络却
通天
承光
五处
头维
曲差
眉冲

手太阳小肠经2

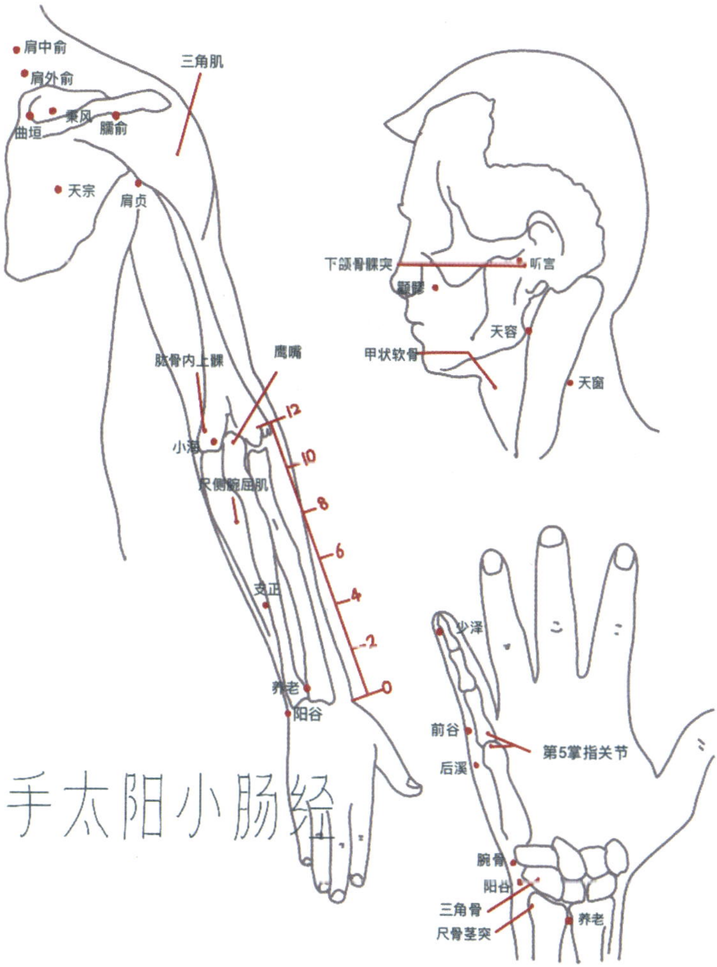
肩中俞
肩外俞
秉风
曲垣
臑俞
三角肌
天宗
肩贞
肱骨内上髁
鹰嘴
小海
尺侧腕屈肌
支正
养老
阳谷
12
10
8
6
4
2
0
手太阳小肠经
下颌骨髁突
听宫
颧髎
天容
甲状软骨
天窗
少泽
前谷
第5掌指关节
后溪
腕骨
阳谷
三角骨
尺骨茎突
养老

手太阳小肠经 3

足太阳膀胱经

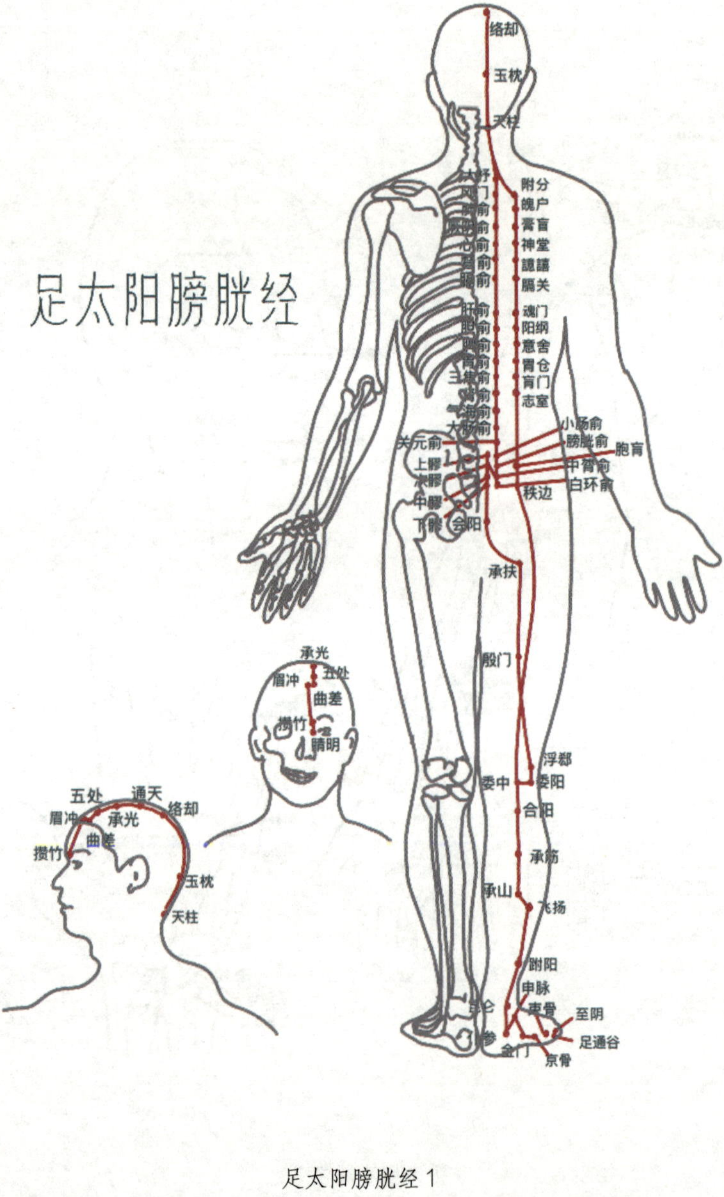

足太阳膀胱经 1

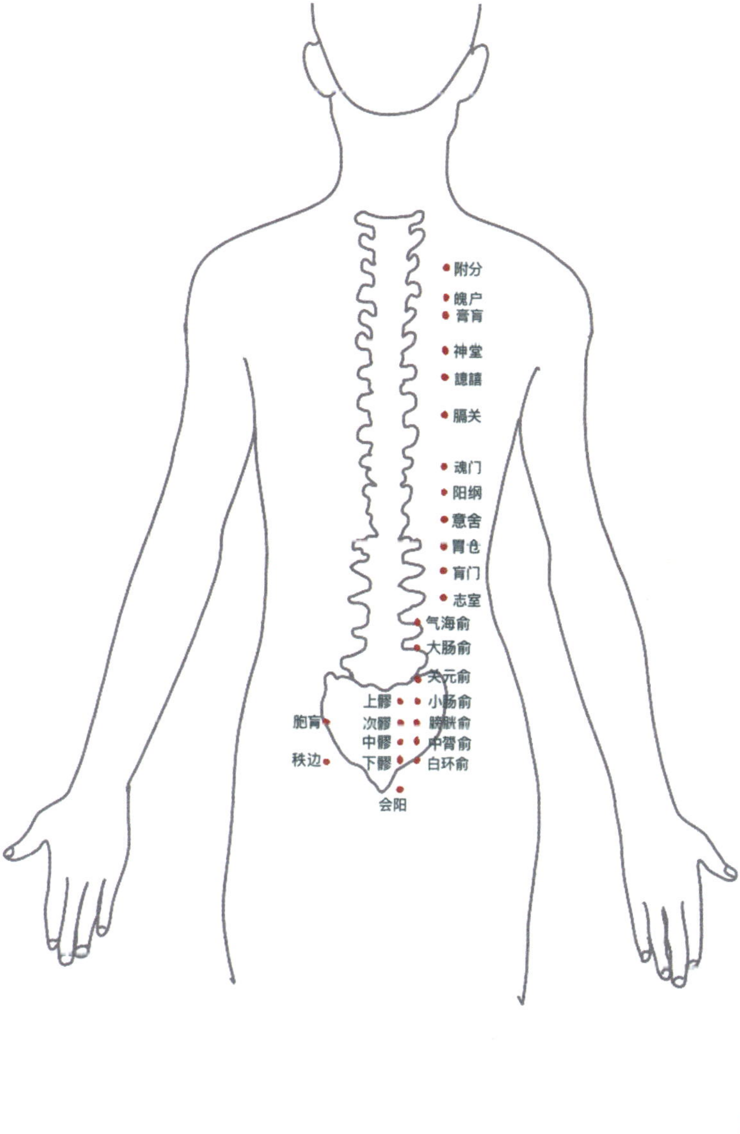
附分
魄户
膏肓
神堂
譩譆
膈关
魂门
阳纲
意舍
胃仓
肓门
志室
气海俞
大肠俞
关元俞
上髎
小肠俞
胞肓
次髎
膀胱俞
中髎
中膂俞
秩边
下髎
白环俞
会阳

足太阳膀胱经 2

足太阳膀胱经

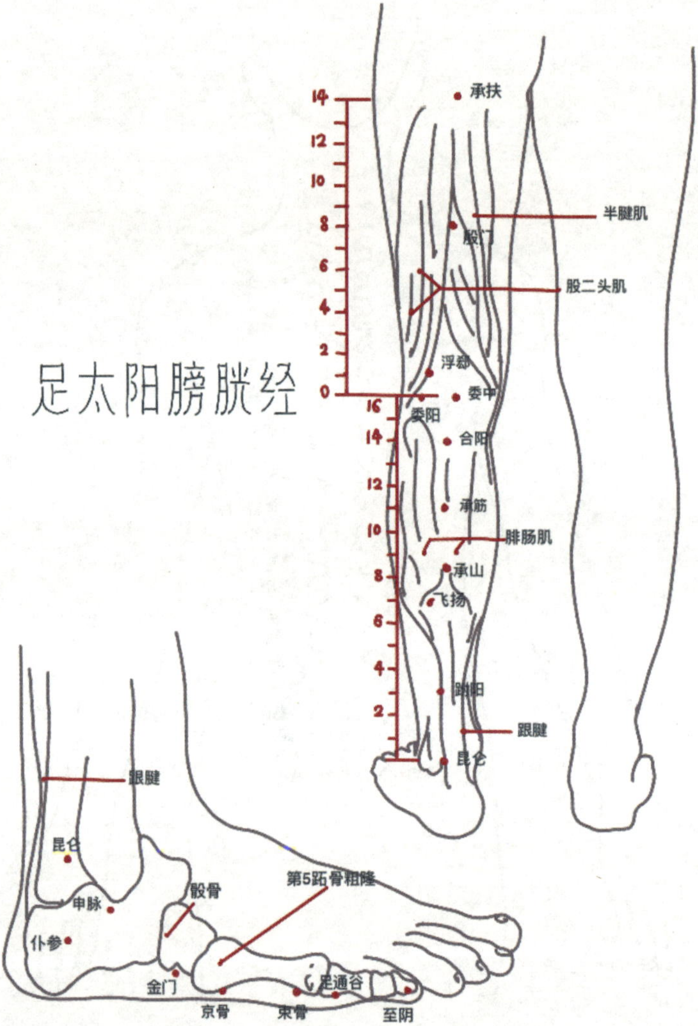

足太阳膀胱经3

足少阴肾经

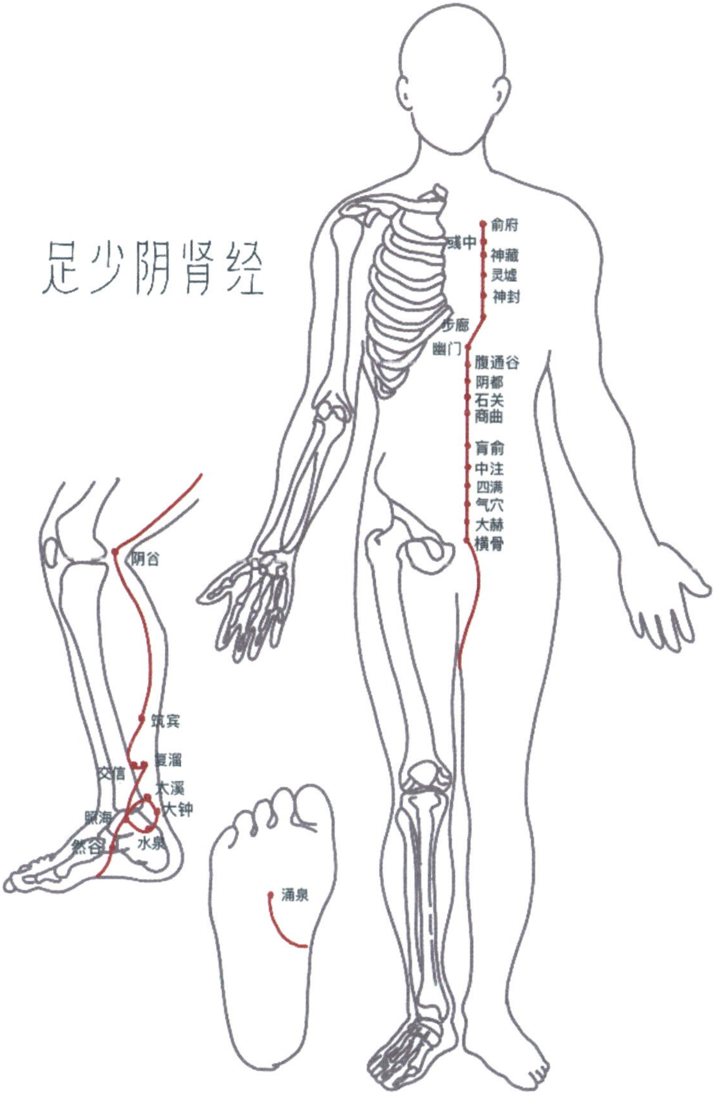

足少阴肾经 1

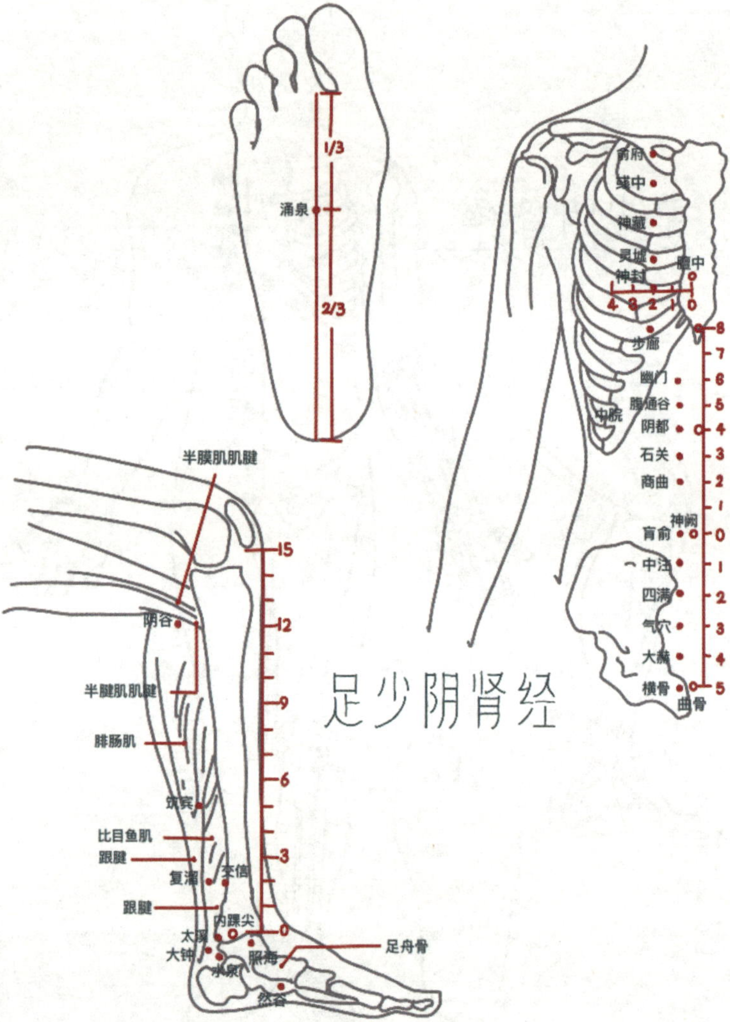
足少阴肾经
1/3
涌泉
2/3
俞府
神藏
膻中
步廊
幽门
阴都
石关
商曲
神阙
肓俞
四满
气穴
横骨
曲骨
半膜肌肌腱
阴谷
半腱肌肌腱
腓肠肌
筑宾
比目鱼肌
跟腱
复溜
交信
内踝尖
太溪
大钟
照海
水泉
然谷
足舟骨

足少阴肾经2

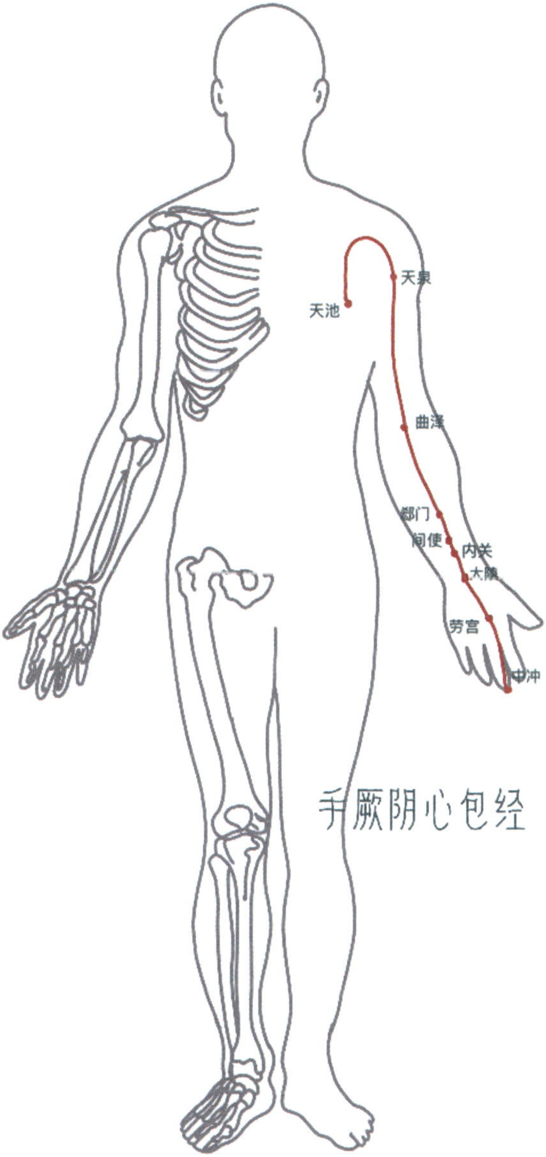

手厥阴心包经 1

手厥阴心包经

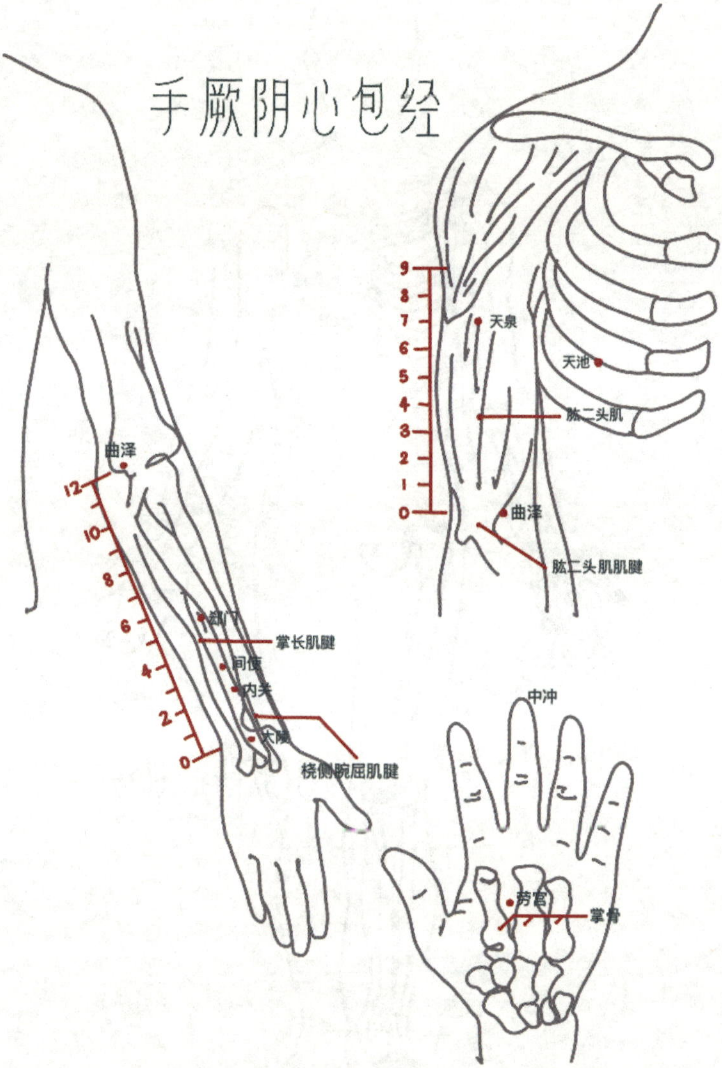

手厥阴心包经2

手少阳三焦经

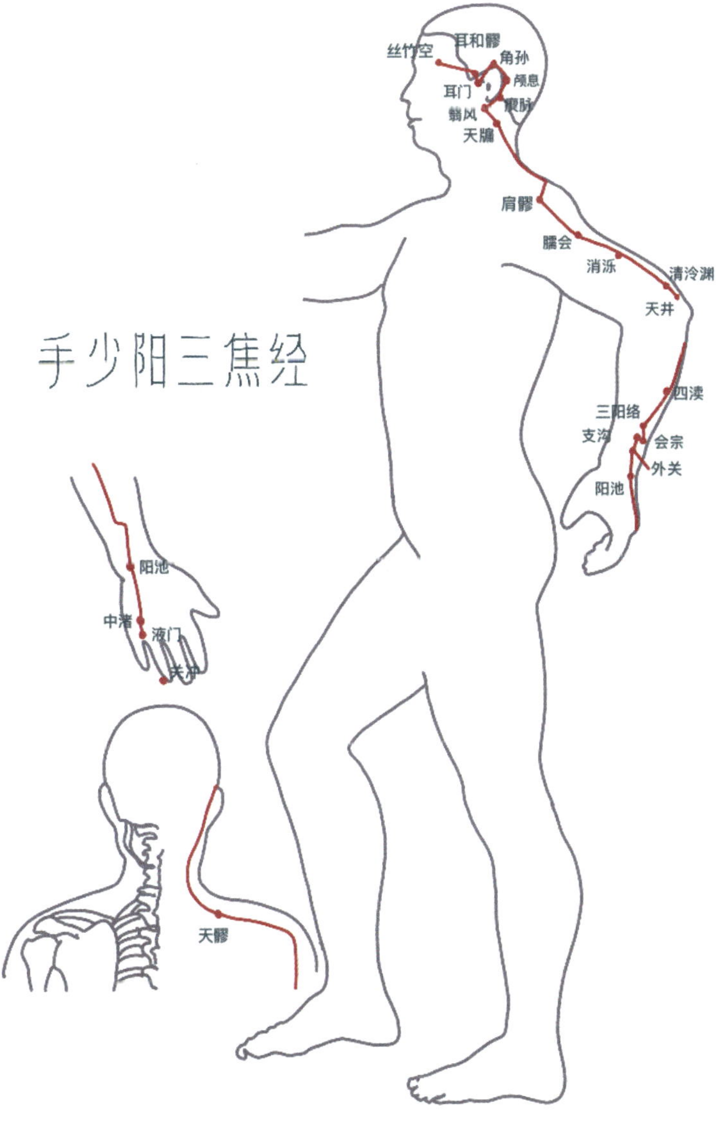

手少阳三焦经1

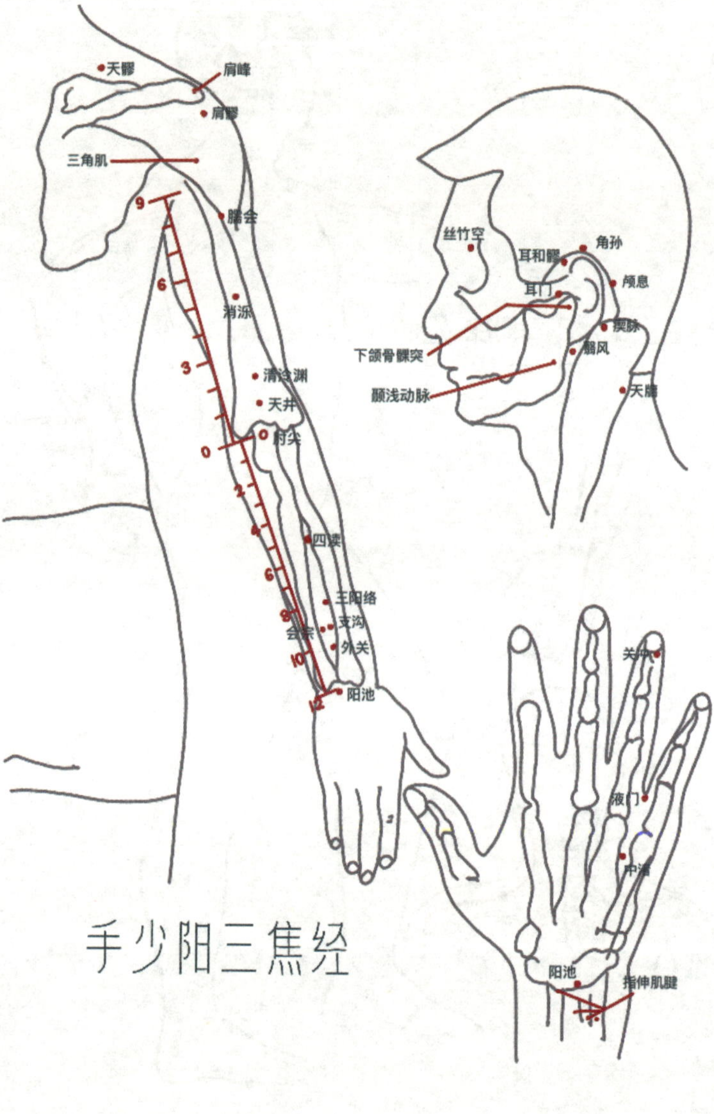

手少阳三焦经

手少阳三焦经2

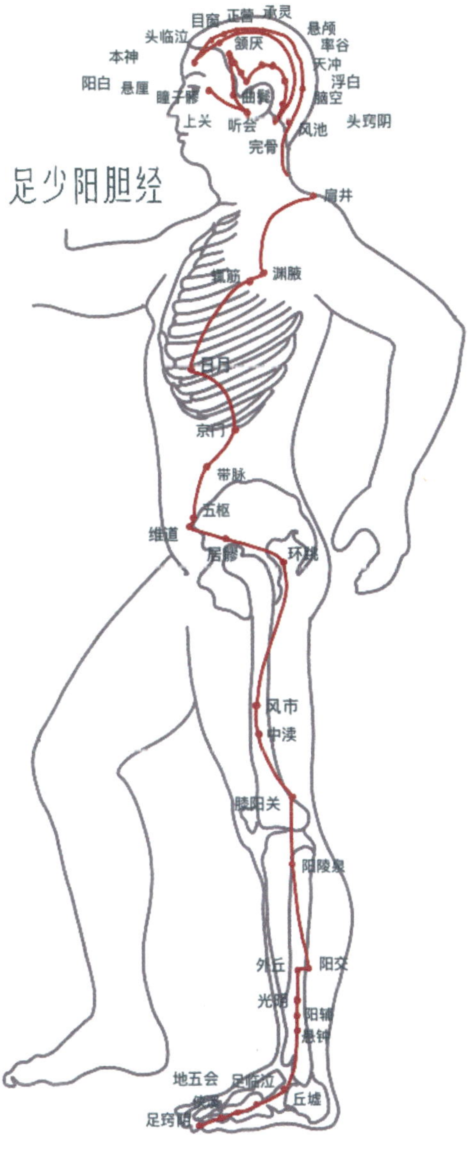
足少阳胆经
目窗
承灵
头临泣
颔厌
悬颅
悬厘
本神
天冲
浮白
阳白
悬厘
瞳子髎
曲鬓
脑空
上关
听会
风池
头窍阴
完骨
肩井
渊腋
日月
京门
带脉
五枢
维道
居髎
环跳
风市
中渎
膝阳关
阳陵泉
外丘
阳交
光明
阳辅
悬钟
地五会
足临泣
丘墟
足窍阴

足少阳胆经 1

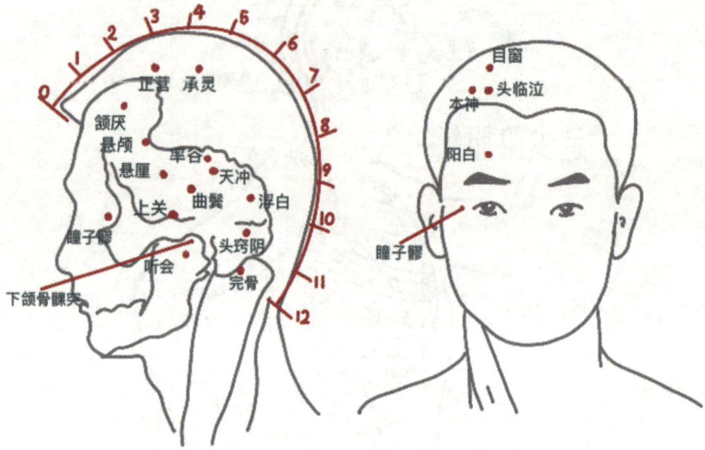

足少阳胆经

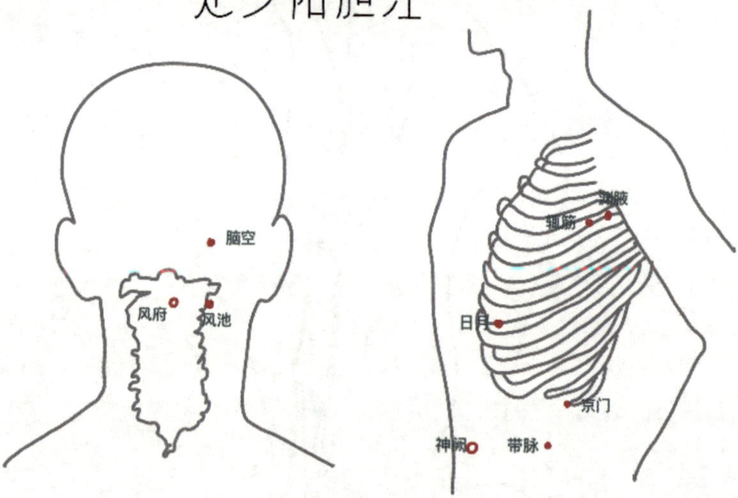

足少阳胆经 2

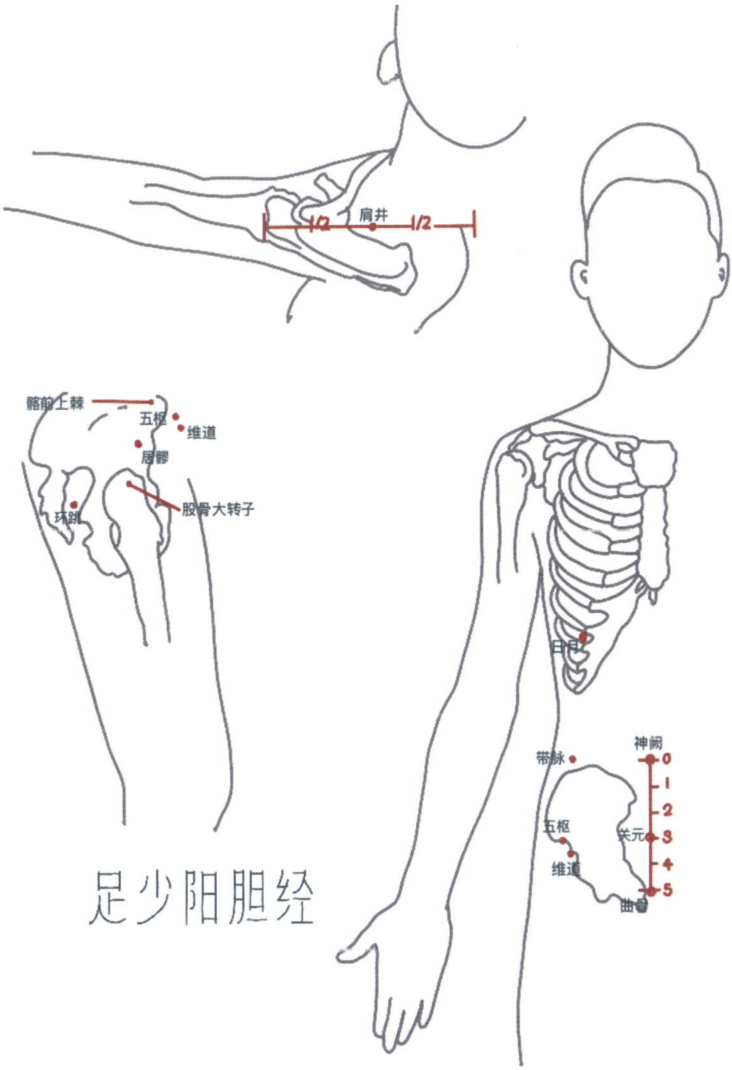

足少阳胆经3

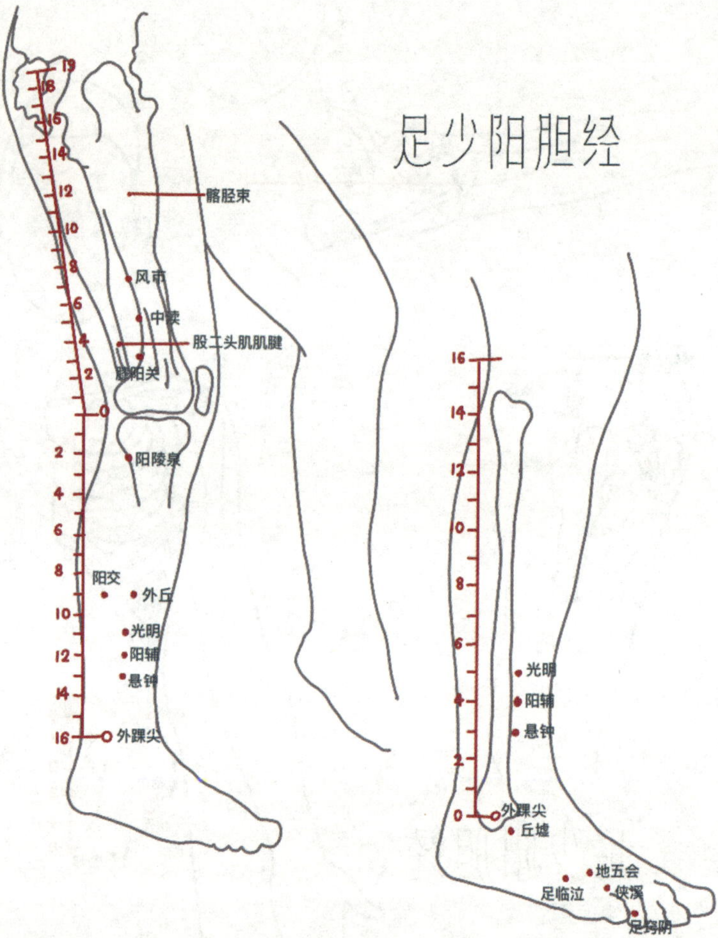
足少阳胆经
髂胫束
风市
中渎
股二头肌肌腱
膝阳关
阳陵泉
阳交
外丘
光明
阳辅
悬钟
外踝尖
光明
阳辅
悬钟
外踝尖
丘墟
地五会
足临泣
侠溪
足窍阴

足少阳胆经 4

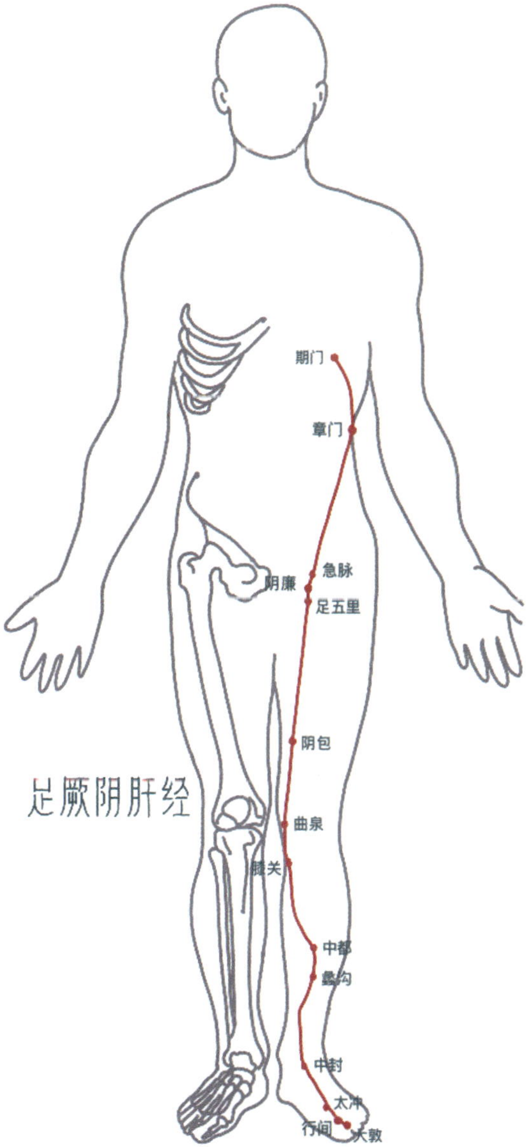

足厥阴肝经 1

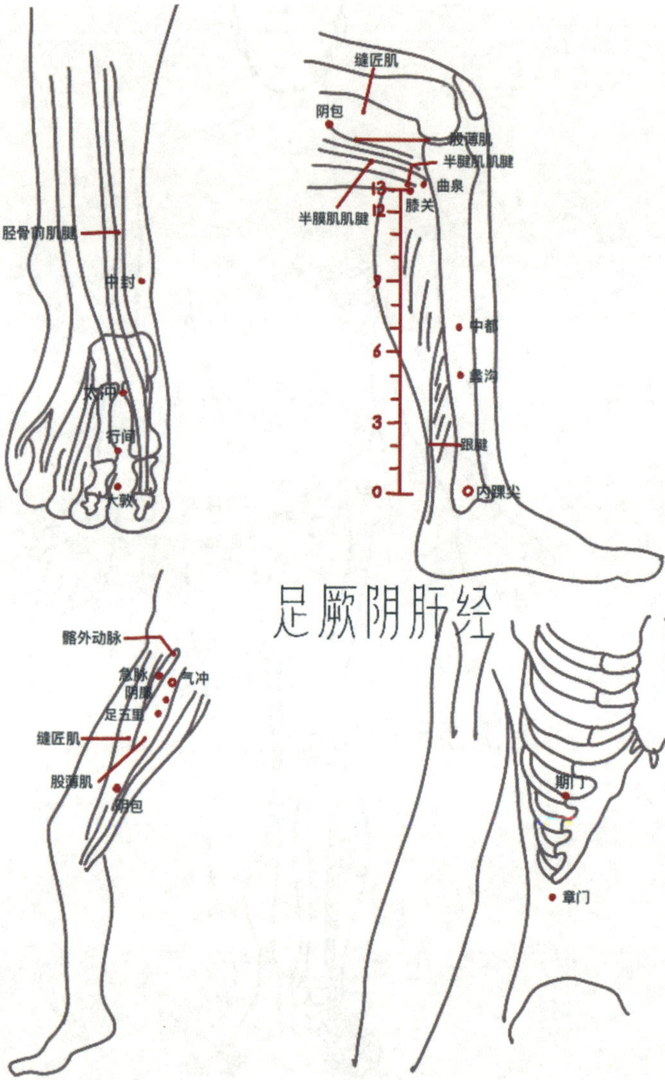
足厥阴肝经
缝匠肌
阴包
股薄肌
半腱肌肌腱
曲泉
13
12
膝关
半膜肌肌腱
9
6
3
0
中都
蠡沟
跟腱
胫骨前肌腱
中封
太冲
行间
大敦
髂外动脉
急脉
气冲
阴廉
足五里
缝匠肌
股薄肌
阴包
期门
章门

足厥阴肝经 2

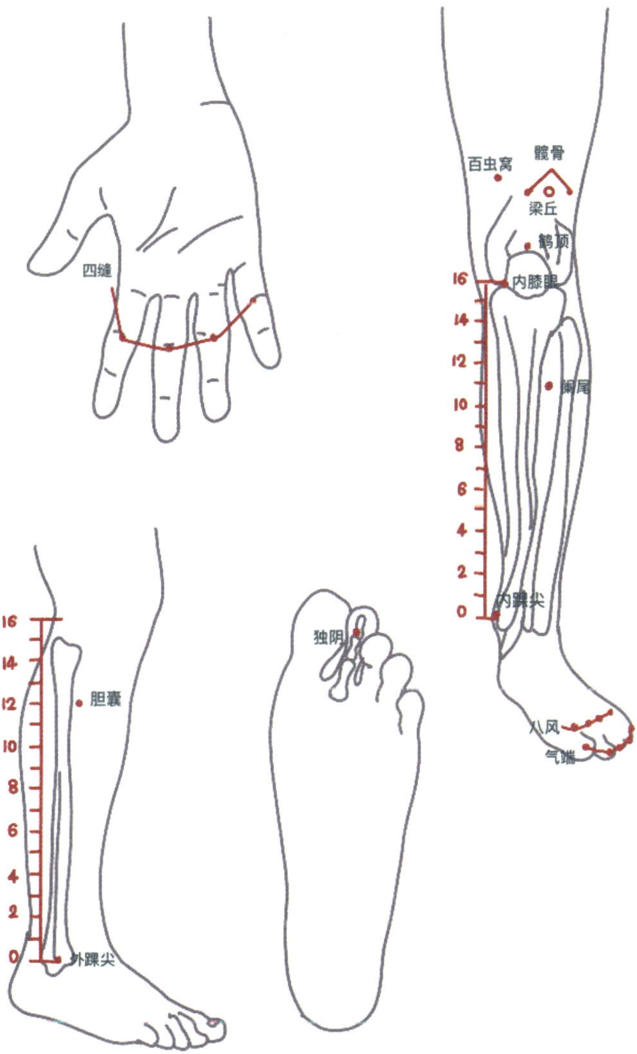

足厥阴肝经3

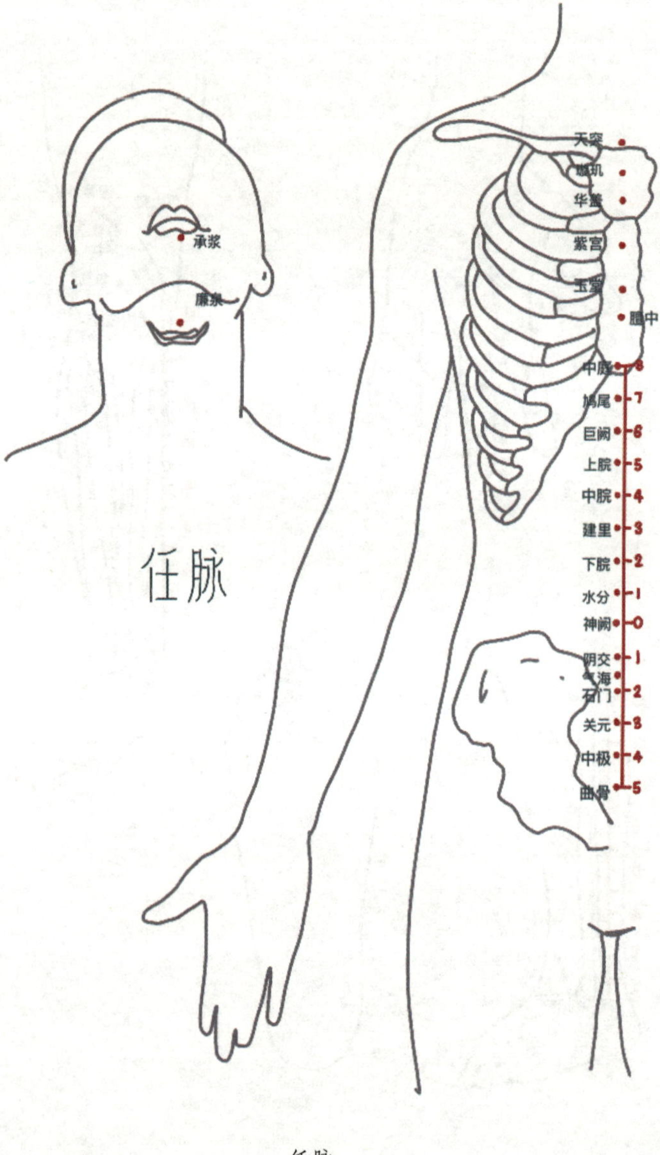
任脉
承浆
廉泉
天突
璇玑
华盖
紫宫
玉堂
膻中
中庭 8
鸠尾 7
巨阙 6
上脘 5
中脘 4
建里 3
下脘 2
水分 1
神阙 0
阴交 1
气海
石门 2
关元 3
中极 4
曲骨 5

任脉

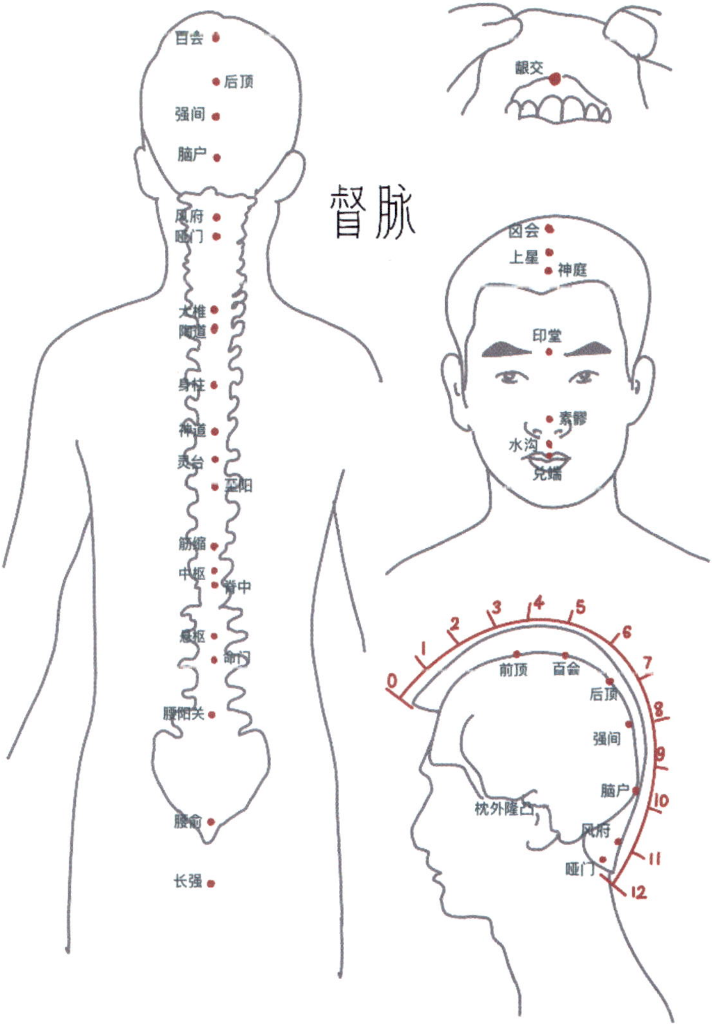
督脉
百会
后顶
强间
脑户
风府
哑门
大椎
陶道
身柱
神道
灵台
至阳
筋缩
中枢
脊中
悬枢
命门
腰阳关
腰俞
长强
龈交
囟会
上星
神庭
印堂
素髎
水沟
兑端
0
1
2
3
4
5
6
7
8
9
10
11
12
前顶
百会
后顶
强间
脑户
枕外隆凸
风府
哑门

督脉 1

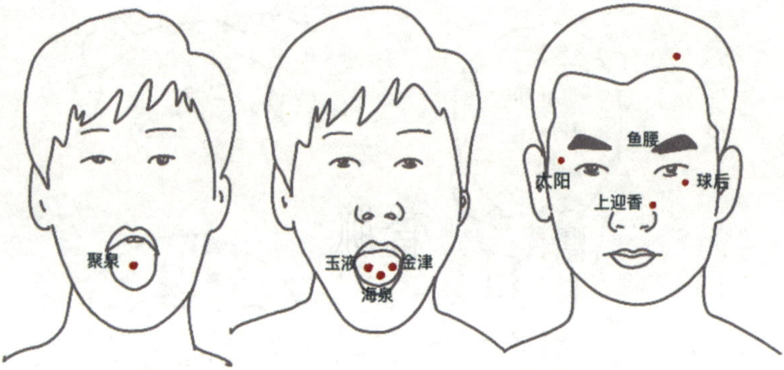

督脉

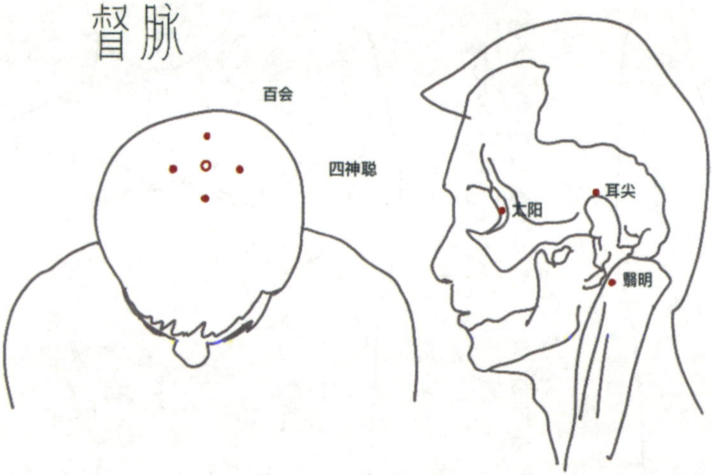

督脉 2

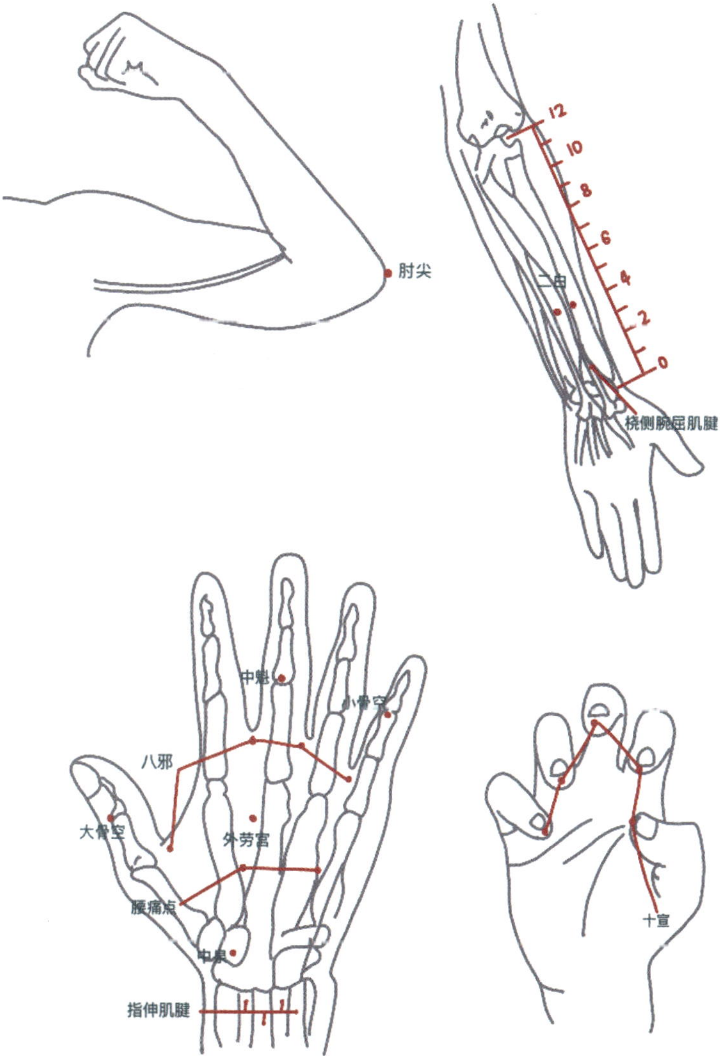

督脉 3

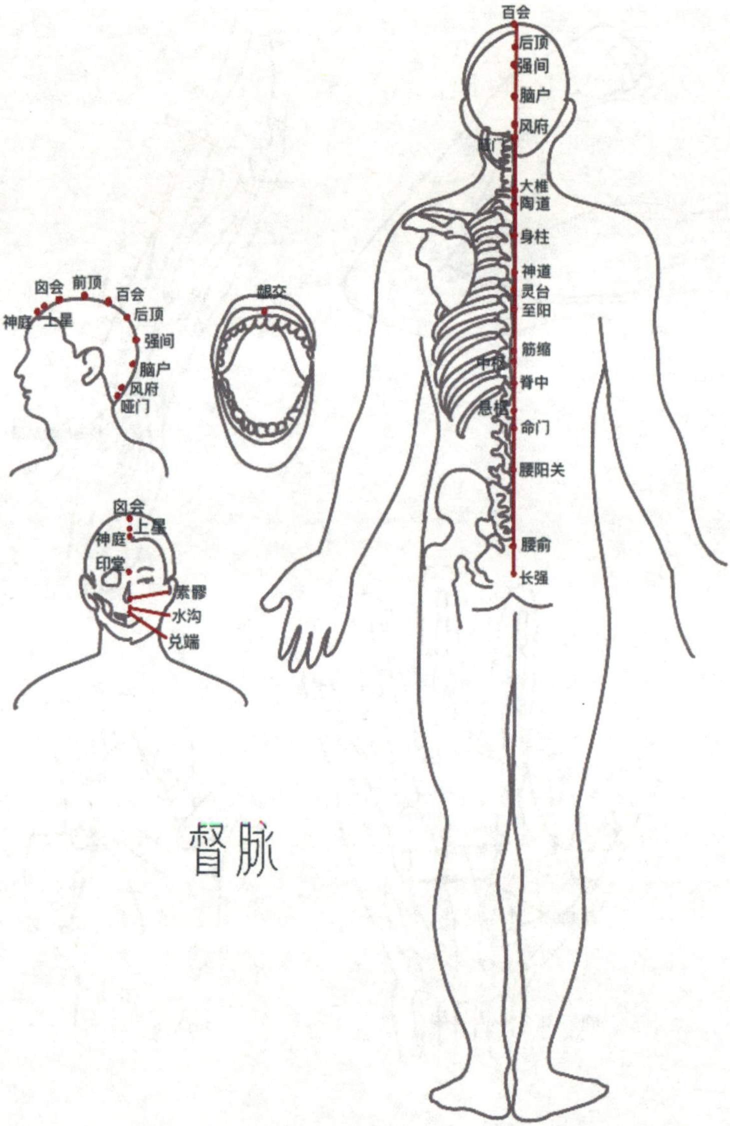
囟会
前顶
百会
神庭
上星
后顶
强间
脑户
风府
哑门
龈交
囟会
上星
神庭
印堂
素髎
水沟
兑端
百会
后顶
强间
脑户
风府
大椎
陶道
身柱
神道
灵台
至阳
筋缩
脊中
命门
腰阳关
腰俞
长强

督脉

督脉 4

附录二、常用推拿按摩手法

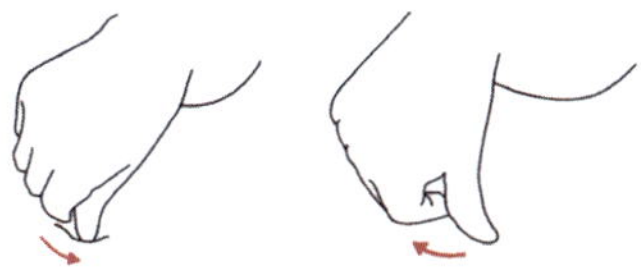

一指禅指端推法

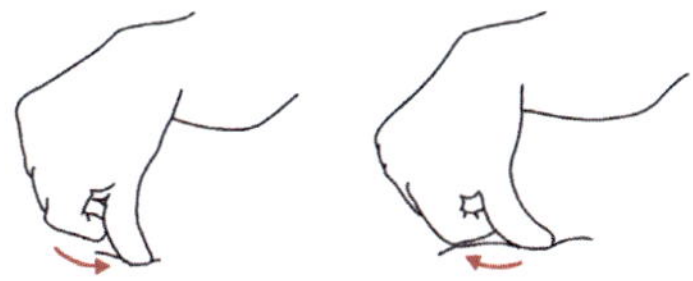

一指禅螺纹面推法

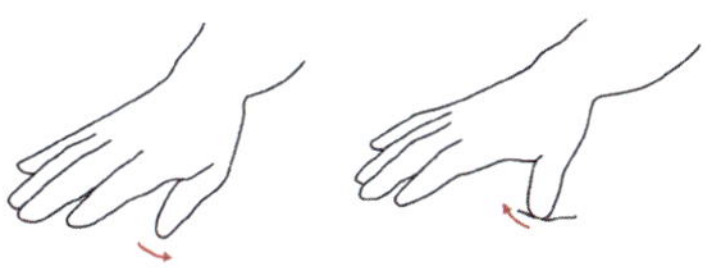

一指禅侧缝推法

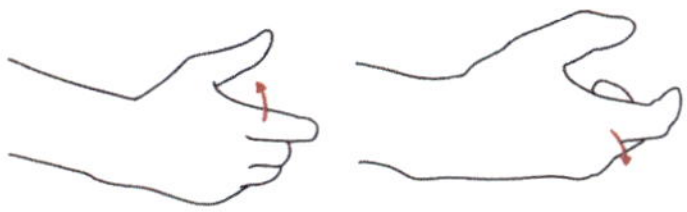

㨰法

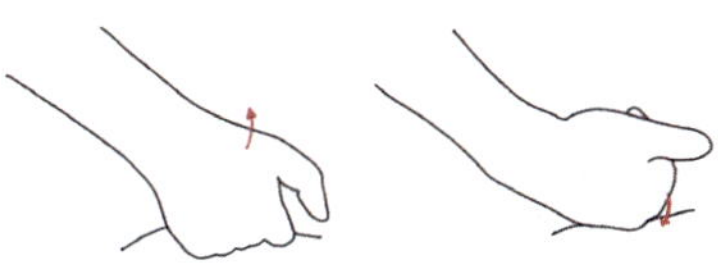

滚法

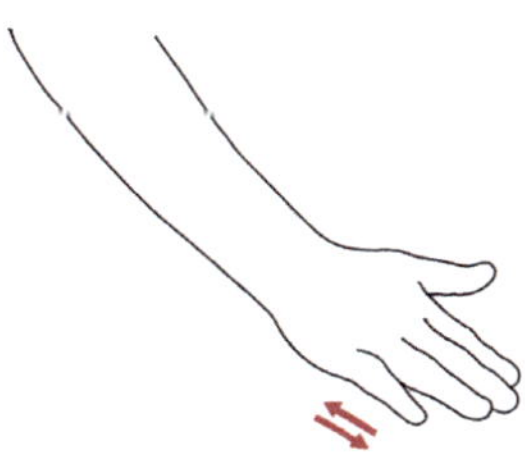

掌擦法

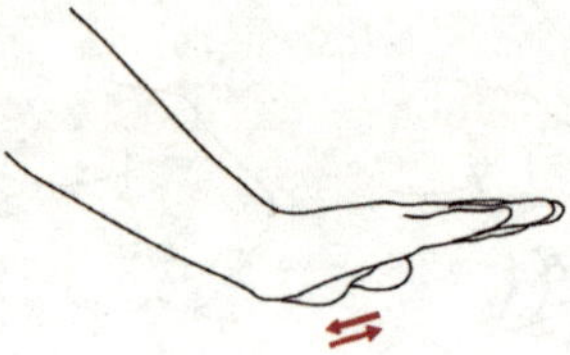

大鱼际擦法

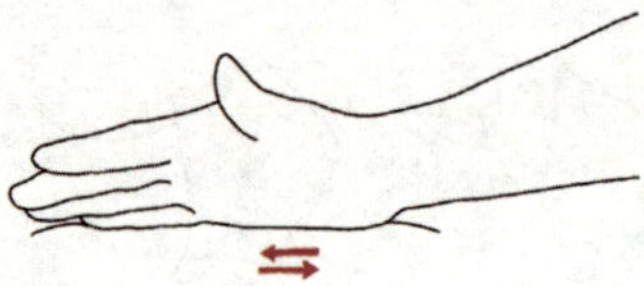

小鱼际擦法

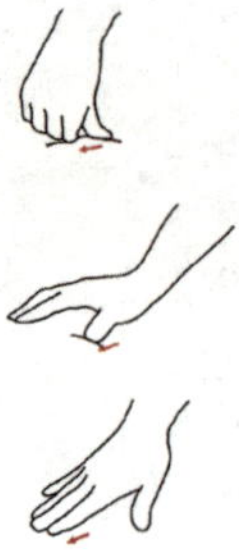

指推法

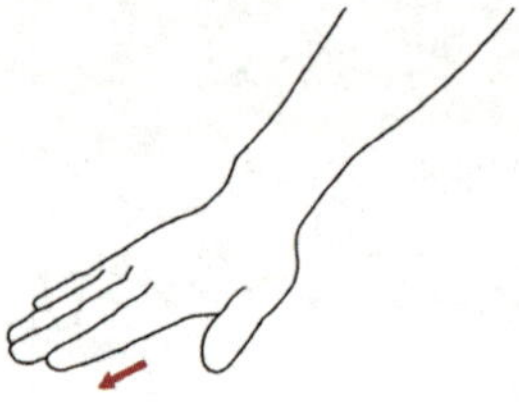

掌推法

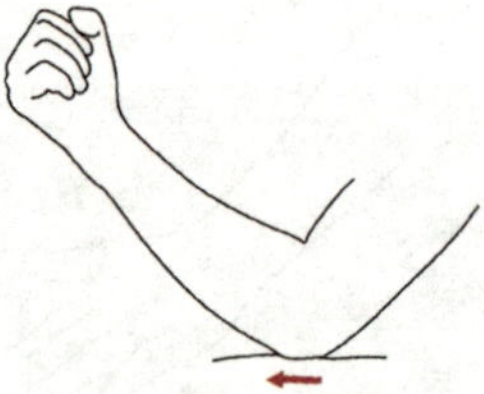

肘推法

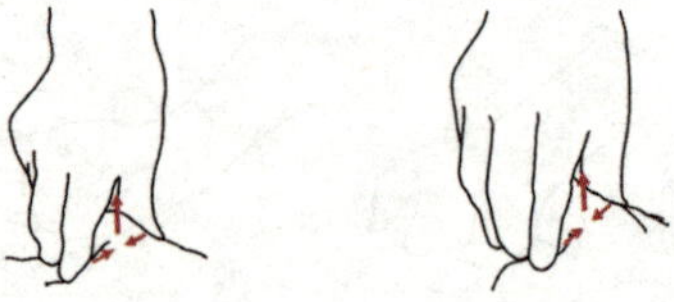

拿法

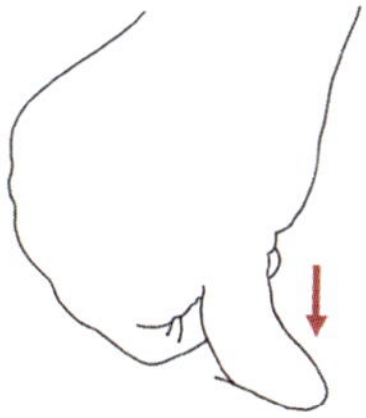

指按法

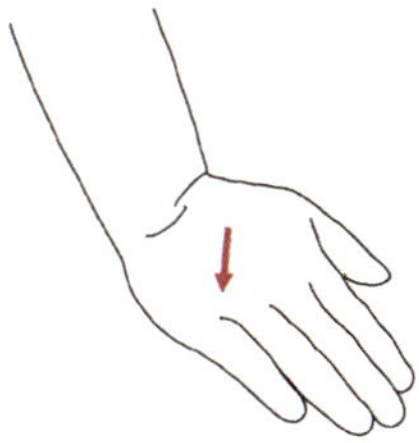

掌按法

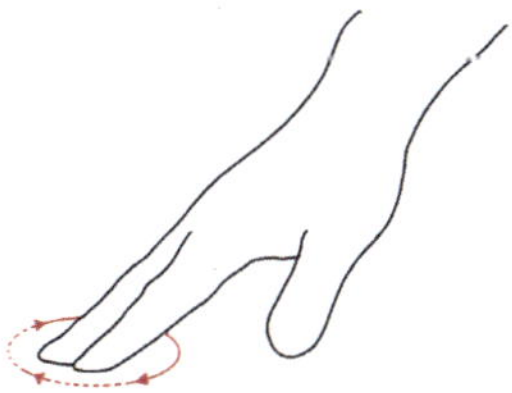

指摩法

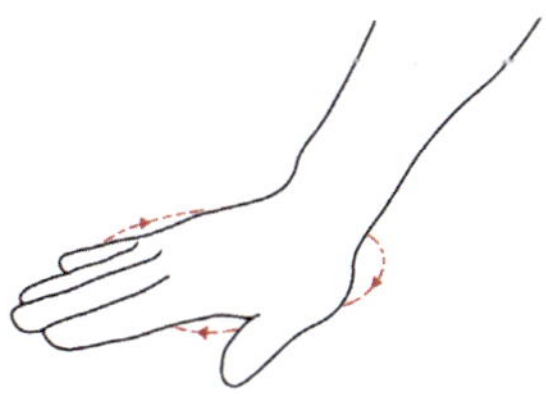

掌摩法

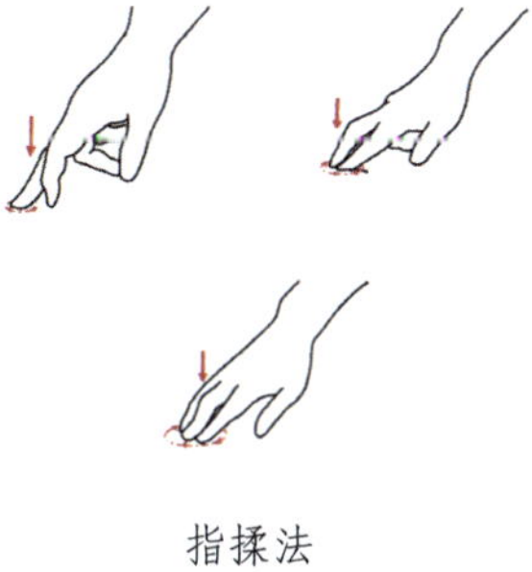

指揉法

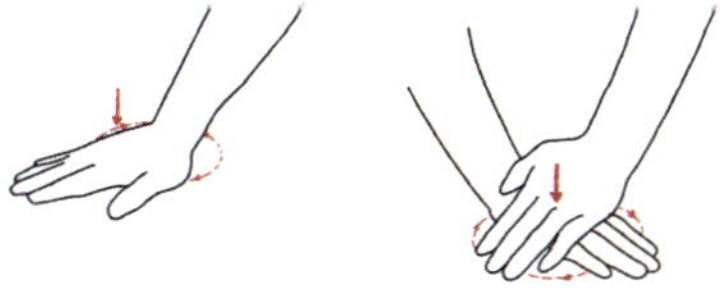

掌揉法

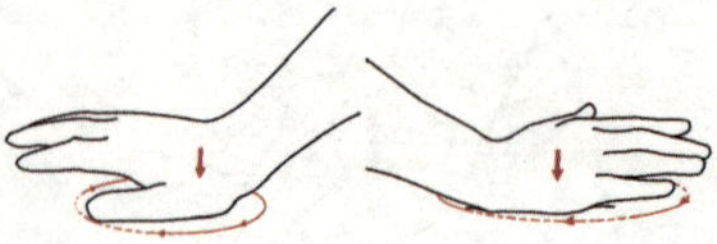
鱼际揉法

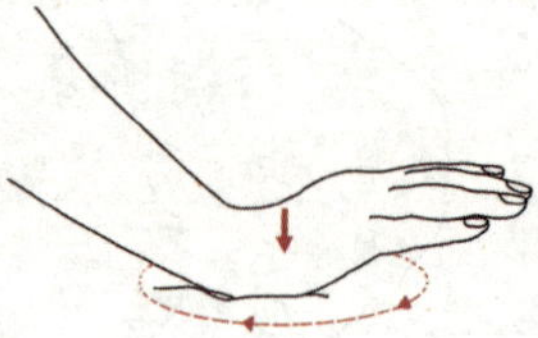
掌根揉法

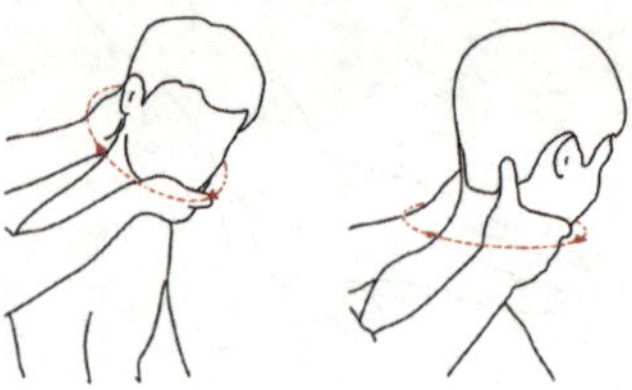
颈项部摇法

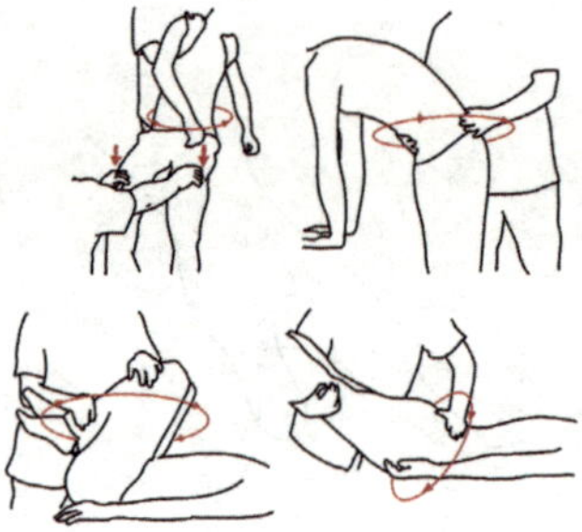
腰部摇法

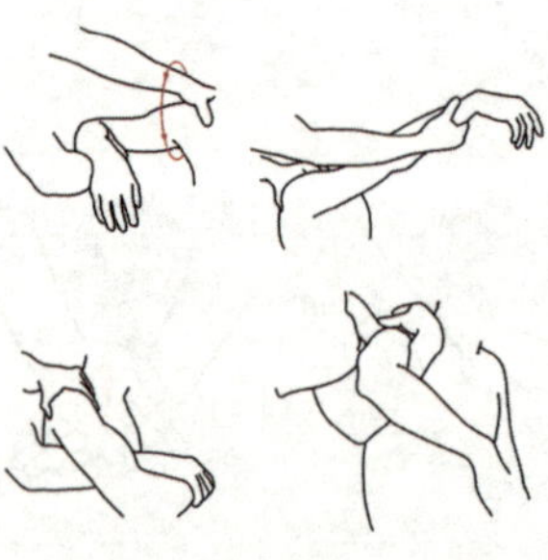
肩部摇法

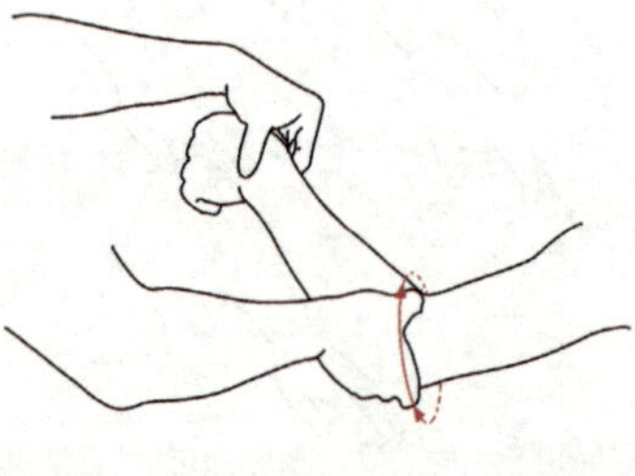
肘部摇法

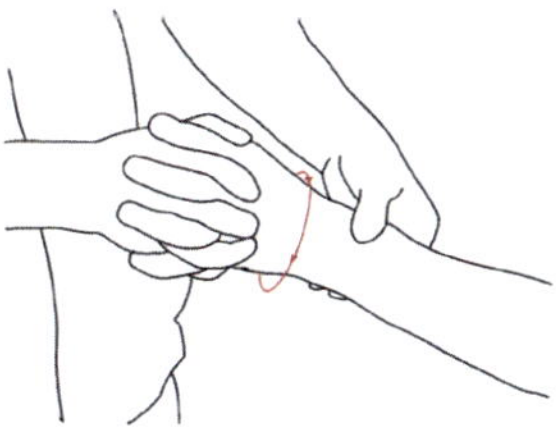

腕部摇法

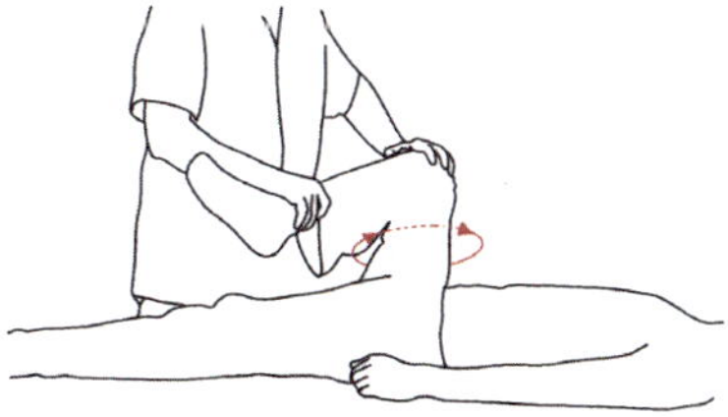

髋部摇法

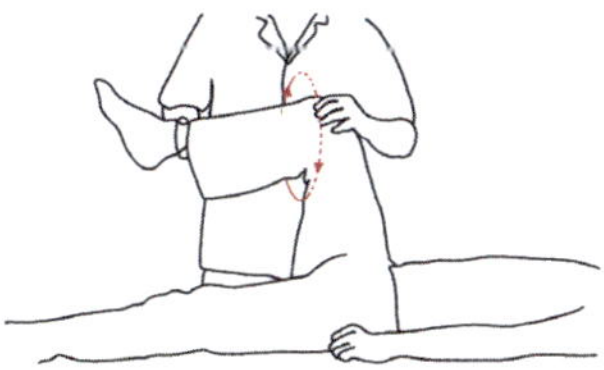

膝部摇法

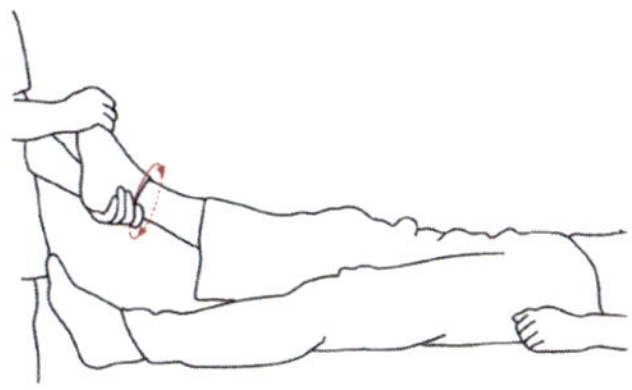

踝部摇法

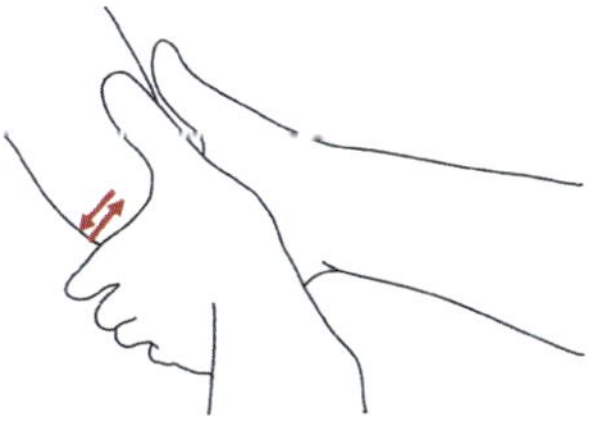

夹搓法

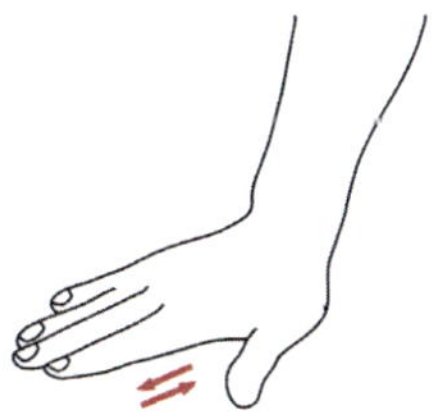

推搓法

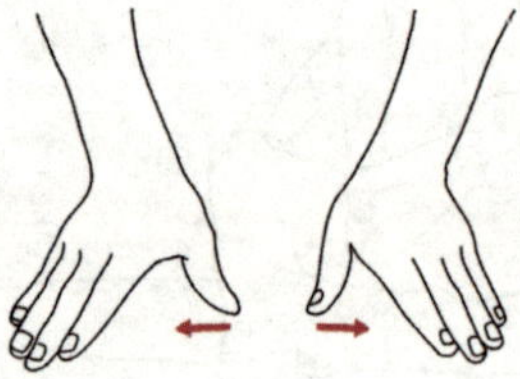
指抹法

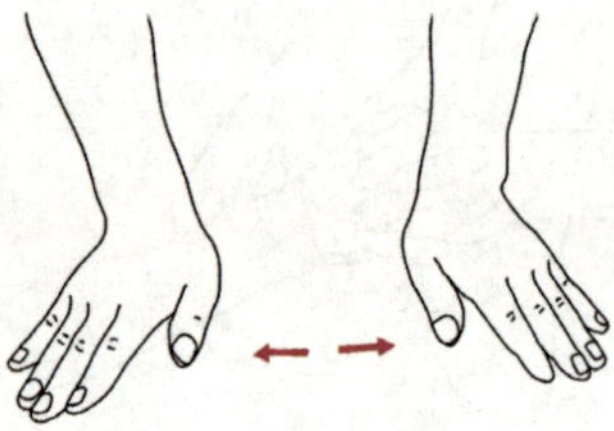
掌抹法

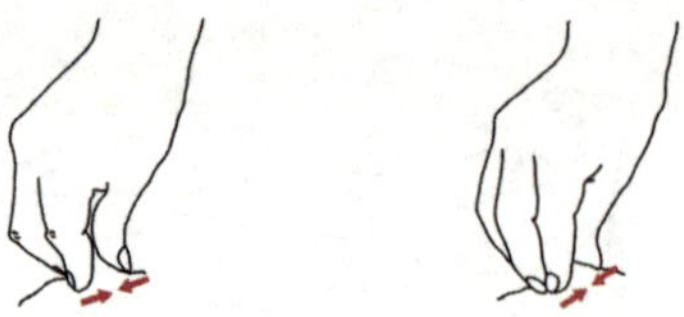
捏法

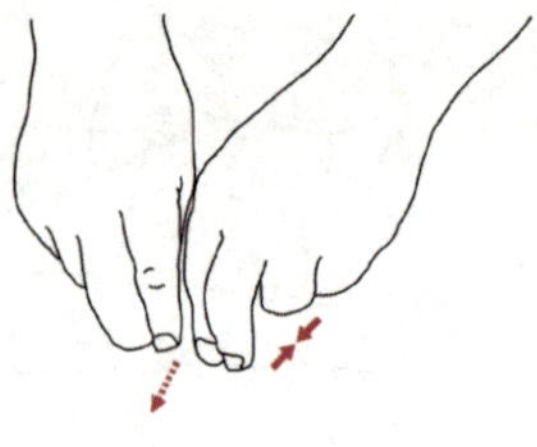
三指捏脊法

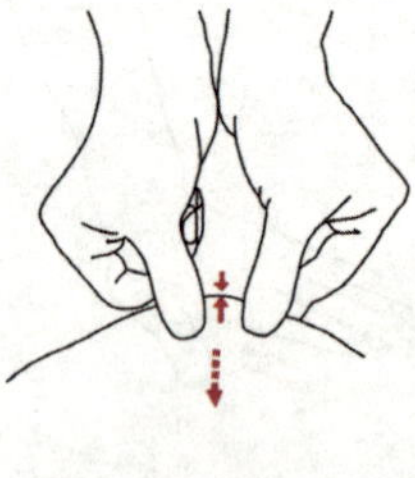
二指捏脊法

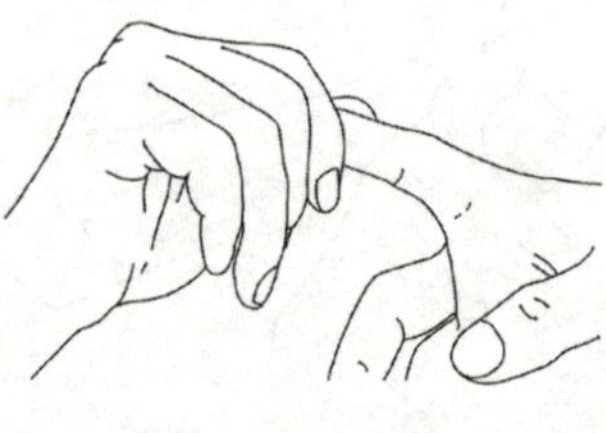
捻法

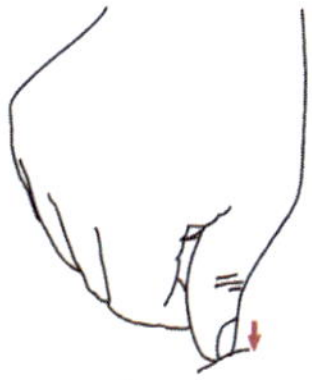

拇指端点法

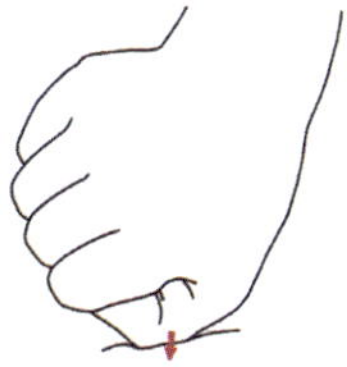

屈拇指点法

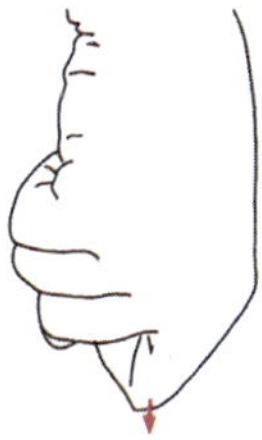

屈示指点法

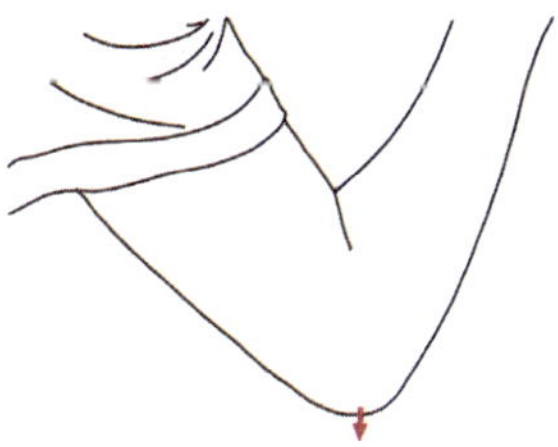

肘点法

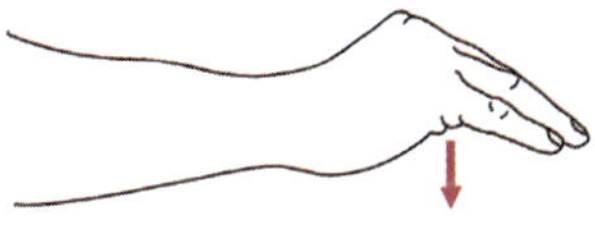

拍法

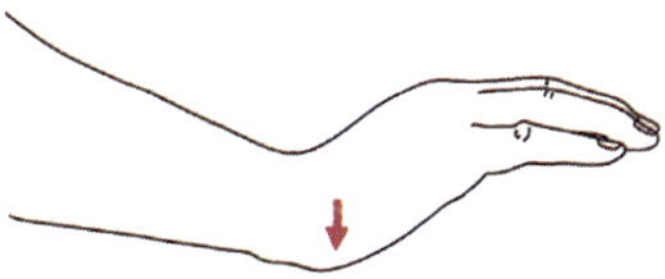

掌根击法

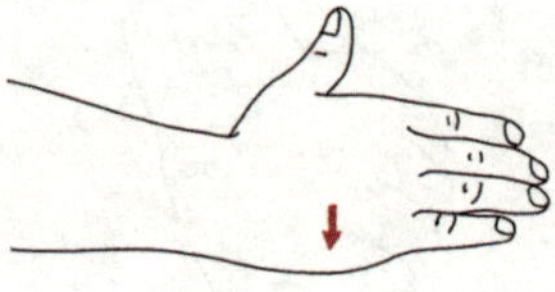

侧击法

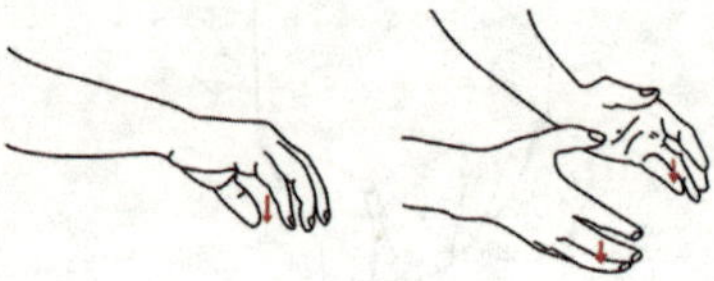

指尖击法

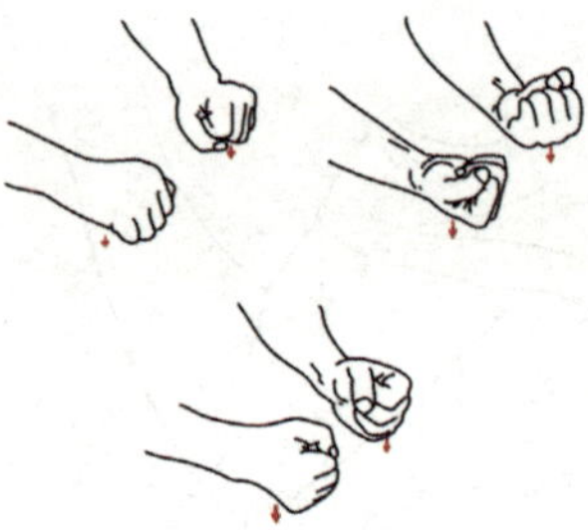

拳击法

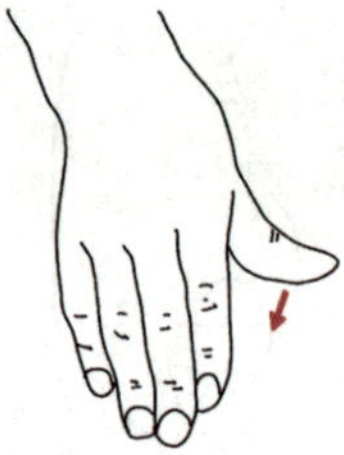

拇指拨法

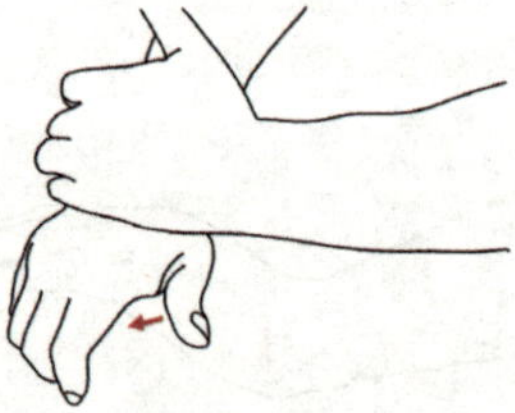

掌指拨法

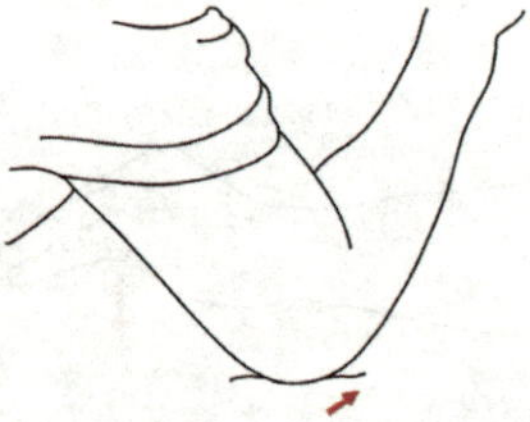

肘拨法

附录三、常用刮痧手法

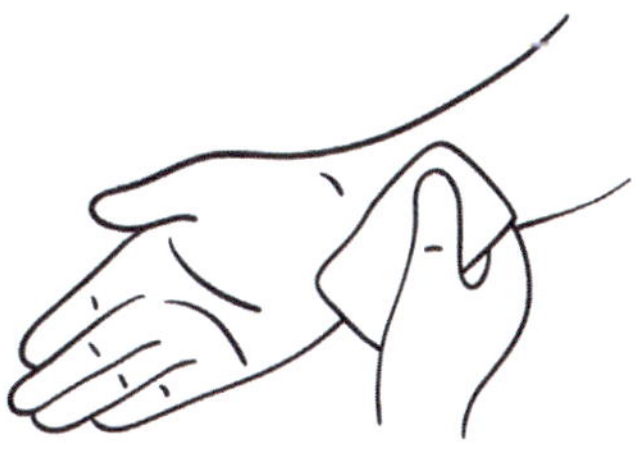

按揉法

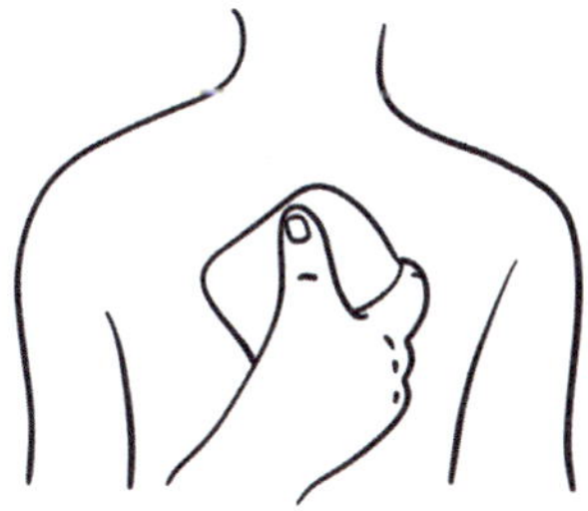

角刮法

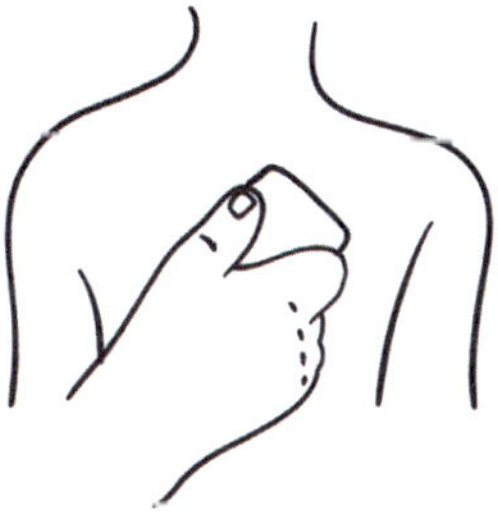

点按法

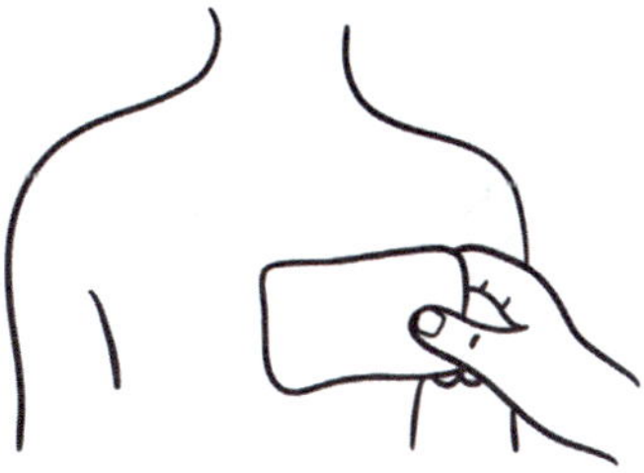

拍打法

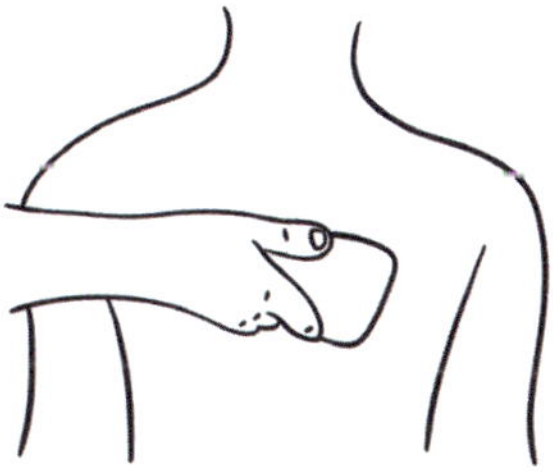

面刮法

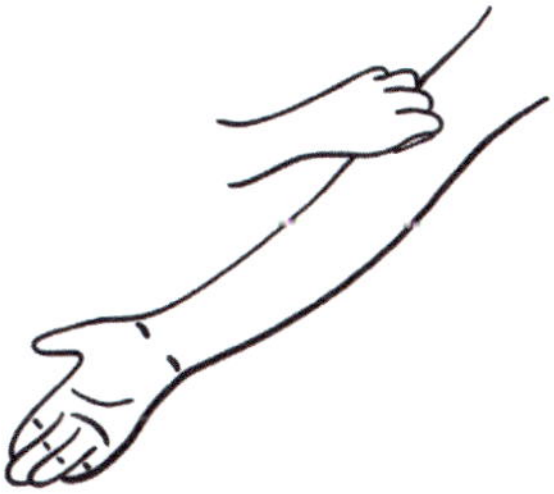

长刮法

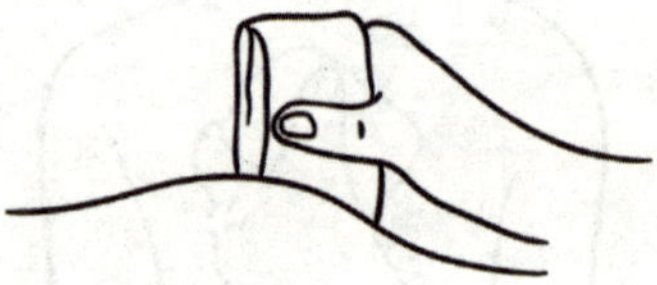

厉刮法

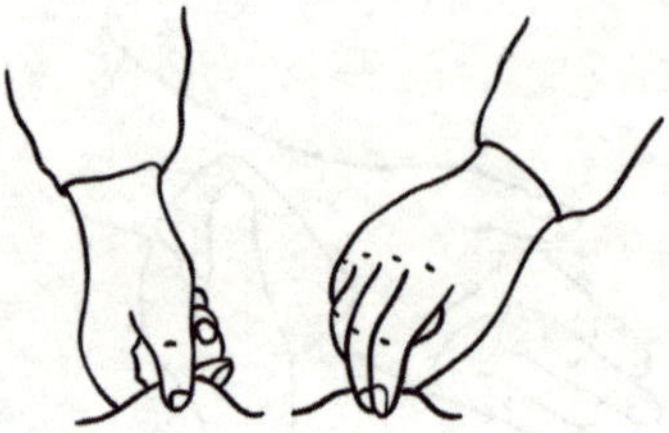

扯痧法

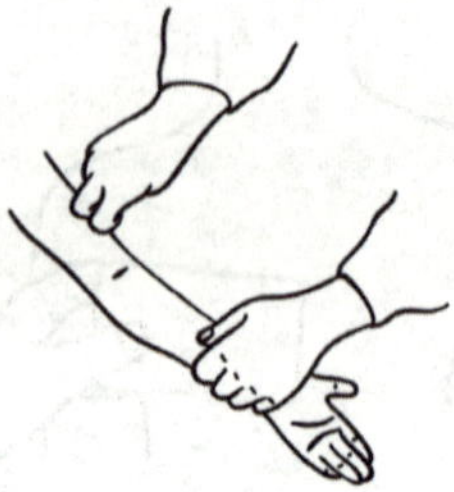

挟痧法

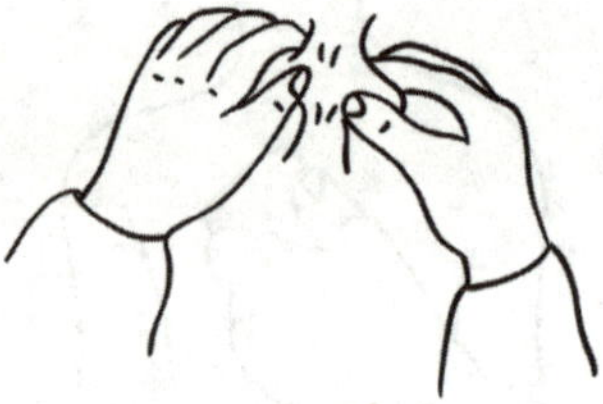

挤痧法

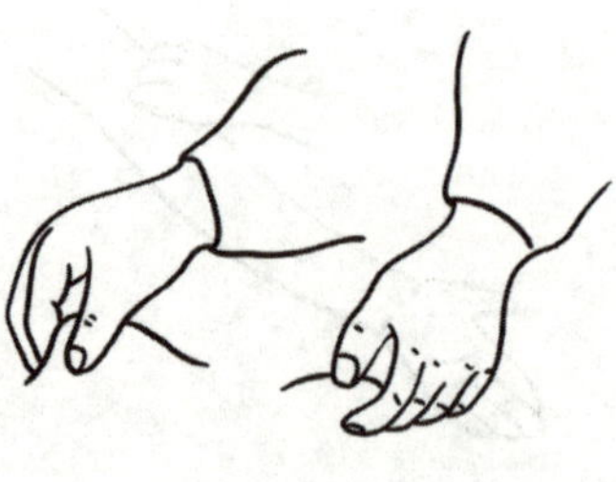

抓痧法